认知行为治疗的个案概念化

The Case Formulation Approach to Cognitive-Behavior Therapy

[美] 杰奎琳·B.珀森斯（Jacqueline B. Persons） 著

李 飞 刘光亚 位照国 译

中国轻工业出版社

图书在版编目（CIP）数据

认知行为治疗的个案概念化／（美）杰奎琳·B.珀森斯
（Jacqueline B. Persons）著；李飞，刘光亚，位照国译. —
北京：中国轻工业出版社，2019.10（2024.10重印）
　ISBN 978-7-5184-2457-3

　Ⅰ. ①认… 　Ⅱ. ①杰… ②李… ③刘… ④位…
Ⅲ. ①认知-行为疗法 　Ⅳ. ①R749.055

　中国版本图书馆CIP数据核字（2019）第073817号

版权声明

责任编辑：刘　雅　　　责任终审：杜文勇
策划编辑：高小菁　　　责任校对：刘志颖　　　责任监印：吴维斌

出版发行：中国轻工业出版社（北京鲁谷东街5号，邮编：100040）
印　　刷：三河市鑫金马印装有限公司
经　　销：各地新华书店
版　　次：2024年10月第1版第7次印刷
开　　本：710×1000　1/16　印张：23
字　　数：217千字
书　　号：ISBN 978-7-5184-2457-3　　定价：88.00元
读者热线：010-65181109
发行电话：010-85119832　　010-85119912
网　　址：http://www.chlip.com.cn　http://www.wqedu.com
电子信箱：1012305542@qq.com
版权所有　侵权必究
如发现图书残缺请拨打读者热线联系调换
241655Y2C107ZYW

推荐序

当我得知李飞医生等人在翻译杰奎琳·珀森斯（Jacqueline B. Persons）的《认知行为治疗的个案概念化》时，我非常高兴，因为从 2014 年开始，这本书就是我在给北京大学临床心理学研究生讲授临床心理学督导与实务课程时的必读文献。而从其他去美国学习过的临床心理学博士后的学生那里了解到，此书亦是美国临床心理学研究生课程中的基本参考书之一。

珀森斯是一位有多年认知行为治疗临床实践经验的美国临床心理学家，她在临床实践、教学及研究方面均有深厚的造诣。本书凝聚了她几十年的专业工作经验。每次我和我们的研究生一起学习不同的章节，总有某处的内容令我又受到新的启发，值得再一次回味、咀嚼和吸收。

个案概念化工作，是心理治疗与咨询过程中非常关键的一个工作环节。初学者常常易于陷入见招拆招的工作方式中。他们想通过不断地学习新技术来应对来访者的一个个具体问题，却往往与来访者一起迷失了治疗方向。如何在来访者的诸多主诉中，拨开迷雾，找到打开来访者问题心锁的钥匙，与来访者一起走出问题的泥沼？对来访者的问题或障碍进行概念化，了解其问题的起因、功能和机制，往往可以对后续的治疗工作起到"四两拨千斤"之功用。可以说，概念化在心理治疗与咨询过程中起着引领的作用，是心理治疗与咨询工作的认知地图。

本书重点围绕如何进行认知行为治疗概念化工作进行论述。其特点之一是系统性。作者首先系统地介绍了认知、行为和情绪相关的理论与模型，继而在后续的章节中非常好地运用这些模型列举不同案例进行概念化；此外，从如何与来访者进行初始访谈、建立治疗同盟，到形成对来访者问题及障碍的概念化、治疗目标、干预计划及对干预过程的监控、可能遇到的问题等，书中各章节均有详细的介绍。这些介绍，既有理论的阐述，又有研究证据的支持，对读者很有助益。

本书的特点之二是实用性。书中在介绍认知行为治疗干预的某一环节时，均列举实例，而且具体说明了某项工作是如何进行的，包括列出其工作中做出的概念化图及签署的协议、可以采用的表格等。举例来说，我的学生们在初涉咨询领域时，面对来访者说出自己的许多问题往往不知所措，如果学习此书，那么学生们最初学习到的可能就是将来访者的问题整理出一个问题清单，再在问题之间找到相互的联系，分出优先处理顺序，然后按照相关理论进行概念化工作，这样对来访者的问题就有比较清晰的思路了。

我的一位已经毕业的研究生，非常喜欢这本书，曾多次阅读。当他知道我要为本书写序，便发来他对这本书的感想，如下：

> "我个人觉得，阅读这本书可以帮助认知行为治疗（CBT）咨询师非常系统地学习 CBT 的每一个步骤。这本书教育 CBT 治疗师，需要对个案形成系统的理解。它还通过在章节中不断补充概念化的重要性来强调这一点。同时，它也给出了如何形成、发展概念化以及利用概念化进行治疗的内容，让 CBT 治疗师理解如何利用概念化帮助自己进行有效的工作。最后，书中还涉及新手咨询师经常遇到的问题，并尝试从个案概念化的角度重新对问题进行建构。"

我感觉这位研究生的看法还是非常中肯的。我自己也常常向学习认知行为治疗的研究生、有关老师及专业人员推荐此书。当李飞医生说他们在翻译这本书时，我忽然有个念头：我用了这本书这么多年，怎么就没有想到翻译出来让更多人受益呢？！好在现在有年轻人做了这件事，所以我非常高兴。我大致浏览过本书的翻译稿，书稿的翻译整体上是准确流畅的；而且翻译者都是精神科医生，让我感觉我们临床心理学工作者与他们的所思所想真的有很多相通之处！

需要提醒的是，学习此书需要先前学习过心理治疗和咨询的基本知识，也学习过认知行为治疗，有了一定的认知行为治疗基础知识再读此书收获会更大。另外，美国的临床心理学家是可以采用 DSM 系统 * 对精神障碍进行诊断的，也是可以在非医疗单位对精神障碍进行心理治疗的，这和中国的情况不同，请读者在学习本书时注意。

最后，感谢此书的翻译者们，我愿意向所有学习认知行为治疗的专业人员推荐此书。

钱铭怡

2019.7.3 写于北京至武汉的高铁上

★ DSM 系统是指，根据美国精神医学学会出版的《精神障碍诊断与统计手册》（*The Diagnostic and Statistical Manual of Mental Disorders, DSM*）进行精神障碍分类的系统。——译者注

译者序

　　安芹老师认为，个案概念化是咨询师依据某种心理咨询理论对患者的问题进行理论假设。具体来讲就是，针对患者的问题要获取哪些信息，如何获得信息并加以有意义地综合，如何利用信息进行临床预测和假设，从而由这种判断或假设进一步形成咨询计划的雏形。杰奎琳·珀森斯认为个案概念化驱动的治疗是原则驱动的治疗方法，而不是一种方案驱动的方法。她用开车旅行做类比，比如开车从北京到广州，方案驱动的方法类似于遵循一系列预设的指令，指明从北京到广州要怎么走、怎么拐弯，而原则驱动的方法类似于使用地图。如果在去广州的路上遇到了路障，一份怎么拐弯的指令清单不会指导下一步该做什么。相反，一张地图可以让你找到另一条路线。我认为个案概念化就是对患者问题的发生、发展、维持以及怎么解决的假设。其实针对同一个抑郁患者，不管是专业人员还是非专业人员都有他的假设，比如有人的假设是"5-羟色胺及其代谢产物水平异常"，要用药物治疗；有的人的假设是"你就是想多了，心态不好"，他给出的解决方法是"不要想太多，自己调整好心态"；有的人的假设是他家风水不好，要把他家东面墙上的镜子取下。根据不同的理论会有不同的假设和解决方法。

　　本书主要介绍了认知行为治疗概念化常用的三种理论：贝克的认知理

论、学习理论及情绪理论，及用它们来形成假设并指导做临床决定。其他的认知行为治疗理论也可以用来形成个案概念化，本书也有提及。杰奎琳·珀森斯认为认知行为治疗的一些具体治疗技术，在很多书上都有详细的描述，所以她在这本书里没有具体介绍。

有人认为认知行为治疗简单，但我认为做人的工作都不简单，甚至比较难，心理治疗则更复杂、更难。认知行为治疗可能比精神分析简单点，但也不容易学习，我的体会是，仅靠自学是很难学会的。2009 年参加第 3 期的中德班学习之前，我已成为精神科医生 14 年，在中南大学湘雅医院心理卫生中心门诊也已工作了 3 年，到医院的这 3 年我也曾非常努力地自学认知行为治疗，但就是感觉不得法。患者不依从倒也罢了（因为不依从而效果不好可怪不得我），但问题是，遇到了依从性比较好的患者，你让他做什么他就做什么，你让他什么时候来他就什么时候来，依然有效果不理想的情况。有那么几次后，在他下次要来的时候我就焦虑了：怎么办呢？该用的方法好像都用了，但没什么起色。直到在约定的时间他不再出现时，我才顿感轻松！认知行为治疗的某些技术，比如肌肉渐近放松看起来简单，但什么时候用呢，怎样调整适合患者，先做什么再做什么呢，这就需要从个案整体上考虑了。作为初学者时的我有种想一出是一出的感觉。

参加中德班后，我多次听老师提到个案概念化，开始我听得一头雾水，但隐约感觉个案概念化是提纲挈领的东西，很重要。我查了文献，发现中文相关文献很少，但在网上找到了这本英文书，记得当时的价格是 315 元，感觉有点贵（英文的专业书一般都比较贵！），但还是下单了。等了一个多月书终于来了，书到手后我就迫不及待地开始看，但看不懂！除了语言的原因，感觉内容实在是太过于抽象，感觉理解起来非常困难，努力了四五次，还是看不下去，我只好把书收起来放在书架里。这一放就是两年，直到中德班培训结束后的某一天，我才又打开它，虽然还是吃力，但好些了，能看下去，还一口气看了好几遍。

也许正是我发现了这本"宝典"，我的成长让老师看在了眼里，到 2016 年第四期认知行为治疗中德班开班的时候，我成了中方的老师。我感觉有点梦想成真的味道。同年我得到了美国洛杉矶访学的机会，去之前我是没料到还有机会见到本书的原作者的。安定下来后我上网一搜，发现她也在加州的旧金山，在加利福尼亚大学伯克利分校。在情况允许下，洛杉矶的中国访问学者一般都会开车沿加州1号公路游玩到旧金山，我当时就想，要是在旧金山能看到她，这一趟旅行不是更有意义嘛！在规划行程之前，我就给她写信了，讲了上面提到的阅读她这本书的经历及体会，并表达了想要拜访她的愿望。没想到她很快就回复了我，并约在美国总统日那天见面。那天本来是放假的，但她专门在办公室等我。她说她也知道这本书比较难，并送我另外两本（我要求她签了名）相对好理解的书。我向她叙说了我在学习认知行为治疗中所遇到的种种困难，以及寻找学习资源的不易，她说学习心理治疗本来就不容易，在美国也是这样！她愿意尽她所能对我们进行帮助。我说希望将来有可能的话请她来中国大陆给我们督导或培训，她说她在很多地方搞过培训，也到过中国香港，但就是没到过中国大陆，对到中国大陆来有兴趣，并且她本身也很喜欢培训。希望将来有机会请她过来。

2017年从美国回来后，我继续作为助教参与第四期认知行为治疗中德班的教学，中方的老师认为我看书看得多（我买书都花了两三万），让我给第四期的学员推荐专业书籍，我推荐了不少，就包括这本。深圳康宁医院的位照国主任了解了这本书后，表示这本书挺好的，说想和我一起翻译这本书。第四期的学员，湖南省脑科医院的刘光亚主任也向我表达了想参与的愿望。虽然我之前没出过书，也没和出版社直接打过交道，但我还是想试试，很多时候我们不都是建议患者试试嘛！于是我就向中德班的老师——北京大学的钱铭怡教授寻求帮助，钱老师将我的邮件转发给了万千心理的高小菁编辑，介绍说我与本书的作者认识，而且她本人在给研究生上认知行为治疗督导课程时也在使用这本书（英文版），这是很好的一本书，并问出版社是否愿意引入并翻译。我就这样和出版社取得了联系。后来由于编辑部的工作有所调整，这本书转由刘雅编辑负责。

通过翻译这本书，我自己有很大的收获。通过反复地琢磨，我对某些概念的理解加深了，我的某些观点得到了确认，一些思路变得更清晰，一些片面的看法得到了纠正。比如，有很多书将 unassertiveness 翻译成不自信，将 assertive training 译成自信心训练，而我认为 unassertiveness 是指：患者对别人的需要和情绪特别敏感，因为害怕别人不喜欢，倾向于满足别人的需要而压抑自己的情绪和需要，做他认为别人希望他做的事，讲他认为别人爱听的话。在社交中，也许别人觉得没什么问题，甚至还表现得喜欢他，但他自己却感觉不舒服或有很大的压力或感觉被利用，结果就会突然终止一段其他人觉得还好的关系。平时他会尽量回避表达自己的情绪和需要，使信念和行为相互加强，而当偶尔爆发，表达出不合适的言行时，他的信念也会得到强化。比如我的一个抑郁症患者，在同学中表现得耐心特别好，其他同学有什么不开心的事都会向她倾诉，虽然其实她自己心情也不好，好多时候都不想听了，但还是忍着。有一天，一个同学跟她说自己心情不好，她忍无可忍便脱口而出"你心情不好，为什么不去死？"。她的"自己不会讲话，讲了别人也不接受"信念被强化了。而我们认为 assertive 指的是，恰当又坚决地表达自己的观点，维护自己的合理权利。所以我们翻译成了坚决主张，虽然感觉也还不是很理想。

还比如，contingency 指的是，如果我们希望对行为产生影响，那么行为的后果必须与该行为相关联，例如为了通过睡前讲故事来强化孩子睡前刷牙这样的行为，那么只有在孩子刷了牙我们才讲故事时，讲故事的行为才能促进孩子刷牙。我们将这个词翻译成了相倚，不解释可能不知道指的是什么。而 contingency management 是指，通过控制周围环境，让个体的行为受到其后果的即时影响，中文文献里有人将此翻译为权变管理，也有人译成了偶然事件管理，虽然感觉字面上看不出与本意有什么联系，但我们不想另外再造词了，我们还是采纳了权变管理的译法。其实就是要奖罚分明且及时的意思。

我的一些观点在翻译本书的过程中得到了确认。比如，我一直觉得分析 A-B-C（前因-行为-后果）或者 S-R-C（刺激-反应-结果）时，要聚焦到一个时刻，有时甚至要聚焦到几分几秒。但一路学习过来，没有哪个老师强调过这一点，其他书里也没有明确提到过这一点（只有《理智胜过情感》*里提到，写思维记录表时，情境这一栏的时间跨度最好在半个小时以内）。此外，当我在培训中讲到这一点时，好多学员们都表现得比较困惑且为难，一直有种不太确定的感觉。但是，我在这本书里找到了支持：如果条件刺激比非条件刺激领先半秒，最有可能发生条件化。我觉得其实很好理解，假如出现铃声后半小时再给狗喂肉，那么重复的次数再多，铃声响时狗也不会分泌唾液。我认为在那一秒，A-B-C 或 S-R-C 的内容已经很多了。

通过看这本书，我能讲清楚一些内容了。比如，焦虑的患者在回避时，其认知三角中的感受、认知和行为为什么是相互强化呢？之前我有点儿说不清，因为患者回避后他当时焦虑减轻了，相关的想法也是减少了的啊！书上提到的塞利格曼和约翰斯顿关于回避行为的理论，就很好地解决了我的困惑。因为回避，患者持有两种信念"如果我回避，我不会难受"和"如果我不回避，我会难受"被增强了。回避的时间越久，次数越多，他就越相信这两点，后面暴露就越难，需要的次数也就越多。

我的一些片面看法也通过阅读此书得到了纠正。之前我就认为，苏格拉底问话是认知行为治疗的核心，作为认知行为治疗师就是要引导患者自己找到解决问题的办法或者答案，要尽量避免直接给建议或者直接指导患者怎样做。这本书让我明白，苏格拉底问话也有它的局限性，在情况比较紧急，患者的情绪唤起比较高时，直接指导对改变思想或行为是特别有用的。书中打了个比方，假如你在大浪中从船上掉下，害怕淹死，不知道如何回到船上。直接告诉你怎样做可能比用苏格拉底式问话帮助你思考如何解决这个问题更有效。我也明白了，为什么以前有些患者在我不直接回答他们问题并试着引导他们自己找答案时，他们会对我不满了。

---

* 美国 Dennis Greenberger 与 Christine Padesky 合著的 *Mind Over Mood: Change how you feel by changing the way you think*，这本书在美国销量过百万，现已更新至第二版，其中文简体版由中国轻工业出版社于 2018 年出版，书名叫《理智胜过情感》。——译者注

综上所述，这本书陪着我成长了十年，翻译的过程中也是不断促进我对认知行为治疗加深理解，我估计它还会陪伴我成长很多年。它是学习认知行为治疗必备的书，要多年反复地看。

这本书的翻译难点在于：个案概念化本身比较抽象，理解比较困难，因为文化差异，有些专业术语很难在中文中找到对应的词。另外我们三位译者都是精神科医生，本身临床工作的任务都比较多，挤时间不容易，有些仓促。这本书的任务分配如下：我本人翻译前言、第1—3章及第7章；位照国译第4—6章，刘光亚译第8—12章，然后由我校对刘光亚翻译的内容，刘光亚校对位照国翻译的内容，位照国校对我翻译的部分内容（前言及正文前几页），最后再由我进行总校。

本书虽然字数不是非常多，但内容涉及面广，有些专业词汇是译者之前所未见的，虽尽其所能，但可能还是有很多纰漏与错误，恳请同行专家及广大同行批评指正。我的邮箱是：332156396@qq.com。

李飞

2019年4月13日于长沙

前　言

　　当我还是一个年轻的治疗师时，我在日常临床工作中遇到了大量各种各样且常让我惊讶的情况。我在应对这些情况的过程中发现了个案概念化的方法。它让我在治疗中保持清晰的思维和做出好的决策。这导致了我的第一本书《实践中的认知治疗：个案概念化法》（*Cognitive Therapy in Practice: A Case Formulation Approach,* Persons, 1989）的出版。

　　在本书中，我将详细描述并扩展我的第一本书和我的关于个案概念化的其他内容。相比我的早期工作，本书最重要的进展是，我现在将个案概念化嵌入到了一个更大的临床假设检验框架中。概念化（或者更准确地说是"多种概念化"——临床医生在多个层次上发展出多样的概念化来指导对每个患者的工作）是一个假设。每次治疗会谈时，临床医生要收集数据来检验这个假设，要评估依据它制订的治疗计划的疗效。关于监测治疗进程的章节（第 9 章）是本书的核心部分。

　　在这本书中，我努力遵循循证治疗（empirically supported treatments, EST）。这是一件棘手的事。大多数循证治疗方案由一组干预措施组成，这些干预措施是为了治疗循证治疗所瞄准的障碍而开发出来的。循证治疗方案假设，正在治疗的这个患者的症状是由一定的机制引起并维持的，而这个机制与设计循证治疗方案时依据的假设机制是匹配的。该方案还假定这个患者的目标是治疗这些方案所瞄准的 DSM 障碍 *。不过，这些假设经常不正确。

在本书中，我详细描述了解决这些问题的方案，建议临床医生研究循证治疗方案，理解循证治疗所依据的概念化假设，理解干预方案是如何从这些概念化中产生的。然后，他们可以用这个信息（不是根据循证治疗一步步的具体程序）指导他们的工作。为了完成这些任务，本书用三章篇幅详细地阐述了三类主流理论模型的原理，这些模型是大多数循证治疗的理论基础：认知模型［尤其是阿隆·贝克（Aaron Temkin Beck）的理论］、学习理论和基本情绪模型。

这里描述的认知行为治疗方法实施起来并不容易。不过，这样做是值得的。我的目标是帮助临床医生以证据为基础，保持清晰的思维，有效地开展工作应对手头的情况。

---

* DSM 障碍是指在《精神障碍诊断与统计手册》上有诊断标准的精神障碍。——译者注

致　谢

我首先感谢我的丈夫贾弗里·珀洛夫（Jeffrey M. Perloff），感谢他对我个人和专业成就的长期支持。

我非常感激我的患者，25 余年来，他们是我宽宏大量的老师。他们允许我在这里呈现我们一起工作的一些例子。我对一些细节做了修改以便让人无法辨认出他们的身份。有一位特别大方而且有才华的患者提出的改进意见对监测治疗进程的那一章（第 9 章）有巨大帮助。

我很幸运，本科的时候能在宾夕法尼亚大学临床心理学系，以及研究生时期能在宾夕法尼亚东区精神病研究所的行为治疗病房接受卓越的训练。我的老师包括：阿隆·贝克、大卫·伯恩斯（David D. Burns）、埃德娜·福阿（Edna B. Foa）、马丁·塞利格曼（Martin E. P. Seligman）和已故的约瑟夫·沃尔普（Joseph Wolpe）。我的论文导师乔纳森·巴伦（Jonathan Baron）对我的研究和思考给予了很大的支持。

我感谢我在旧金山湾区认知治疗中心的同事，尤其是迈克尔·汤普金斯（Michael A. Tompkins）。在他们的帮助下，我的观点整合了循证治疗方案，乔安娜·戴维森（Joan Davidson）提供了坚定和持久的后盾支持。

在写这本书的几年中，坎农·托马斯（Cannon Thomas）与我有过多次令人兴奋和发人深思的讨论，这极大地激发了我的思想。凯莉·柯纳

（Kelly Koerner）的巧妙咨询对我学习辩证行为治疗以解决那些棘手的临床情况而进行的明智和周到的判断起了很大帮助。她审校了学习理论的章节（第3章），以防止我犯下低级错误。安·克林（Ann Kring）通读了每一章并给出了有价值的反馈，特别是有关情绪那一章（第4章）。还有许多学生和受训者，包括贾妮·宏（Janie Hong）、朱蒂·格林德（Judy Glinder）、丽萨·塔尔博特（Lisa Talbot）和科琳·考珀思伟特（Colleen Cowperthwait），也对本书提出了有用的意见。

我的许多关于个案概念化的想法都源于我在加州大学旧金山综合医院里卡多·穆尼奥斯（Ricardo Muñoz）抑郁临床中心培训时的经验。在那里我也遇到了我的学生珍妮·米兰达（Jeanne Miranda），后来的几年他成了我卓越的研究合作者。

我深受玛莎·莱恩汉（Marsha M. Linehan）的工作影响，她的个人支持和鼓励也深深影响着我。我还受到其他许多学者的重要影响，包括戴维·巴洛（David H. Barlow）、杰拉尔德·戴维森（Gerald C. Davison）、史蒂芬·海斯（Steven C. Hayes）、詹姆士·麦卡洛（James P. McCullough）、津德尔·西格尔（Zindel V. Segal）、艾拉·特卡特（Ira Turkat）和特伦斯·威尔逊（G. Terrence Wilson）。尼尔·雅各布森（Neil Jacobson）在我专业发展的许多重要细节方面给了我很多支持，我非常怀念他。

自从我的博士后研究工作开始，行为治疗促进协会（现为行为与认知治疗协会）就成了我的职业家园，它在我工作和发展中起着持续而重要的作用。许多行为与认知治疗协会的同道帮助了我，在这里我不一一枚举，我希望他们能在书中看到他们的影响。

多年来，吉尔福德（Guilford）出版社的姬蒂·莫尔（Kitty Moore）编辑一直是我的好朋友，给了我很多鼓励。发行编辑芭芭拉·沃特金斯（Barbara Watkins）对本书的三版草稿做了检查和注释，这本书正因为她的智慧和努力变得更好。吉尔福德的图书系列：个体化的循证治疗指南，就是从本书中的一些创意引出的。我感谢这系列丛书的作者们，是他们的创造性成就充实了个体化循证疗法的意义。

　　我感谢我的朋友波莉·布隆伯格（Polly Bloomberg）和汉娜·利文森（Hanna Levenson）的个人和专业支持，我也感谢我的婆婆米米（Mimi）和我的女儿丽莎（Lisa），感谢她们的鼓励和耐心。

　　最后，我要感谢科里·帕拉图（Corey A. Pallatto），感谢她令人惊叹的职业道德和编辑协助，没有她的帮助，我可能没办法把这本书拿出门。

目　录

第1章

什么是认知行为治疗的个案概念化

认知行为治疗（cognitive-behavior therapy, CBT）的个案概念化是一个框架，其目的是为了让认知行为治疗能灵活地满足现有患者的独特需求以及指导治疗师的决策，并且它是循证的。个案概念化驱动的认知行为治疗不是一种新的治疗而是一种方法，以在常规临床实践中应用循证的认知行为治疗和理论。图 1.1 描述了认知行为治疗个案概念化的各要素。治疗师从收集评估资料开始以获得诊断，然后形成一个个体化的个案概念化。治疗师用概念化来帮助制订治疗计划并获得患者对它的知情同意。随着治疗的进行，治疗师使用概念化指导决策，并与患者一起收集资料，以监测治疗的进展，并在需要时做出调整。所有这些都发生在合作治疗关系的背景下。

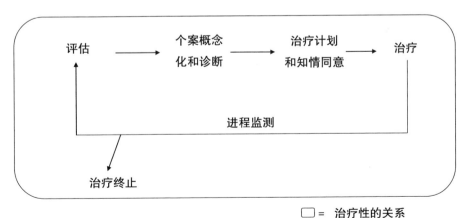

图 1.1 认知行为治疗的个案概念化

为什么认知行为治疗需要个案概念化

精神障碍和心理问题的循证治疗（empirically supported treatments, EST）的发展，对于我们领域而言是一个重要的积极发展，对于那些努力提供循证治疗的心理治疗师来说则是个福音。然而，在许多富有挑战性的情况中，循证治疗方案并没有为循证的临床医生提供指导。这些情况包括：患者有多种障碍和问题；患者有多个服务提供者；医生需要做决定而循证治疗方案里并没有提供参考；患者的障碍和问题没有循证治疗可用；患者不依从循证治疗方案；患者不能建立合作的治疗关系，可这是循证治疗方案所必需的；患者对循证治疗方案无反应；或者出现太多的循证治疗方案，治疗师掌握不过来。

在下一部分，我将阐述这些挑战性的情况。然后，我将描述认知行为治疗的个案概念化，并展示它如何处理这些情况。我通过回顾认知行为治疗个案概念化的知识基础和实证基础来总结这章。本书的其余部分详细描述了如何使用个案概念化的方法向各种不同的成年门诊患者提供认知行为治疗。这些患者通常以焦虑或抑郁以及所有与之相伴的问题为主诉。

多种障碍和问题

循证治疗通常以单一障碍为靶点，但患者通常有多种障碍和问题。为了治疗这些患者，治疗师必须回答以下几个问题：哪些障碍和问题最影响患者的生活质量？是按顺序治疗多个不同的问题好还是同时治疗好？如果按顺序，我应该先瞄准哪个问题？处理某些问题会导致其他问题的改善或恶化吗？循证治疗本身并不（也不能）回答这些问题。

另一个由有多个问题的患者带来的挑战是，有时患者的各种不同问题似乎都是由相同的心理机制造成的，比如一个抑郁且社交恐惧的杂货店店员，他的抑郁和社交焦虑症状都可以被概念化成是由下面的图式驱动的：自己是不能胜任和有缺陷的，其他人是批评和拒绝的。循证治疗取向在处理这个人时似乎在提议治疗师采用两种循证治疗方案，一个针对抑郁，一个针对社交恐惧症。但这一策略让人感到笨拙和低效，特别是当这两种方案都建立在相同的认知行为模型上，并依赖于许多相同的干预措施时。

有多个服务提供者

循证治疗方案描述的是一种单一的心理社会疗法。对于患者同时接受其他临床医生治疗的这种普遍情况，循证治疗方案并没有向治疗师提供任何有关应对的指导。例如，一位正在寻求惊恐障碍治疗的妇女，已经在接受初级保健医生的苯二氮卓类药物治疗；还有一位患有强迫症的年轻人，他同时咨询了一位精神顾问（Bell, 2007）。这些联合治疗可能会破坏或促进认知行为治疗师提供的治疗。

在循证治疗方案中未被提及的情况

临床医生每天都要做许多或大或小的决策，而这些决策在循证治疗方案中并没有被提及。例如，苏珊希望减少本学期的课业负担，这是回避行为还是适当地减少负担？一个循证治疗方案不能在这样的细节层次上给出答案。循证治疗方案是基于常规的（一般的）概念，它描述了目标行为的类别（例如，用贝克 * 的认知治疗法治疗抑郁症、扭曲的认知和适应不良行为的案例），但对一个特定的患者，它不确定哪些特定的认知和行为是有问题的。当没有一个系统的方法来确定某个特定的行为是适应或不适应时，治疗师可能会鲁莽或遵循方便来做这些决定。现有的证据表明，心理治疗师不是很善于决策。

---

* 在没有特别说明的情况下，本书提到贝克都指阿隆·贝克（Aaron Temkin Beck）。——译者注

没有可用的循证治疗

人们经常寻求治疗的问题是没有循证治疗方案的，例如躯体化障碍、阿斯伯格综合征、分离障碍或对丈夫外遇感到苦恼。有时，人们患有一种疾病，这种病有可用的循证治疗，但治疗这种疾病并不是他们的目标。一个常见的例子是，抑郁且社交恐惧的男人想开始约会和结婚。虽然这个男人的 DSM 障碍妨碍了他约会和结婚的能力，但他的目的不是让 DSM 障碍得到治疗并缓解（如循证治疗所假设的）。

不依从

常见的不依从包括：拒绝治疗、不遵从家庭作业和提前终止治疗。这并不奇怪。许多认知行为治疗，比如对焦虑症的暴露疗法，给患者带来了大量的工作量，并要求他们忍受极大的痛苦。有效的认知行为治疗师需要策略来提高患者对繁重和痛苦的干预措施的依从性。虽然一个有创造性的治疗师对提高依从性经常有好的想法（Kendall, Chu, Gifford, Hayes, & Nauta, 1998），但是循证治疗方案本身通常并没有提供明确的帮助。

建立合作性治疗关系的困难

循证治疗方案要求患者和治疗师在费力的和敏感的任务上紧密合作。许多患者的问题，干扰了他们建立合作性治疗关系的能力，而循证治疗将这些关系描述为是进行干预措施所必需的。紧张、争执、合作失败和治疗关系破裂都会影响治疗的顺利进行。循证治疗方案本身不能在这种情况下给治疗师提供很多指导。

治疗失败

许多患者对循证治疗没有反应。例如，随机对照试验显示，在接受认知行为治疗的抑郁症患者中，有 40%～50% 的患者在治疗结束时未能获得痊愈（Westen & Morrison, 2001）。对于这种情况，循证治疗只是建议尝试另一种循证治疗。它并没有指出哪种循证治疗可能对患者最有帮助。

类似的问题还有，循证治疗方案无法帮助治疗师有效地处理早期失败。例如，遵循贝克的抑郁症认知治疗的循证治疗书面方案，治疗师要完成 18～20 次治疗才能宣告治疗是成功还是失败。而来自 Ilardi 和 Craighead（1994）的研究数据则不支持这一策略，他们的研究表明有 4～6 次治疗就有可能很好地预测患者的最终治疗结果。

种类繁多的循证治疗

最后一个问题是，循证治疗方法的不断增多。当然，有大量可用的循证治疗方法是好事。事实上，我们的心理治疗领域也需要更有效的治疗方法。但同时，循证治疗的不断增多给以循证为导向的治疗师造成了非常现实的负担。循证治疗方案通常内容庞大，作为临床医生很难有时间阅读这些卷宗资料，他们会沮丧地发现，这些治疗方案中有相当多内容是重叠的。对许多障碍和问题而言，认知行为治疗个案概念化和循证治疗是基于同一个模型，描述了许多相同的干预（Chorpita, 2006; Zayfert & Becker, 2007）。

成功地学习了多种治疗方案的治疗师，现在面对着在治疗室里坐着的患者，要决定究竟选择哪一种治疗可能对患者最有帮助。但是，循证治疗本身并没有对这个问题给出任何答案。

认知行为治疗的个案概念化则提供一种框架，在临床治疗师难以抉择时，指导他们如何应对这些挑战。在下一部分，我将概略地介绍认知行为治疗的个案概念化，并展示它如何解决这些问题。

认知行为治疗个案概念化方法的要素

为诊断和初始个案概念化进行的评估

治疗师开始收集评估资料，以获得诊断和初始个案概念化，以此来指导治疗计划的制订和临床决策（见图 1.1）。治疗师通过多种渠道收集资料，包括临床访谈、自陈式量表、患者提供的自我监测数据、结构化诊断访谈，以及患者家属和其他治疗提供者的报告。

诊断之所以重要有几个原因，包括循证治疗和其他科学文献均依赖于诊断，诊断有助于概念化、治疗计划和干预决策的制订。

要用于指导治疗仅靠诊断是不够的，还需要进行个案概念化。个案概念化是一种关于引起和维持某个特定患者的所有障碍和问题的心理机制和其他因素的假设。

个案概念化的要素

完整的个案概念化要能把下列所有的问题整合在一起，形成一个逻辑连贯的整体。

1. 它描述了患者所有的症状、障碍和问题。
2. 它提出了关于引起障碍和问题的机制的假说。
3. 它提出了当前障碍和问题的近期促发因素。
4. 致病机制的起源。

因此，比如，基于贝克的理论，对抑郁症患者乔恩的个案概念化描述如下（概念化的要素用黑体字加以标识）。

在童年和青少年时期，乔恩受到父亲的残酷嘲弄和羞辱（**起源**）。因此，乔恩学习到了这些图式："我不能胜任，我是一个失败者"和"周围的人都是爱挑剔、有攻击性和不支持我的"（**机制**）。最近，这些图式被一份糟糕的工作绩效评价所激活（**促发因素**）。因此，乔恩开始出现很多自动思维（**机制**），包括"我不能胜任这项工作，我感到焦虑和抑郁"（**症状、问题**），他用回避（**机制**）来应对这一切，他退出了重要的工作项目，不再与同事及上级互动（**问题**）。回避造成乔恩未能在最后期限之前完成工作（**问题**），这招致了同事和老板的批评（**问题**），让他更加悲伤、感到无价值、自我批评和自责、低能量，以及失去和别人交往的兴趣（**症状、问题**）。乔恩的低能量和绝望（**问题**）使他停止了规律的运动计划，这加剧了其前驱糖尿病的身体问题（**问题**）。

正如上述例子展示的，好的认知行为概念化是内在连贯的，它把患者的病史和功能等诸多领域的内容组合在一起，讲了一个吸引人的故事（Persons, 1989），这是它的基本要素。乔恩的个案概念化就把他的抑郁、饮酒和身体状况等所有问题都联系在了一起。个案概念化可以帮助治疗师理解患者这些迥然不同的问题是如何相互关联的，这样才能制订出有效的治疗方案来解决这些问题。

简的个案就是个例子。简因为"强迫性购物"来咨询求助。全面的评估发现，她还有惊恐和部分广场恐惧症的症状。对这些症状的详细监测评估显示，简对购物的冲动通常是由焦虑和惊恐症状激发产生的，而她的焦虑和惊恐症状又是被对身体不适感觉的灾难化认知思维引发的。购物带来的焦虑缓和效应对购物行为形成了负性强化。基于这样的概念化，简的治疗师制订了一个同时治疗简所有问题的治疗方案，治疗中要指导简监测观察她的躯体感觉、灾难化思维和购物冲动，并采取非购物的策略（例如认知重构、活在当下的正念觉察）来应对身体不适的感觉和由此引发的焦虑。

制订初步个案概念化的过程

在治疗初期，治疗师需要形成初步个案概念化来引导治疗计划的展开，向患者提供充分的信息，让他对治疗知情同意，并帮助患者加入治疗中来。不过，只有在治疗开始了，并且进一步地收集了包括来自治进程的信息资料之后，才有可能发展出一个全面完整和详尽的个案概念化，关于信息收集的问题后文会提到。实际上，概念化就是一个假设，是治疗师随着信息的不断收集和治疗的逐渐推进而不断对其进行检验和修正的主观推测。

个案概念化是从发展出一个涵盖患者所有问题的完整清单开始的。要制订一个问题清单，治疗师要评估包括患者的居住、经济和其他生活主题在内的所有生活领域。个案概念化应能解释患者的所有问题、障碍和症状，并且应提出假设解释这些问题是如何关联以及是什么样的机制导致并维持了这些问题。

提出机制假说

概念化的核心是机制假说。要提出一个机制假说，治疗师可以从通用的理论开始，并用它个体化地解释手头的个案。通用概念化是普遍适用的模型。贝克的认知理论就是一个例子，它认为当图式被生活事件激活，继而产生功能不良的自动思维、非适应性行为和问题情绪时，就导致了抑郁症状的发生。治疗师的任务就是将这个通用概念化模型移植到一个独特个案身上。独特的概念化应能解释特定的症状、图式，以及自动思维、非适应性行为和一个独特个体所经历的情绪。

要制订出针对某个特定患者的独特概念化机制假设，有两种策略可供治疗师选择。一种策略是选择循证治疗（例如抑郁的行为激活技术）所遵循的通用概念化模型，然后将它进行个体化，并推断它可以解释治疗师诊室内的那位患者当时的所有问题。

另外一种策略是将更广泛的和有循证基础的心理学理论作为概念化的基础（例如操作条件反射理论），然后将它进行个体化和外推，来解释手头个案的具体问题。为了辅助这一过程，我们在第2—4章对主要的认知、学习和情绪理论（这些理论支持了大量的循证治疗）的基本原理和临床应用进行了阐述。

掌握这些理论有助于治疗师处理治疗方案激增的问题。绝大多数循证治疗都是基于这些理论的。治疗师并不需要掌握每个循证治疗的具体细节，只需要掌握 1 ～ 2 个针对常见问题和障碍的循证治疗即可，治疗师主要是依赖于这几个及其他循证治疗背后的基本原理来指导概念化、治疗计划制订和临床决策制订。

概念化的水平

概念化是在三个水平上发展的：个案、障碍或问题、症状。这三个水平交织在一起。一个个案由一个或多个障碍或问题组成，障碍由症状组成。因此个案水平的概念化由一个或多个障碍和症状水平的概念化的推断和扩展而成。

不同水平的概念化指导治疗的不同方面。个案水平的概念化指导治疗计划的制订过程，特别是设定目标及决定先解决哪个问题。它也经常在一次治疗中指导议程设置。

大多数干预是在症状水平上进行的，由症状水平的概念化指导。然而，用于治疗症状的干预措施不仅仅只依赖症状水平的概念化。反刍（rumination）症状说明了障碍水平的概念化是怎样指导症状的概念化的。行为激活（Martell, Addis, & Jacobson, 2001）将反刍症状看作回避行为，通过干预来促进患者的行为趋近和对环境的再投入；相比之下，贝克的认知模型将反刍看成是由扭曲的思维组成的，干预的方法是帮助患者改变他们思维的内容。

治疗计划

概念化的功能是指导有效的治疗（S. C. Hayes, Nelson, & Jarrett, 1987）。概念化指导治疗的一个关键方法是确定治疗的靶目标，通常是机制，概念化认为是机制导致了症状。例如，上文中乔恩个案的概念化是以贝克的认知理论为基础的，其治疗的靶目标是图式、自动思维、适应不良行为，这些在认知模型中被视为是引起和维持患者症状的机制。相比之下，基于卢因森行为理论（Lewinsohn's behavioral theory; Lewinsohn, Hoberman, & Hautzinger, 1985）的概念化把社会技能缺陷和缺乏愉快的活动作为治疗的靶目标。

需要有多个服务提供者时的治疗计划

在认知行为治疗个案概念化中，治疗计划是在个案水平上制订出来的。也就是说，它要考虑患者接受的所有治疗，而不仅仅是认知行为治疗师所提供的那个。认知行为治疗的个案概念化也将治疗师的注意聚焦在机制上，而不仅仅是那些干预程序。例如，在玛丽的个案里，她有惊恐症状，她同时接受了暴露治疗和苯二氮卓类药物治疗。个案概念化的方法帮助治疗师认识，玛丽所接受的治疗成分——认知行为和苯二氮卓类药物的干预——相冲突。认知行为治疗被设计用来帮助她暴露于焦虑症状下，学会容忍以了解焦虑症状并不危险，而苯二氮卓类药物则通过消除焦虑症状来治疗焦虑症状。在这个特殊的个案中，问题很容易解决。当玛丽的认知行为治疗师说明这两种疗法之间的冲突时，玛丽提出，在她学会一些焦虑管理策略后，她会要求她的初级保健医师逐渐减少苯二氮卓类药物的量。

预防不依从治疗

使用特殊概念化可以帮助治疗师选择最适合手头个案的概念化和治疗方案，从而有助于预防不依从。例如，可以选择贝克的认知模型（Beck's cognitive model; A. T. Beck, Rush, Shaw, & Emery, 1979），卢因森的行为模型（Lewinsohn & Gotlib, 1995），行为激活（behavioral activation; Martell et al, 2001），问题解决治疗（problem-solving therapy Nezu & Perri, 1989），或者心理治疗的认知行为分析系统（cognitive behavioral analysis system of psychotherapy, CBASP; McCullough, 2000）等几种公认循证概念中的任何一个，对抑郁症患者个案进行概念化。治疗师要对手头个案进行具体评估，选择最适合该个案的模型（Haynes, Kaholokula, & Nelson, 1999），或患者最能接受的模型。

因为这种治疗方法是治疗师努力适应患者而非患者适应治疗师的结果，所以它可以预防和减少不依从性。例如，来访者杰基报告说，她成功地通过增加运动和社交克服了以前的抑郁发作。因此，她想再次使用这种策略，该策略看起来是基于对其抑郁的概念化，类似于卢因森（1974）的观点：抑郁症是缺乏正强化的结果。杰基说的干预措施曾帮助了她，并且它们与循证治疗的概念化和干预计划是一致的，因此我很乐意支持这些干预措施。我和杰基一起利用运动和活动计划来应对她目前的抑郁发作，而非要求她学习一套新的认知或解决问题的技巧（Rude，1986）。

这种治疗方法令人不禁联想到 Acocella（2003）提到的纽约芭蕾舞团指挥乔治·巴兰钦的方法。

> 他相信你并不能真正改变一个舞者。所有你能做的就是发展她已有的东西。在编排一出芭蕾舞剧时，他经常对所招聚的人说："好，你能做什么呢？"然后，如果他喜欢他们展示给他的东西，他会把它整理好，放进去，让舞蹈演员完成它。当换了芭蕾舞演员时，他经常改变编舞以适应新演员。因此，他的许多芭蕾舞剧存在很多版本（p. 53）。

因此，治疗师可以为不同的患者选择不同的概念化，这取决于对当时在其办公室的那个患者来说，哪种最容易接受或有帮助。事实上，在需要时，治疗师可以对同一个患者采用不同的概念化。例如，如果某个患者通常能通过行为激活来改善抑郁症状，但某天停滞不前了，我可能会转而使用苏格拉底对话来识别和解决其扭曲的认知。采用这一策略的原因是：行为激活和认知模型虽然不同，但它们相互并不冲突。事实上，这两种方法都可能是有效的，即使对于同一个患者也是如此！

同时使用多种概念化的策略是有风险的。当模型有冲突时尤其危险，因为由不同概念化驱动的干预在目标上可能存在冲突。不过，因为大多数认知行为治疗的模型并不冲突，所以这种风险不大。另一个风险是，使用多种概念化可能会导致治疗师思维混乱或不再思考，他们只是随机在一些干预方案中来回摇摆而没有任何恰当的依据。因此这种策略需要小心使用。事实上，采用这一策略的好处是否大于风险是一个很吸引人的临床经验问题。不过，这一策略能使治疗师更加灵活，可以帮助他灵活地对患者做出反应从而使患者继续投入治疗。

没有循证治疗可用时的治疗计划

有些问题和障碍是没有循证治疗可用的，当患者因这些障碍或问题寻求治疗时，循证的从业者将会面临困境。他们应该拒绝提供治疗吗？这是个不好的选项。认知行为治疗的个案概念化方法提供了几种选择。

一个策略是，采取 Opdyke 和 Rothbaum（1998）所使用的策略。他们以某种冲动控制障碍（拔毛癖）的循证概念化和干预方案为模板，发展出其他无循证概念化和治疗方案的冲动控制障碍（例如，盗窃和纵火狂）的概念化和干预方法。当患者没有完全达到某个 DSM 障碍诊断标准，而存在针对该障碍的循证治疗时，这种策略尤其有用；或者当患者有这种障碍，但其目标不是治疗这种障碍时，也适合使用这种策略。可以向这些患者提供基于循证治疗的治疗方法，即使患者没有达到循证治疗所针对的障碍的全部诊断标准。

另一个策略是，基于多种循证治疗所依据的基本理论来发展一个独特的概念化，如贝克的认知理论、反射及操作性条件反射理论和彼得·兰（Peter Lang, 1979）的生物信息情绪加工理论（bioinformational theory of emotional processing；详见第 2—4 章），然后根据这个概念化来制订治疗计划。该策略是一种跨诊断的方法（Harvey, Watkins, Mansell, & Shafran, 2004）。也就是说，概念化并非完全绑定于诊断上。这允许临床医生利用基础科学来指导概念化和治疗。

因此，由个案概念化驱动的治疗模式让治疗师能为那些患了不属于循证治疗靶目标的障碍或问题的患者提供治疗。当然，因为治疗师并非采用循证治疗方法来治疗患者，所以治疗师必须获得患者的知情同意后才能开始进行这些本质上是实验性的治疗方案。

获得对治疗的知情同意

初始个案概念化、诊断和治疗计划的制订都需要与患者合作进行并与患者共同分享。理想的情形是，这一过程是循序渐进的相互发现过程。但在开始治疗前，治疗师要用正式的方式回顾关键信息，以获得患者对要进行的治疗的知情同意。

个案概念化对获得知情同意的过程是有帮助的，因为大多数患者都不愿意继续治疗，除非他们相信治疗师真正了解了自己的困难并能提供有针对性的治疗，也就是患者和治疗师对患者的问题性质和病因以及如何有效地进行治疗有着共同的概念化。在进一步治疗之前，用正式的方式获得患者的知情同意，能让治疗师与患者在治疗开始前就治疗目标和干预方案达成一致，这样也有助于预防不依从性。

迄今为止所描述的所有治疗要素（初始评估、诊断、个案概念化、治疗计划和对治疗的知情同意）构成了治疗的预备性会谈阶段。这一阶段会持续 1 或 2 或 4 次会谈。预备性会谈阶段的活动在将第 5—7 章中详细描述。如果这些要素都成功地完成了，而且患者和治疗师也能在治疗计划上达成一致，那治疗就开始了。

治疗

治疗是由概念化指导的（或更准确地说，由多种概念化，因为正如前面描述的，治疗师需要制订多水平的概念化）。在第 10 章和第 12 章中，我将讨论治疗师是如何使用不同层次的概念化来指导决策和干预的。在这本书里，就干预措施本身，我没有讲很多的细节，这有两个原因。首先，这些细节在其他许多地方都有，我想读者对它们很熟悉。其次，根据我的经验，实施干预在临床工作中属于容易的部分，困难的是收集和整理摆在临床医生面前的所有信息，以决定何时进行干预，以及在那时候对什么样的治疗靶进行处理，因此，我把注意力集中放在那些决策任务上。

使用概念化来指导个体化的决策

个案水平、障碍水平和症状水平的概念化能指导治疗师对那些因过于特殊而无法用循证治疗进行处理的情况进行决策。个案概念化需要将常规（一般）方案转化为个别（个体化）方案以适应手头的个案。个别的概念化可以指引临床医生进行决策，例如上文提到，在苏珊的个案里，她希望减少下学期的课程负担。治疗师需要与苏珊一起工作来确定，她想减少课程负荷是适应性的应对还是适应不良的回避。

苏珊的治疗师已经与苏珊一起工作过，他发展出了概念化，苏珊的自我图式是"我是虚弱、脆弱、无助的"。概念化表明，苏珊希望减少课程负担是由该图式驱动的适应不良。然而，治疗师并没有简单地推测真的是这样，而是和苏珊一起验证这个推测是否正确。他们进行了思维记录，苏珊要检查她在复习课程计划（必须是一个非常典型的计划，不能过重或过轻）时产生的自动思维。与概念化的假设一致的是，苏珊的自动思维包括"我不能完成工作"和"我又会崩溃和沮丧，我的生活又会毁了。"苏珊和她的治疗师识别了这些思维，并达成一致意见：这些预测，虽然在情绪感受上对苏珊具有吸引力，但与她的实际功能不一致。

另一个学生埃里克，他也对自己的课程负担感到焦虑。他的焦虑发生在长期生病后要重返学校，并受"如果我受到生病的任何影响，我的生活就完了"这类想法驱动。想法来源于下面的自我图式"因为生病，我毁了，有缺陷了，命中注定了"。在埃里克的案例中，概念化提示，减少课程负担可以让他检验自己的信念：如果他为病情做出适应性调整，他的生命是否会毁了。

在苏珊和埃里克的案例中，个体化的个案概念化给了治疗师一个初始假设，即如何采取干预措施来帮助学生评估自己的课程负担。在两个个案中，治疗师都与患者协作以充实概念化假设和验证该假设。接下来，患者和治疗师将收集数据，以监测患者对依据概念化产生的干预的依从性以及干预的效果。

对于一些需要做临床判断但循证治疗通常没有提及的情形，比如安排治疗时间及商业方面的情况，个案概念化也可以为之提供指导。莉奥诺拉打电话留了言，说她在工作上有个重要的事快到了最后期限，要取消我们原定于下周的治疗，并要在最后期限过后再重新预约会谈时间。我要给什么答复？我参考了我对她的个案概念化。莉奥诺拉受到了担忧的折磨，最近我们一起对她的担忧行为（特别是担忧的想法"我犯了一个错误；我不应该和我的丈夫结婚"）进行了概念化，这些行为功能性地促使她回避承认婚姻问题和采取行动来解决。我给莉奥诺拉打了电话，并根据我们以往的合作所达成的概念化，对于我为什么建议她继续上次的预约进行了解释。她认可了我的理由，我们会了面，并进行了富有成效的会谈，这帮助她去采取行动解决婚姻问题。

使用概念化处理不依从

个体化的个案概念化能帮助治疗师了解和有效地管理不依从行为。举例来说，我对患者琪的概念化提示，她用来应对压力状况的主要策略是"停摆和放弃"。事实上，她经常只是去床上。如果琪与我约定的治疗会谈在她的"停摆"阶段，她会电话留言取消会谈，有时甚至完全退出治疗。

我对琪的个案概念化对我有所帮助，它提醒我，琪的"停摆和放弃"模式是一个关键的问题行为，并且这在她所有的症状和问题中是共有的。因而，它是完全可预期的，事实上它在治疗中出现是好消息，我可以对它进行详细评估并直接进行干预。那就是，当琪在治疗中出现问题行为时，概念化有助于提高我的共情并减少挫折感。当这种问题行为出现时，概念化还帮我将它优先考虑为干预目标，并提醒我对问题行为的干预不仅可以增加琪的依从性治疗，也能帮她解决许多其他问题。

监测和假设检验

随着治疗的进展，患者和治疗师要收集资料以检验概念化和监测治疗的过程和结果。第 9 章详细描述了治疗的这一部分。收集资料使患者和治疗师能回答如下问题。

患者是否接受并依从治疗师提供的干预措施？

机制有没有像预期那样发生变化？

机制（例如认知扭曲）和症状（例如绝望）是否像预期那样共同发生了变化？

症状缓解了吗？

治疗关系中的问题会产生妨碍吗？

如果过程（机制的改变、治疗联盟或依从性）或者结果不好，治疗师要与患者一起收集更多的评估数据，得到更多的信息，以了解是什么妨碍了进步，并且估计是否需要一个不同的概念化，形成不同的干预计划，因而可能产生更好的结果。因此，治疗是一个个别的假设检验过程，对每个个案的治疗像是一个实验，在这个实验中，概念化是个假设，治疗师通过实施评估或者甚至通过实验直接检验概念化（e.g., Iwata, Duncan, Zarcone, Lerman, & Shore, 1994; Turkat & Maisto, 1985）。更常见的是，治疗师通过监测基于概念化所制订的治疗计划在多大程度上导致了所预期的过程和结果变化，来间接地检验概念化。

通过建立患者和治疗师共享的持续、循证的工作过程，过程的监测强化了患者-治疗师联盟。它也有助于治疗师处理不依从性和失败。第 11 章将详细讨论这些主题。认知行为治疗的个案概念化方法要求治疗师在每一步都要仔细监测依从性，目的是确定和处理不依从的早期迹象，避免它们变糟和破坏整个治疗。

治疗的个案概念化方法在几个方面有助于处理治疗失败。首先，进程监测可以及早发现失败，以便治疗师能够迅速解决问题。

其次，该模型为治疗师提供了一个系统的决策策略来处理治疗失败。当治疗失败或看起来要失败时，治疗师使用个案概念化驱动的方法协作性地与患者一起解决问题。其中一项工作是，收集更多的评估数据，考虑一个不同的概念化所产生的不同干预计划是否会产生更好的结果。因此，例如，如果监测表明，一个抑郁症患者对认知概念化所驱动的治疗没有反应，并且认知重建的干预措施看起来促进了压抑（Beevers,

Wenzlaff, Hayes, & Scott, 1999），那么治疗师可以转移到以基于正念的认知治疗（mindfulness-based cognitive therapy）或行为激活为基础的概念化和干预上（Segal, Williams, & Teasdale, 2002）。

治疗关系

治疗关系支持治疗的所有其他部分。如图 1.1 所反映，将治疗关系描述为背景，包括在个案概念化驱动认知行为治疗的所有其他阶段。

治疗关系在每一个阶段的进展中都是必不可少的。事实上，从刚开始打电话，治疗师就开始努力与潜在的患者建立关系。在预备性会谈和治疗的整个过程中，治疗师致力于建立信任、合作的治疗关系。他努力通过与患者合作性地发展出一个共享的概念化，设定对患者有着情绪性意义的治疗目标，将干预与患者目标清晰地联系起来，加强患者改变的动机和执行干预建议的意愿。

认知行为治疗的个案概念化有赖于治疗关系的双重视角，在第 8 章将有详细描述。关于关系的其中一个视角是"必要但不充分"。在这个视角中，信任的合作关系是认知行为治疗技术干预的基础。另一个视角认为，关系就是评估和干预本身，如前面琪的案例所描述的。在那个例子中，琪对治疗师（我）的行为，是生活中她对其他人的行为的典型代表。我可以用那个事实来指导对她的个案概念化，并干预解决我们的关系问题和她生活中的其他问题。

阿德里安娜的个案提供了另一个例子，说明治疗师在个案概念化驱动的认知行为治疗中怎样利用关系。阿德里安娜被安排主持一个会议，她感到有压力而打电话寻求帮助。当我无法在会议之前回她电话时，她勃然大怒，攻击我在她需要的时候不能给她帮助。我对阿德里安娜的个案概念化将她的问题行为看作是其寻求治疗的问题行为之一，这帮助了我。这意味着我可以使用个案概念化来理解她的行为并通过指导干预来解决它。在阿德里安娜的个案里，评估显示，她因为觉得被我抛弃和欺骗而愤怒。我们有一个很好的讨论，并能够达成一致，她对我感觉愤怒以及认为我在欺骗，是其父母对她施虐所造成的，她的感觉和想法符合她与父母之间的情况，但在她跟我的关系中是无效的。这次讨论解决了我们的关系问题，并给了阿德里安娜一些有用的工具来解决其他让她感到愤怒和被欺骗的情况。

认知行为治疗的个案概念化方法也能帮助治疗师在刚开始治疗时就建立一个好的治疗关系，它根据需求和与患者的工作模式来调整概念化和治疗计划，如前文对依从性的讨论，以及通过持续地监测关系质量，这样就能在初期确定和解决小的过失和破裂。

认知行为治疗的个案概念化能帮助治疗师预测联盟中潜在的问题。例如，当个案概念化提示，患者倾向于将权威人物看成是攻击的和批判的，那治疗师就可以预期，在治疗中患者可能会感觉被攻击和批评，并用这个预期提前防止出现关系问题。

总之，认知行为治疗的个案概念化方法是一个在临床实践中使用循证治疗的框架，它帮助治疗师解决许多循证治疗方案本身未解决的问题和困难。个案概念驱动的认知行为治疗这么做的一个方式是，聚焦患者的各个方面和他所接受的所有治疗，而不仅仅是单一的障碍或单一的治疗方案。

认知行为治疗的个案概念化也灵活地解决了临床医生所遇到的困难，因为它是一种原则驱动的治疗方法，而不是一种方案驱动的方法。可以用旅行类比来理解这个概念。方案驱动的治疗方法和概念驱动的治疗方法类似于两种确定公路旅行路线的方法，比如从旧金山到纽约的旅行。方案驱动的方法类似于遵循一组方向指令，按顺序指明了从旧金山到纽约要怎么走。概念驱动的方法类似于使用地图。如果在去纽约的路上遇到了路障，指令清单是无法指导下一步该做什么的。相反，一张地图可以让你找到另一条路线。概念驱动的认知行为治疗就像一张地图。患者和治疗师选择目的地，选择一条路线，监控每一步的进展，并根据需要进行调整，以克服沿途不可避免的障碍和路障。

个案概念化驱动的认知行为治疗的知识基础

认知行为治疗的个案概念化方法在认知行为治疗内外都有很多来源。在认知行为治疗内，个案概念化驱动的认知行为治疗从功能分析（functional analysis; Haynes & O' Brien, 2000; Turkat & Maisto, 1985）和经典行为疗法（paradigmatic behavior therapy; Eifert, Evans, & McKendrick, 1990）那做了大量借用。功能分析和我在这里提出的模型之间可能的主要区别是，功能分析专注的是基于操作条件反射的个案概念化，而个案概念化驱动的认知行为治疗还允许基于贝克和其他认知理论（见第 2 章）和情绪理论（见第 4 章）的概念化。

这里介绍的材料有赖于其他认知行为治疗师的工作，他们曾写过个案概念的内容，包括 J. S. Beck（1995），Freeman（1992），Koerner & Linehan（1997），Nezu、Nezu 和 Lombardo（2004），Padesky（1996），Turkat（1985），Hersen（1981）及 Tarrier（2006）。这里描述的治疗方法也在很大程度上有赖于行为治疗——确实，在心理学上——长期的传统，观察单一生物的价值（Kazdin, 1982; Morgan & Morgan, 2001）。

如这本书（Kendall & Chambless, 1998）所描述的循证治疗运动奠定了个案概念化驱动的认知行为治疗的基础。其他基础包括：项目评估领域（cf. Bloom, Fischer, & Orme, 1995）；近期在临床实践结果评估上的著作（Woody, Detweiler-Bedell, Teachman, & O'Hearn, 2003）；科学实践者在临床心理学（Barlow, Hayes, & Nelson, 1984; Peterson, 1991; Stricker & Trierweiler, 1995）、医药（Sackett, Richardson, Rosenberg, & Haynes, 1997）和社会工作（Gibbs & Gambrill, 1999）上，甚至在科学方法本身上（Cone, 2001）的传统。

认知行为治疗的个案概念化方法也借鉴了先前的讨论，它需要模块化（Wilson, 2000）和原理驱动方案（Castonguay & Beutler, 2006; G. M. Rosen & Davison, 2003），以及由个别的评估指导的干预方案（Persons, 1991）。这类循证方案已经出现了，包括：多系统治疗（multisystemic therapy,

MST; Henggeler, Schoenwald, Borduin, Rowland, & Cunningham, 1998）；辩证行为治疗（dialectical behavior therapy, DBT; Linehan, 1993a）；接受与承诺治疗（acceptance and commitment therapy, ACT; S. C. Hayes, Strosahl, & Wilson, 1999）；Curry 和 Reinecke（2003）的标准治疗，针对的是抑郁的青少年；Blanchard（Greene & Blanchard, 1994）针对肠易激惹综合征的认知行为方案；以及 Chorpita（2006）治疗儿童焦虑障碍的方案。已经开发的其他方案包括：治疗物质滥用（McCrady & Epstein, 2003）、青少年抑郁症（Albano, 2003）和进食障碍（Fairburn, Cooper, & Shafran, 2003）的方案。

对个案概念化驱动的认知行为治疗的实证支持

认知行为治疗的个案概念化方法在对照研究中显示有效吗？从某种意义上说，这不是一个合理的问题，因为这里描述的方法不是一种新的治疗。这仅是一个系统的方法使实证治疗适应符合手头个案的需要（Sackett et al., 1997）。从这个独特有利的角度来看，该方法本身就提供了一种方式来回答有效性问题，因为它要求治疗师和患者收集数据来评估每个个案治疗的有效性。

然而，对于认知行为治疗受个案概念化指导后是否更为有效的问题，可以从另一个更为通用和公认的视角来看。关于这个问题的证据很少。少数几个随机试验比较了由个案概念化驱动的认知行为治疗和标准的认知行为治疗，结果显示两者没有不同，或前者仅比后者好一点儿（Jacobson et al., 1989; Schneider & Byrne, 1987; Schulte, Kunzel, Pepping, & Schulte-Bahrenberg, 1992）。

虽然 Schulte 等人（1992）的研究通常被描述为，接受个体化治疗的患者比接受标准治疗的患者预后更差，但仔细审查他的研究发现，该研究不能显示个体化治疗和标准化治疗之间的差异。Schulte 等人（1992）将 120 例恐惧症患者随机分配到标准暴露治疗、个体化治疗和强制对照组

（在强制对照组中，患者被给予的治疗方法是，在个体化治疗中针对某个患者发展出的一种个体化治疗）中。虽然多元方差分析表明，当治疗条件不同时，治疗后的 9 项结果测量中有 3 项在 $p < 0.05$ 的水平上显著，但随着时间的推移，该显著结果消退了（在 6 月后的随访中，只有 2 项测量结果还呈现显著；到 2 年后，就一个都没了）。此外，没有统计试验直接比较了患者在标准条件下与在其他各个条件下的情况差异。

　　我和同事们对本书中介绍的方法进行了三个非对照试验，结果显示：对抑郁症患者（Persons, Bostrom, & Bertagnolli, 1999; Persons, Burns, & Perloff, 1988）和同时有抑郁症和焦虑症的患者（Persons, Roberts, Zalecki, & Brechwald, 2006）进行治疗后，由认知行为治疗的个案概念化和每周进行监测所指导的结果与那些在随机对照试验中使用认知行为治疗或认知行为治疗加药物治疗的结果相似。一个非对照的试验表明，那些接受由功能分析指导的个体化治疗的神经性贪食症患者，比接受标准化治疗的患者，在某些指标（暴食发作后的禁食、对进食的关注和对身材的不满）上显示了更好的结果，而在其他指标（自尊、感受朋友的社会支持和抑郁）（Ghaderi, 2006）上则没有。

　　另一个相关的文献是关于个别评估的治疗效用的，个别评估是个别化的个案概念化的主要元素，其作用是帮助治疗进程。Nelson Gray（2003）及 Haynes、Leisen 和 Blaine（1997）报告，功能分析（一种制订个案概念化的方法，见本书第 3 章）在治疗有严重行为问题（如自我伤害行为）的个体时，效果较好。不幸的是，关于功能分析等个别评估方法对本书所描述的门诊病例的治疗效用，还很少有人研究。

　　个案概念化的方法需要经常监测治疗的进展和结果。令人惊讶的是，监测对结果的效果却很少被研究。Michael Lambert 和其同事们的工作是一个例外，他们已经进行了几项研究，结果表明，接受监测数据反馈的治疗师要比不接受反馈的治疗师，对患者的治疗结果更好。特别是，治疗早期结果不佳的患者，在治疗师注意到其可怜的进步后，他们的情况改善了（Lambert, Hansen, & Finch, 2001; Lambert, Harmon, Slade, Whipple, & Hawkins, 2005; Whipple et al., 2003）。

　　这里的文献回顾指向一点，认知行为的个案概念化有助于治疗结果。

然而，很少有研究直接探讨这个问题。出于这个原因，最公道的说法可能是，对于认知行为个案概念化的治疗，目前最强的实证支持来自它所依靠的、作为模板的公认、循证的理论，治疗收集个别化的数据，形成个别化的概念，并监测每个患者的治疗进程。

☆　☆　☆

本章介绍了认知行为治疗个案概念化方法的基本要素，它在图 1.1 呈现。个案概念化驱动的认知行为治疗的核心是对认知、学习、情绪理论有一个扎实的理解，那些理论是目前可得的循证认知行为方案的理论基础。这些理论将在接下来的三章中描述，从认知理论和治疗开始。

第 2 章

认知理论及其临床意义

本章介绍了一些认知理论——这些理论是多种用来治疗心境障碍、焦虑及相关障碍的循证方案的基础，并阐明了这些理论的临床意义。我在细节上对贝克发展的认知理论进行了关注，因为它是许多种循证治疗的基础。治疗师将希望充分理解贝克的理论，以便能够灵活地使用它来指导个案概念化、治疗计划、干预和其他临床决策。本章还简要介绍了其他认知理论和治疗。本章的结尾概述了认知理论的使用，特别是贝克的理论，以指导概念化和干预。

贝克的认知理论与治疗

贝克的认知理论（A. T. Beck, 1976）提出，我们都有称为图式的深层认知结构，使我们能够处理传入的信息并以一种有意义的方式解释我们的经验（A. T. Beck et al., 1979）。当应激性事件激活病理的图式时，就会导致精神病理学（情绪、认知和行为）症状（见图 2.1）。

贝克（1976；A. T. Beck et al., 1979）首次提出用认知理论来解释抑郁症，此后，他和其他人采用该理论解释了各种各样的障碍和问题，包括焦虑障碍（A. T. Beck, Emery, & Greenberg, 1985），精神分裂症（Kingdon & Turkington, 2005），双相情感障碍（Basco & Rush, 1996; Newman, Leahy, Beck, Reilly-Harrington, & Gyulai, 2002），慢性疼痛（Morley, Eccleston, &

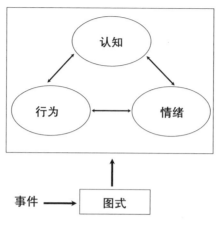

图 2.1　精神病理学的贝克认知理论

Williams, 1999），肠易激综合征（Greene & Blanchard, 1994），躯体形式障碍（Looper & Kirmayer, 2002），人格障碍（A. T. Beck, Freeman, Davis, & Associates, 2004），神经性贪食症（Whittal, Agras, & Gould, 1999），愤怒（R. Beck & Fernandez, 1998），自杀（G. K. Brown et al., 2005），婚姻困扰（Dunn & Schwebel, 1995），以及物质滥用（A. T. Beck, Wright, Newman, & Liese, 1993）。

　　贝克直接从他的理论中发展出一种治疗精神病理的疗法，通过干预来改变引起不愉快情绪的自动思维、行为和图式，并改变它们之间的关系。一些干预也针对会触发图式而导致症状的事件和情境。因为自动思维、行为和情绪是相互影响的，所以自动思维或行为的改变会引起情绪的改变。而图式的改变会减少未来疾病发作的次数、可能性和强度。

对贝克的理论与治疗的实证支持

　　要在这里对贝克的理论与治疗的循证基础进行详尽的总结是不可能的。相反，我提供了一个简要的文献综述，强调了一些重要的解说性研究。

为了检验贝克的理论，已经进行了大量的研究，结果支持该理论（Haaga, Dyck, & Ernst, 1991; Garratt, Ingram, Rand, & Sawalani, 2007; Whisman, 1993）。然而，对该理论的大多数检验只提供相关性数据（例如，证明负面情绪和扭曲的思维一起发生）。对该理论进行因果假设检验的研究相对较少，主要的原因是这些研究难以进行。这类假设中有一个是，当图式被生活事件激活时，会导致症状的发展（Gotlib & Krasnoperova, 1998）。抑郁症（Scher, Ingram, & Segal, 2005）和焦虑症受到的支持是最强的，相比其他问题，它们得到了更广泛的研究。

针对上文中提到的许多障碍和问题，随机对照试验得出了有关疗效的数据，总的来说，贝克的认知治疗（cognitive treatment, CT）效果优于等待，等同于但没有优于药物治疗和其他积极治疗（参见由下面的人所进行的综述：A. C. Butler, Chapman, Forman, & Beck, 2006; Hollon & Beck, 2004）。新出现的证据表明，对于抑郁症和一些焦虑障碍，认知治疗比药物治疗能更好地预防复发（A. C. Butler et al., 2006; Hollon et al., 2005）。对几种障碍（如精神分裂症、双相情感障碍，可能还有严重的重度抑郁症），认知治疗在与药物治疗合用时效果最好（DeRubeis et al., 2005; Friedman et al., 2004）。有关认知治疗的有效性数据虽然存在例外（Organista, Muñoz, & Gonzalez, 1994），但至少对于抑郁和焦虑以及对成人的治疗上，认知治疗可以成功地从研究背景中转移到临床实践中（Haaga, DeRubeis, Stewart, & Beck, 1991; Merrill, Tolbert, & Wade, 2003; Persons, Bostrom, & Bertagnolli, 1999; Persons, Burns, & Perloff, 1988; Persons, Roberts, Zalecki, & Brechwald, 2006）。在撰写本文的时候，贝克的认知治疗比其他任何心理治疗更具有随机对照试验和其他对照研究的实证。

令人失望的是，人们对于认知治疗的作用机制知之甚少（Galrt et al., 2007；Wistman, 1993）。研究之所以支持认为这个模型可以预测治疗有效的，是因为它产生了认知改变，包括：DeRubeis 和 Feeley（1990）证明，与那些没有接受认知治疗的患者相比，接受治疗的患者的认知改变更能预测症状改变；Segal、Gemar 和 Williams（1999）报告，认知治疗产生了图式改变，但药物治疗没有；以及 Segal 等人（2006）表明，从抑郁症中康复的患者中，接受认知治疗的患者比接受抗抑郁药物治疗的患者对悲伤心境的触发事件反应少些，而这种反应可以预测复发。这些发现为以下观点提供了强大的支持，认为认知治疗产生的认知改变，保护患者不复发。其他支持性研究包括：研究证明，认知治疗会谈中的自陈式情绪改变是治疗过程中的认知改变和治疗关系良好所起的作用（Persons & Burns, 1985）；参加团体认知行为治疗的抑郁症患者中，在 6 个月后可以熟练完成思维记录表的患者比不熟练的患者抑郁少些（Neimeyer & Feixas, 1990）；对于接受认知行为治疗的社交恐惧症患者，改变对特定负性社交事件的负面结果评估能调节治疗效果（Hofmann, Moscovitch, Kim, & Taylor, 2004）。研究为认知治疗所提的作用机制假设提供了支持，接受治疗的患者表现出了认知改变（Imber et al., 1990; Simons, Garfield, & Murphy, 1984）。然而，最后这个发现仅为该理论提供了微弱的支持，因为正如 Hollon、DeRubeis 和 Evans（1987）指出的那样，认知与症状的共同改变不足以证明认知改变是症状改变的原因。

此外，一些研究有了与认知理论相反的发现。Shaw 等人（1999）发现，在抑郁症协作治疗研究项目里，实施特定的认知治疗干预的能力与认知治疗结果不相关。然而，他们确实发现，执行与议程设置和其他与治疗结构相关的技能与治疗结果有关。并且一些研究已经证明，非认知治疗（包括药物治疗）会产生认知改变（Imber et al., 1990; Jacobson et al., 1996）。这些研究表明，认知改变可能是通过其他治疗机制发生治疗性改善的结果，而不是改善的直接原因。虽然在认知治疗中会发生认知改变，但认知改变也发生在其他疗法中。关于认知改变在认知治疗中的中介作用，证据薄弱，其中一个解释是，在所有心理治疗中，像治疗关系这样的共同因素都起了很大作用（Wampold, 2001）。另一个假设（将在下面讨论一些细节）是，症状的各个方面（认知、行为、情绪的主观体验），包括生物学方面（Baxter et al., 1992），都是彼此紧密联系在一起的，一个方面发生的改变会引起所有其他方面的改变。

最后，请记住，这里的研究呈现的是公认的发现（即适用于不同团体的一般性发现）。如稍后讨论的（见第 9 章），治疗师希望为他们的个别患者收集独特的数据，来评估他们正在进行的治疗的过程和结果。举例来说，治疗师可以与患者一起收集数据来检验以下假设：在治疗及家庭作业中花时间安排认知重构的练习，可能会引起患者思维改变并改善他的情绪和功能。

贝克认知治疗的观点及其临床意义

在下面的讨论中，我将突出贝克认知理论中在临床上尤其有用的方面。在临床服务使用上，我以多种方式扩展理论。具体来说，我认为贝克的理论不仅可以对某个特定症状或障碍进行概念化，也可以扩展用于对患者的所有症状、障碍和问题进行解释。换言之，我建议用该理论作为个案概念化的模板。当然，至于其他人是否发现这些扩展有用，以及它们能否促进好的治疗结果，就是重要的实践问题了。下面对这些观点进行讨论。

- 症状是由相互联系、相互因果的情绪、行为和自动思维构成。
- 图式激活会触发情绪、自动思维和行为，这些症状元素的改变又会引起图式改变。
- 图式激活可以解释一个症状、一组症状以及整个个案。
- 有关自我、他人、世界和未来的病理图式是精神病理学的基础。
- 图式由"匹配"或支持图式的事件触发。
- 图式扭曲了思维和行为的许多方面，并且可以在意识之外产生影响。
- 图式驱动的行为可以产生证实图式的证据。
- 症状概貌反映图式内容。
- 图式是通过童年经历习得的。
- 图式不容易因不一致的信息而改变。
- 改变图式需要激活图式。

症状是由相互联系、相互因果的情绪、行为和自动思维构成

在贝克的模型中，症状是由行为、自动思维和情绪组成。行为包括生理反应（如心跳加快）和外显的肌肉行为（离开房间）。贝克（1976）将"自动思维"描述为，是自动出现的（也就是不需要努力和注意），并且是我们经常没有注意到，直到我们被要求聚焦时才能注意到的想法。自动思维可以包括图像（J. S. Beck, 1995; Hackmann, 1998）。贝克用情绪这个词来指主观的体验。

图 2.1 中，连接行为、自动思维和情感的双箭头反映了理论的观点，所有元素都互为因果地联系在一起。也就是说，任何一个元素的改变都会导致其他元素的变化。认知治疗试图通过改变行为和认知来改变情绪，经常使用活动记录表（图 2.2）和思维记录表（图 2.3）。

该理论认为，不管是自动思维还是行为的改变都能产生症状改变，这给了治疗师相当大的灵活性。这表明，在任何特定时刻，治疗师都可以专注于认知或者行为（或在两者之间来回）以促进变化。因此，如果患者行为僵化，他可以充分利用认知干预，或者假如患者否认想法的存在或不懂"退回来检查他的想法"的概念，治疗师就可以专注于行为。如果患者知道并想改变他的想法，那么即使他的行为相当功能不良，治疗师也可以聚焦在想法上。因此，不是简单地以患者的行为或认知为目标，治疗师可以评估每个患者，以确定哪个成分（行为或想法）最有可能在那一刻促进该患者的改变。

	周一 日期：	周二 日期：	周三 日期：	周四 日期：	周五 日期：	周六 日期：	周日 日期：
7—8							
8—9							
9—10							
10—11							
11—12							
12—1							
1—2							
2—3							
3—4							
4—5							
5—6							
6—7							
晚上							

图 2.2　活动记录表

日期	情境 （事件、记忆、试图做某事等）	行为	情绪	思维	应对反应

图 2.3 思维记录表

行为改变的关键作用

贝克模型中的认知成分被给予了最多的关注。事实上，每日功能不良思维记录表的早期版本（A. T. Beck et al., 1979）是没有行为专栏的！然而，行为在改变过程中起着关键作用，如雅各布森等人（Jacobson, 1996）所证明的：抑郁症患者中，接受针对功能不良行为的治疗，结果等同于接受针对行为和自动思维的干预，以及针对行为、自动思维和图式的干预。此外，由于行为是显而易见的，因此它是改变的一个有用的标志。我们很容易直接观察到，一个患有广场恐惧症的女性患者实现了开车经过金山大桥的治疗目标。相反，她的图式是否改变并不容易观察到。

图式激活会触发情绪、自动思维和行为，这些症状元素的改变又会引起图式改变

贝克的理论提出，当图式被触发时，它们会引起症状，如图 2.1 中的箭头所示，图式导致症状。图 2.1 还包括一个箭头，它表明自动思维、行为和情绪（症状）的改变会导致图式的改变。贝克的理论并没有直接提出，自动思维和行为的改变会导致图式改变。尽管如此，我还是在这里提出了这一点，因为它与相当多的临床现象和一些证据是一致的，并且在临床上非常有用。

自动思维的改变可能导致图式改变的观点与以下事实相一致，即很难将自动思维与图式（例如"我一无是处"）区分开。此外，许多为治疗图式而设计的认知治疗方案，针对的也是与该图式相关的适应不良行为和自动思维（Padesky, 1994; Tompkins, Persons, & Davidson, 2000）。

临床意义

行为和自动思维的改变会导致图式改变的观点具有几个重要的临床意义。其中一个关键是，治疗师可以通过使用个案的图式假设来指导各种临床决策，增强干预强度。治疗师面临着一个常见的两难选择，是该鼓励患者向他们寻求更多的帮助，还是让患者更多的自助。如果临床医

生对患者个案概念化，认为患者的图式是将他人看作不关心、无法接近，以及不愿意帮助的，那么治疗师可能会鼓励患者在需要帮助时打电话。相反，如果个案概念化的结果是，患者认为自己是软弱的、无助的，那么治疗师可能会选择鼓励患者更多的自助。图式的假设也可以指导议程设置决策。治疗师选择与患者的问题图式紧密联系的议程项目，让患者从治疗中获得更大进步。

另一个重要的临床意义是，治疗师为改变外在行为和自动思维所实施的干预，不仅会产生症状改变，也有更深层次的图式水平的改变。这一观点与下面的事实一致：认知治疗不仅会导致症状替换，事实上还会产生长期益处（Hollon et al., 2005）。最后的临床意义是，治疗师不必等到治疗后，才确定图式以及以图式为目标。事实上，由 Miranda 和 Persons（1988），以及 Miranda、Persons 和 Byers（1990）的实验工作表明，易感个体的图式必须首先以某种方式（在他们的研究中是通过情绪激活）启动，才能对此进行评估和干预。在治疗和干预早期，当存在情绪困扰时，患者更容易获得和报告有关图式的信息（Persons & Miranda, 1991）。

图式激活可以解释一个症状、一组症状以及整个个案

贝克的理论（图 2.1）指出，图式的激活导致了各种障碍，这些障碍是由症状组成的，这些症状本身是由认知、自动思维和行为构成的。贝克的理论如图 2.1 所示，最初是为了解释一种障碍。然而，在临床上非常有意义的是，可以"向下"推断该理论以解释单一症状，也可以"向上"解释患者的所有症状、障碍和问题。

为了使用贝克的理论来解释一种障碍，可以使用图 2.1 来识别组成一个障碍和图式的自动思维、行为和不愉快的情绪，以及促发症状的生活事件。例如，玛菈有重度抑郁障碍。她的症状包括退缩和被动行为，"我孤独""没有人关心我""当我感觉这样时，我不想见人"等自动思维，以及孤独、无价值、没信心和悲伤的情绪。当她丈夫威胁要离开这段感情时，"我一无是处，不讨人喜欢"和"没有人关心我"的图式被激活，并

导致了这些症状。

　　为了使用贝克的理论来解释一个症状，可以使用图 2.1 来识别自动思维、行为和情绪，以及触发图式和导致症状的生活事件。例如，玛菈出现自杀行为（在网上搜索万无一失的自杀方法来自杀），并有自杀的想法（"我恨我自己""我应该死了""没有人会在乎我是否死了"）和情绪（自我憎恨和自我厌恶），是由她的丈夫威胁要离开所触发的，这激活了她的图式，正如上文所述。

　　为了使用贝克的理论来解释患者的所有症状、障碍和问题，可以使用图 2.4 来识别患者的所有问题、（直接或间接）引起许多或全部症状或问题的图式，以及触发图式的生活事件（Persons, 1989; Persons, Davidson, & Tompkins, 2001）。例如，玛菈有多个问题，包括重度抑郁障碍、自杀、婚姻问题、不满意和低薪的工作，所有这些都可以解释为是由她的无价值图式激活引起的。当丈夫威胁要离开时，图式被激活，由此很容易解释玛菈的重度抑郁障碍和自杀。其他多个激活图式的事件导致了她长期对工作不满意的状况，包括老板的批评使她信心不足，这让她无法采取行动去找份更好的工作。

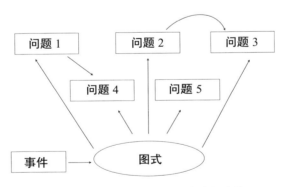

图 2.4　使用贝克的理论进行个案概念化

临床意义

　　用贝克的理论来解释障碍（图 2.1）、症状（图 2.1）和个案（图 2.4）的观点有若干临床意义。最重要的是，我们通过治疗症状来治疗症状、障碍和个案（Cohen, Gunthert, Butler, O' Neill, & Tolpin, 2005; Gunthert, Cohen, Butler, & Beck, 2005）。大多数干预发生在症状水平。当治疗师使用贝克的模型时，可以用思维记录表的形式进行评估并干预，以在细节上对特定情境下出现或被激活的自动思维、行为和情绪进行改变。我之所以使用"思维记录的形式"这一术语，是因为我发现，在使用贝克的理论时，即使我不使用思维记录表本身，我也用它的形式来指导我的概念化和干预。

另一个临床意义是，当某个患者因某种特定情况下的情绪反应寻求帮助时，治疗师可以开始评估过程，并假设支持这类痛苦的潜在图式可能和引起其他症状、问题和障碍的图式是一样的。因此，如果一个患者有焦虑障碍，他可能持有的图式是"我是脆弱的"和"世界是危险的"（A. T. Beck et al., 1985）。当患者因近期一件烦心事非常焦虑而进入诊室时，治疗师可以假设，患者的"我是脆弱的"和"世界是危险的"图式已经被激活了，以此来概念化患者现在的痛苦。

贝克的理论也允许治疗师在另一个方向工作。也就是说，对于支持患者在某个特定情境下出现情绪困扰的潜在图式所进行的概念化，可以扩展到对这种障碍的概念化。因此，治疗师可以从情绪－事件水平的概念化开始，进而建立障碍水平的概念化，甚至是个案水平的概念化。J. S. Beck（1995）在她的个案概念化工作表中很好地将这种理念展现了出来，在这个工作表的指导下，治疗师从一系列情绪－事件水平的概念化开始，建立起障碍或者个案水平的概念化。山姆开始了一系列的治疗会谈，每次治疗会谈，他都因不同情境引发的焦虑而请求帮助：当他离家远的时候，他的汽车电池没电了；他受命去领导一个容易冲突的委员会；他的儿子被诊断患有糖尿病；他的书进展得不顺利。我们用思维记录表来识别和帮助他改变在那些情况下会引起焦虑的想法。每一个思维记录表都包含："我无法应付这种情况"和"灾难将发生"的想法。回顾这些思维记录，很容易形成一个假设：山姆的自我图式是"我软弱并且无助"，而他的世界图式是"灾难会发生"，这些个案水平的概念化假设来自症状水平的反复概念化。因而，在发展个案水平的概念化之后，每当山姆就另一个令人焦虑的情境求助时，我首先的假设是，其无助的自我图式和灾难化的世界图式已经被当前的情境激活了。

另一个临床意义是，治疗师可以通过解决小问题而触动背后的问题图式，进而解决相同图式所致的大问题，从而帮助患者在大问题上取得进展。举例来说，彼得一再下定决心和女友黑格分手，但就是无法实现。治疗师和彼得识别出他的图式是"我是自私的""我很脆弱，我无法处理情感上的痛苦"和"其他人（包括黑格）是脆弱的"，这阻碍了他摆脱关系。治疗师通过帮助彼得在不那么危险但有困难的情况下处理这些图式来解决分手的路障，比如让彼得要求黑格支付她自己的房租支票，邀请黑格和他一起去看他想看但她不想看的电影。彼得能够完成这些任务，而且通过这样做，他就得到了不支持他是自私和脆弱的图式的证据。此外，黑格对他的请求所表现出的不满和不情愿，提醒了他为什么自己想和她分手！有了这些信息和经验，彼得终于能够断绝关系。

使用贝克的模型来概念化整个个案有助于治疗师看到患者的各种症状和问题之间的关系，而不是将患者视为仅仅是患有几个在 DSM 轴 I、轴 II、轴 III 和轴 IV 上列出的障碍和问题的人。当然，并不是所有的问题都可以被概念化为图式的激活，比如医学问题通常有重要的生物学原因。然而，患者对医学问题等的反应可以理解为是图式驱动的行为。一个例子是，医学治疗的不依从，可能会加剧医疗问题。由于贝克的模型已经在许多障碍和问题的概念化和相关治疗的开发中得以应用，因此扩展该理论来指导治疗多问题患者具有一定的实证基础。

有关自我、他人、世界和未来的病理图式是精神病理学的基础

贝克提出，精神病理学症状的基础是认知三联征，即患者对自我、个人世界和未来的看法（A. T. Beck et al., 1979）。三联征的概念在临床上非常有用。例如，焦虑的人通常认为自己是软弱和脆弱的，世界是危险和威胁的（A. T. Beck et al., 1985）；自杀者对未来的看法是绝望的（A. T. Beck, Brown, Berchick, Stewart, & Steer, 1990）。这些都是循证的观点，可

以帮助临床医生聚焦干预这些关键问题。

此外，在这组中添加第四个元素在临床上是有帮助的，这样三联征就变成四联征。第四个成分是患者对他人的看法。（贝克把他人包括在三联征的"他的个人世界"中）。在临床上，将患者对他人的看法区分出来至少有两方面的帮助。第一，患者可能对世界和其他人有非常不同的看法。例如，一位是母亲的家庭主妇患有广泛性焦虑障碍，她认为世界是危险的（也就是说，坏事随时都可能发生），并认为他人是脆弱和无助的。因此，她对身边的每个人都过分保护，并为他们的好坏承担了过多的责任。第二，了解患者对他人的看法特别重要，因为治疗师也是他人。因此，对"患者对他人的观点"进行概念化，非常有助于治疗师理解和管理治疗关系。

图式由"匹配"或支持图式的事件触发

贝克的理论提出，当图式被与之"匹配"的外部（如没有被提拔）或内部（如增快的心率或记忆）事件触发时，就会出现症状。因此，对一个持有"除非我周围的人都爱我，否则我没有价值"图式的人来说，被拒绝就会让他过分痛苦，而对于认为"如果我没有在每件事上都取得成功，就说明我一无是处"的人来说，没升职是一件特别痛苦的事（A. T. Beck, 1983）。心跳加快对那些认为自己身体容易出大问题的人来说是让人痛苦的。

临床意义

这部分理论有几个临床意义。一个是，触发症状的事件为患者的问题图式本质提供了线索。例如，一个律师在治疗师称赞她完成了一份困难的治疗家庭作业时，变得非常焦虑。调查显示，表扬激发了患者的信念：即其他人会对她产生过高的期望，而当她满足不了时，她会被抛弃。

另一个意义是，临床医生可以帮助患者改变其所处的环境，从而帮助他们改善症状。环境的改变可以减少问题图式的激活和增加适应图式的激活。许多快乐和成功的人之所以快乐和成功，部分原因是他们善于寻找让自己感觉良好、工作正常的环境。治疗师可以教他们的患者也这样做。因此，例如，治疗师可以帮助患有双相情感障碍和癫痫症的女大学生意识到，她工作的服装零售店有响亮的音乐和明亮的灯光，而这些会加重她的症状。类似地，一个丈夫将婚姻问题归因于自己反复、无效地与妻子讨论她的不幸。我在治疗中教他，如果他减少参与这种互动，而和妻子参加他们都喜欢的活动，他的婚姻会改善。

当然，回避能激活图式的情境，有时是好的应对方式，有时是适应不良的逃避，并且不容易确定哪个是哪个。参考患者的目标和个案概念化可以帮助患者和治疗师区分这一点。

针对外部事件的干预不在贝克的（A. T. Beck et al., 1979）程序中，因为它们不能直接改变个体内部引起症状的根本机制。然而，正如我刚才所说的，这类干预在临床上可能非常有用。此外，在概念上，信念和情境的选择往往紧密地交织在一起。通常，适应不良的信念阻止个人选择健康的环境。有些认知往往会妨患者选择更健康的环境，治疗性工作通常帮助他们应对这样的认知。例如，因为我的一个患者相信"不管压力有多大，我应该都能够应付各种工作场所，如果我不能，就说明我有点不对劲"，于是她就待在一个充斥着压迫和压力的工作环境中。治疗同时针对这种信念及她对工作环境的选择进行工作。

图式扭曲了思维和行为的许多方面

图式在多个方面扭曲了思维，包括知觉、意象、记忆、判断和决策（Ingram, 1984），并且它们驱动行为，包括面部表情、躯体唤起和运动行为，而且这些都是意识之外的影响。彼特是我治疗的一位广泛性焦虑障碍患者，他认为这个世界充满了危险和威胁。有一天，他极力提醒我，等候室里的一块地毯可能会使人绊倒。在他之前已经有数以百计的其他患者、学生和同事看到过这条毯子，但从没人说过。然而，彼特相信它造成的危险迫在眉睫。

莎丽，另一位慢性焦虑患者，有一天她来治疗会谈，并报告了她最近看飞行表演的经历。她观看了旧金山淘金者队的一场足球赛，中场休息时有飞行表演。在表演的中间，一架飞机似乎遇到了技术困难，飞离航线，飞走了。莎丽认为这一事件支持她的世界观，即灾难性事件频繁发生。莎丽的观点是如此强烈，她的沟通方式是如此情绪化，我发现自己也被带入到了她对这一事件的解释中。直到 20 分钟后，我才回过神来，没有发生什么不好的事情。事实上，飞行表演事件最好被看作是与莎丽的世界观相悖的证据！

临床意义

贝克理论的这个观点告诉治疗师，不要接受患者对其经历解释的表面价值。相反，重要的是要弄清楚到底发生了什么——刨根问底、了解细节，甚至，就算通过这种方式了解到的内容，也可能是图式驱动的有偏差的知觉或回忆。

另一个临床意义是，治疗师不能毫无疑问地接受患者关于过去一周发生了什么的提议，这属于治疗会谈议程里的。因为患者的知觉和判断是由图式驱动的，因此他们可能会最小化或没有注意到完全值得讨论的事件。例如，我有一个患者是个护士，她在会谈时顺便报告说她已经决定辞职了。她认为这是个好计划，而不需要进一步讨论。相反，我认为这是一件糟糕的事情，在治疗议程上要优先考虑。我判断讨论这个话题重要，因为我注意到了患者的问题、我们的图式假设和她的治疗目标。患者有一个反复开始和结束工作与人际关系的历史，对世界和他人的图式是"有缺陷，不可靠，从来没有满足我的需求"，她的一个治疗目标是，提高保持长期工作和人际关系的能力。尽管如此，图式驱使她辞去工作的冲动是如此强烈，在我提出关于辞去工作的决定值得一些注意之前，她都没有意识到自己的行为在任何方面有任何问题。

图式驱动的行为可以产生证实图式的证据

当我们或我们的患者（这发生在所有人身上）经历了一个情境，它激活了我们的图式，产生了不理性的思维和负性情绪时，我们常常急于适应不良地行动。当我们屈服于这些冲动时，结果往往是提供证据来证实我们的非理性思维。因此，举例来说（这个例子要感谢奥加尼斯塔），有一个老师，他的图式是"我不太聪明"和"其他人会因为我的愚蠢而拒绝我"，他试图用长单词来减轻他的恐惧，以传达他是博学的和受过良好教育的。他的策略所导致的结果是，他听起来傲慢又傻。事实上，他的补偿策略导致了他最害怕的事情：其他人对他的智力失去了尊重，并拒绝他。

David Clark（Bates & Clark, 1998; Clark & Wells, 1995）非常令人信服地说明了这种情况是怎样在许多社交恐惧症患者身上发生的。社交恐惧症的补偿行为——Clark 称之为安全行为（例如，可怜的目光接触和试图藏起来）——通常是导致被拒绝的主要原因，而被拒绝恰恰是这些人非常害怕的（Salkovskes, 1991）。塞利格曼和约翰斯顿（Seligman & Johnston, 1973）提供了一种回避行为模型（在第 3 章中将更详细地描述），其中包括一种观点，即当行为产生的结果与信念一致时，会增强信念。因此，广场恐惧症患者相信"如果我在桥上驾驶，我会惊慌，失去控制，并导致事故"，所以他避免在金山大桥上驾驶，实际上每次他避免在金山大桥上驾驶，就会产生一条证据来支持这种信念。因此，他的回避行为增强了引发他焦虑和冲动的信念。

Jane Brody（2000）有一篇标题为《细菌恐惧症如何导致疾病》（*How Germ Phobia Can Lead to Illness*）的文章，这是一个有趣的例证。Brody令人信服地描述了细菌恐惧症如何导致使用抗生素，又如何通过几种方式引起疾病，比如杀死对抗生素最敏感的细菌而使不敏感的细菌活下来了，这些细菌引起了疾病（而可能可以杀死它们的竞争性细菌被抗生素杀死了）并开始繁殖。

类似地，如果患者不受信念的驱使，而是推开它，治疗可以产生一种向上的（适应性）螺旋。因此，如果年轻人推开他的恐惧"如果我邀请她，她会拒绝我，我将无法应对"，并向他的梦中情人真正地提出邀请，如果他有一点运气的话，他会得到一个约会。如果他没得到，他将学到他并没有崩溃。因此，贝克的理论认为，如果患者能够通过改变行为来测试非理性信念，并且挑战它们，那么他不仅能解决手头的问题，而且他所面对的下滑情况也能向积极方向转变。

症状概貌反映图式内容

贝克的理论是一种结构理论，也就是说，在这种理论中，外显症状的概貌（即描述性细节）应该反映潜在机制的内容（Nelson & Hayes, 1986a）。这一概念由《纽约客》（*New Yorker*）中卡通形象的游客传达了，这些游客参观了一座巨大的金字塔，得出这样的结论："这是玛雅人自我感觉良好时建造的。"

临床意义

贝克理论的概貌论具有多重临床意义。一个是，患者的自动思维、行为和情绪内容提供了关于他的图式内容的信息。当然，因为这些图式不能直接观察到，所以这个提议非常有用。因此，例如，社交恐惧症患者的不良眼神接触可以反映出，她认为自己有缺陷和不足，并认为他人是攻击性和批评性的；边缘性人格障碍或双相情感障碍患者的自我憎恨、自杀和自我伤害行为可以反映出，她认为自己是令人厌恶的，应该受到惩罚，不值得同情和养育。

另一个意义是，症状的其中一个元素的内容（如愤怒的情绪体验）可以提示症状其他元素可能的内容（如"应该"语句和攻击行为）。这个概念在临床上是非常有帮助的，因为它让患者和治疗师更容易捕捉、识别和干预以解决与特定情感体验有关的自动思维和行为。为了支持贝克理论的这一方面，一些研究已经表明，特定症状和障碍有特定的认知特征（A. T. Beck, 2005）。贝克等人（2001）表明，每种人格障碍以特定的信念为特点。

图式是通过童年经历习得的

　　贝克的理论指出，图式是从早期经验中习得的，特别是早期与重要他人的经验。这个观点在《纽约客》的漫画中得以展示，画中有两只蝴蝶，一只蝴蝶对另一只说："你现在是一只蝴蝶，但你仍然像一条毛毛虫一样思考"，所以，例如经常被精神病父母虐待的孩子，可能发展出对他人的图式是伤害自己或虐待自己的。为了支持这一观点，Barlow & Chorpita（1998）总结的证据表明，那些后来发展成焦虑症的人，常常是因为他们的童年经历导致其发展出自我的图式是无助的，世界的图式是不可控制的。

临床意义

　　这个观点的一个临床意义是，在发展图式假设的过程中，获得详细的家庭和社会史（在第 6 章进一步讨论）是必不可少的。然而，仔细考量所获得的信息是必要的，因为早期经验导致图式的方式并不总是显而易见。有一个年轻的西班牙裔妇女，在她成长的家庭里，她母亲牺牲了一切，为的是让她的孩子有比她好的生活。不幸的是，母亲的牺牲有着出乎意料的后果，她的女儿从母亲的模型中学习到：我的需求不重要，为了有价值，我必须为他人牺牲。

　　另一个临床意义是，人们可以通过详细回顾童年的早期事件，检查这个事件以及他们从这个事件中得出的结论或推断，并根据后来的观点和经历来评价这些结论的准确性和合理性，以开始对他们的图式进行修订（Young, 1999）。

图式不容易因不一致的信息而改变

　　出于很多原因，图式不容易改变。一个是，图式本身有偏差地从记忆、含混的事件（如上文中的飞行表演和等候室中的地毯两个例子）和其他认知过程中（Ingram, 1984; Teasdale, 1988）提取信息，从而使个人难以得到与扭曲图式不相符的信息。事实上，Giesler、Josephs 和 Swann（1996）表明，患有抑郁症的个体会寻找证实其消极自我图式的信息。

图式对改变的阻抗对临床医生有多重含义。Bennett Levy 等人（2004）提醒到，治疗师不能假设在行为实验中检验关键信念的患者将以一种无偏见的方式收集和处理获得的数据。相反，在实验之前，治疗师必须与患者一起仔细考虑哪些数据将最明显地与信念不符，并且在实验之后，治疗师必须与患者回顾实验结果和从中得出的结论。Padesky（1993）提出，图式就像偏见，一种即使面对反对的证据，我们也倾向于持有的强烈信念。将这个观点教给患者是有用的，并用它来帮助患者重视不支持其图式的证据。也许每一位治疗师都有过这样特别的治疗经验：某个患者认为他人是不可信和具有伤害性的，在治疗师试图给患者提供不支持的证据几个月或几年后，他才发现患者坚持自己对他人——包括治疗师！——的看法，认为他人是不可靠和具有伤害性的。为了解决这个问题，McCullough（2000）提出，重要的是，治疗师不仅要以某种方式挑战患者的图式，而且要与患者讨论这种行为能帮助他从中学习。

改变图式需要激活图式

贝克提出，有效的治疗需要情绪的激活（因此可以假定是激活其潜在的图式；A. T. Beck et al., 1979）。然而，把"改变图式需要激活图式"概念描述得最清楚的是 Foa、Huppert 和 Cahill（2006）以及 Foa 和 Kozak（1986）的情绪处理模型，他们提出，恐惧网络的激活和对不支持网络关键成分的信息的呈现，是治疗病理性恐惧的行为治疗的有效成分（我将在第 4 章中进一步讨论情绪的处理模型）。

临床意义

为了解决图式激活的需求，贝克的认知治疗使用的一种方式是，通过思维记录表的情境栏（图 2.3）。正如伯恩斯（1989a）指出的那样，如果治疗师从患者那收集的消极自动思维没有聚焦在具体、特定的情境上，那么这些思维往往是模糊的，在治疗室里就没有情感负荷，治疗会谈就会倾向变成没有成效的智力辩论。相反，当治疗工作聚焦于具体的情境时，情绪的负荷被唤起，工作将变得更有效率。其他可以用来激活图式以便对其进行工作的策略包括，现实和想象暴露、空椅和其他格式塔方法（Samoilov & Goldfried, 2000），还可以仔细地重建早年事件（患者从中习得了关键图式），让患者重建经历及其意义（Padesky, 1994; Young, 1999）。

因为图式激活在促进改变中是如此重要，治疗师将密切关注图式激活的出现，并利用它来促进改变。例如，珍妮正在接受治疗，以克服她对自己是同性恋的强迫性恐惧。她报告说，因为几天前在工作中发现自己犯了一个大错误，她"吓坏了"。她惊慌失措，断定自己完全不称职，就要辞职了。在丈夫、老板和同事的帮助下，她能够重新分析并着手解决问题，确定了错误是如何产生的，并采取了行动来纠正错误。当我听到她报告这件事的时候，她已经不再担心了，我提议把它列入议事日程，看看发生了什么，她学到了什么。有三个原因让我把它列入议程：（1）如果珍妮如此痛苦，一定是激活了关键的图式，我想更多地了解它们；（2）她对这种工作状况的反应形式（急着离职）与她对同性恋的恐惧形式（急着离开她的婚姻）相似，提示这两个问题可能有相同的潜在图式；（3）我们也许能够从她的工作状况（她已经成功地解决）中学习到如何应对同性恋恐惧（她还在继续挣扎）。

当然，图式激活不一定产生强烈的情感表达。它也可能导致情绪的解离状态，或回避或轻视（如上文提到的打算辞职的护士）。

相似地，利用图式激活来促进改变并不意味着激活图式总是成为治疗会话的焦点。例如，艾米的图式是：自己是无助的，他人则不能满足自己的需要。在治疗中，当我不同意或者没有及时给她在那一刻想要的同情时，她经常发现这些图式被激活了。在几次治疗会谈中，我们的议程完全因为艾米在这些情境中的情绪困扰而偏离了。然后，我们将这些时刻概念化为是可以让艾米练习管理情绪困扰的技能的机会，而且不会偏离治疗会谈议程。在治疗之外，这些技能也让她的状态更稳定，不然情绪失控经常导致她偏离轨道，并妨碍她实现重要的目标。

对基于贝克理论的概念化和治疗的总结

贝克的理论提出，图式是从早期经验中习得的，被"匹配"的事件激活，并产生可以反映图式内容的症状。症状是由联系在一起的认知、行为和情绪组成，因此任何元素的改变都会让其他元素产生改变。一个基于贝克理论的简洁和全面的个案概念化将所有这些元素联系在一起：早期教养、图式内容、促发事件和症状内容。基于贝克理论的治疗需要设计干预来修改图式、自动思维、问题行为和触发事件与情境。

其他认知理论与治疗

许多科学家和临床医生已经开发了可供选择的认知理论和疗法，在某些情况下是借用或修改了贝克的模型，在另一些情况下则是独自作用。我在这里非常简要地描述几个，它们可以代替或辅助贝克模型来指导概念化和干预。

牛津团体

英国的研究者对认知行为特别是认知模型的发展做出了重大贡献，尤其是各种焦虑和情绪障碍，包括低自尊（Fennell, 2006）、惊恐障碍（Clark, 1986）、社交恐惧症（Clark, 2001）、创伤后应激障碍（Duffy, Gillespie, & Clark, 2007; Ehlers & Clark, 2000）、疑病症（Salkovskis, 1989）和广泛性焦虑障碍（G. Butler, Fennell, & Hackmann, 2008; Wells, 2005）。注意这些模型的细节将为认知模型概念化的使用提供无价的指导。

举例来说，Ehlers 和 Clark（2000）提出，当受创伤的个体把创伤看作是当前严重的危险，而不是过去发生的事情时，这种处理信息的方式就会导致创伤后应激障碍的症状。对于紧迫危险的感知源于：个体对创伤事件和后遗症的扭曲评价（包括创伤后应激障碍症状本身，例如"我不能集中精力意味着我快要发疯了"），自传体记忆的中断（即不能正确地"记录"记忆，把它放在个人过去和未来的背景中），以及使用了适应不良的认知和行为应对策略（尤其是回避和试图推开提示创伤的因素）。从这种概念化出发的干预将帮助个体把事件的记忆整合到他的传记记忆的前后背景中，阻止适应不良的反应，并采用适应的应对策略。

归因理论

对习得性无助理论（learned helplessness theory; Abramson, Seligman, & Teasdale, 1978）和无望理论（hopelessness theory; Abramson, Metalsky, & Alloy, 1989）的重新解释给了抑郁症的素质 – 压力模型（diathesis-stress format）一个替代选择。这两个理论将抑郁症的脆弱性归因于抑郁或悲观的解释风格（倾向于认为负面事件是由稳定、全面和内部的因素引起的）。虽然这些理论并没有直接用来治疗，但它们为贝克的理论提供了一些实证基础。对于归因理论的使用，Kingdon 和 Turkington（2005）提出了一个引人入胜的临床例子，可以将幻听概念化为一类错误地认为具有外部来源的认知。

基于正念的认知治疗和其他接受 – 聚焦的疗法

基于正念的认知治疗（Segal, Williams, & Teasdale, 2002）提出，有抑郁病史的个体容易无意识地卷进消极想法中，并导致症状复发。因此，Segal 等人（2002）提出通过帮助个体识别并让他们不投入这些消极想法来防止复发，也就是说，给他们"一个认知设定：其中消极的想法和感受是个所经历的心理事件，而不是自我"（p. 275）。

基于正念的认知治疗力图通过改变人们与思维的关系来实现其效果，

而贝克的认知治疗则力图改变人们的思想内容。然而，这两个概念有时是难以区分的。例如，当一个人使用贝克的认知治疗来回应"我没有价值"的自动思维时，他可能用的是正念式的应对反应，"我有那种想法，并不意味着它就是真的"。事实上，贝克认知治疗的部分或全部改变可能是因为患者改变了与他们的想法的关系。

认知治疗可以部分地通过改变患者与其想法的关系来起作用，该观点提示，基于正念的认知治疗虽然初衷是用于防止复发，但可能也能治疗抑郁和其他症状本身。这一概念让认知治疗师开辟了一系列新的干预措施，其中一些包含在下面的治疗中：接受与承诺治疗（S. C. Hayes et al., 1999）、辩证行为疗法，及对广泛性焦虑障碍基于正念的治疗（Borkovec, 2002; Roemer & Orsillo, 2002）。更概括地说，正念疗法为适应不良和痛苦的想法和情绪提供了一种新的方法，即努力接受它们而不是改变它们。

元认知的作用

Adrian Wells（2000）提出了元认知（metacognition），即对认知的认知，它在情绪障碍的产生中起着重要的作用。因此，例如，广泛性焦虑障碍患者对担忧持有功能不良的信念（例如"担忧对我的健康有害"和"担忧帮助我解决问题"），这引起和维持了他们的症状。Wells 提出，可以针对这些信念来缓解症状。越来越多的数据在支持这些想法（Wells & Carter, 2001）。

理性情绪行为疗法

艾利斯（Ellis, 1962）发展了理性情绪疗法（rational emotive therapy, RET），后来修正为理性情绪行为疗法（rational emotive behavior therapy, REBT）。艾利斯的理论先于贝克的理论，它提出，错误或非理性的想法会导致情绪问题和障碍，因此改变思维应该可以让情绪得到缓解。

艾利斯的治疗不太强调用苏格拉底式提问的方式来指导人得到新的

感知。相反，它更直接。莱恩汉（1993a）在辩证行为治疗中使用了理性情绪疗法的技术；并且 Becker 和 Zayfert（2001）提出，理性情绪疗法可能特别适合边缘性人格障碍患者，因为苏格拉底式提问可能对他们没效。当情绪唤起很高时，直接指导对改变思想或行为是特别有用的。想象一下，你在大浪中从船上掉下，害怕淹死，不知道如何回到船上。什么会对你更有帮助：是帮助你思考如何解决问题的苏格拉底式提问，还是重点告诉你怎么做才能回到船上的方法？

检索竞争账户

Chris Brewin（2006）提出，个体具有多个认知表征来竞争检索，认知治疗的目标是帮助个体构建和强化他们的积极和适应性表征，从而引导感知和行为，而不是那些消极和功能不良的表征。这一概念具有多方面的理论和临床意义，包括认知治疗本质上是构建，而不是修改。

意象的作用

Ann Hackmann（G. Butler et al., 2008; Hackmann, 1998; Wheatley & Hackmann, 2007）等人很好地阐述了意象在精神病理学及其治疗中的作用。当然，意象可以被看作是一种认知或心理表征。有一些证据表明，图像比语言表达更能紧密地联系到情感（Holmes & Mathews, 2005），因此有人建议，操纵意象的干预可能会特别有效地改善精神病理学（Hackmann, 1998）。这项工作还处在早期阶段，只有病例报告和非对照实验的数据（Rusch, Grunert, Mendelsohn, & Smucker, 2000; Smucker & Niederee, 1995; Wheatley & Hackmann, 2007）。

请注意，这里描述的大多数可供选择的认知理论与干预同贝克的理论并不矛盾，而是在事实上对其进行了补充和阐述。

认知理论指导下的评估与干预

在这一部分中，我描述了一些策略，临床医生可以用之来指导基于认知理论的概念化和干预。我主要聚焦在贝克的理论和治疗上，并对使用其他认知模型提出了一些建议。

评估：收集基于认知理论的概念化的关键要素信息

贝克的理论提出，当童年期习得的图式被应激事件激活时，就会产生症状（包括相互因果的情绪、自动思维和适应不良行为）。一个基于贝克理论的细致又全面的个案概念化，将下面的所有元素联系在了一起：早期教养、图式内容、促发事件和症状内容。接下来我要描述治疗师可以用来评估自动思维、适应不良行为和图式的策略。而症状的促发事件和图式的起源（这些是基于贝克模型的个案水平的概念化的一部分）将在第 6 章中描述。

评估自动思维与适应不良行为

为了使用贝克模型对个案进行概念化，我们需要获得信息，其中一个最有用的策略是使用思维记录表（图 2.3）。该表常用于帮助患者识别近期某个令人难受的情境下的自动思维、问题行为和情绪。它的假设是，如果人感到痛苦，那么会有一个或多个病理图式被激活，从而产生了这个人的自动思维、情绪和行为。

通常情况下，当治疗师直接要求时，患者可以报告他在一个令人难受的情境中的自动思维并描述他的问题行为（或冲动）。如果患者对于报告感到困难，那么治疗师通常会要求他们想象该情境再次发生了，然后描述谁在那里、何时何地，以及到底发生了什么。唤起情境的细节通常有助于患者回忆起有关那个情境下的思维、情绪和行为的信息。对那些难以报告自己的想法和感受的患者，提供一些选择是另一个有帮助的策略。

例如，治疗师可以问，"你是在想'我不能应付这种情况'吗？"。治疗师还可以要求患者"瞎猜"或"编造"他们在那种情境下的想法。让患者报告视觉和其他感官意象也可能有用，而不仅仅是口头陈述。Wells 的元认知模型提醒我们，对认知的认知在临床上同样重要，归因也可能重要。Brewin 的检索竞争账户提醒我们，事实上在任何特定情境中都可能存在多个自动思维。

思维记录在识别问题行为上是有用的，因为它将行为与情感和与它们相伴的自动思维联系了起来。为了识别回避行为，聚焦在某些情境上通常会有用，比如"想到我该做治疗家庭作业了"或"想到要打电话给我母亲"等情境。

评估不适应行为的另一种有用工具是活动记录表（图 2.2）。事实上，在第一次治疗后，贝克等人（1979）把活动记录表布置给所有的抑郁症患者，因为它提供了他们是如何使用时间的详细信息。

评估图式

有多种策略可以用来评估图式。正如 Brewin（2006）指出的，评估多个图式，无论是适应的还是适应不良的都是有用的。

使用向下箭头法

伯恩斯（1980）开发了向下箭头法（downward arrow method），来获得关于患者的适应不良图式的假设。为了使用向下箭头法，治疗师开始用思维记录表来识别一个情绪沮丧的片段以及期间触发的情绪和自动思维。如果治疗师能够选择一个与问题清单中的高优先级问题相关的情形，那将有助于识别与患者主要问题相关的图式。当自动思维被识别后，治疗师会针对每个想法来询问患者："将它想象成真的。为什么那让人难过？如果这是真的，对你来说意味着什么？"对于一个不敢邀请自己感兴趣的女人去约会的男人，使用向下箭头法可以引出以下这个自动思维链，"她不会对我感兴趣的"（如果这是真的，那为什么会让人难过？），"如果我问她，她会说不"（如果那是真的，为什么会让人难过？），"我会被羞辱和摧毁"（如果这是真的，为什么会让人难过？），"我无法恢复"（如果这是真的，为什么会让人难过？）。患者的反应表明，他的思维在自动思维中似乎是"降到最低点"，这反映了他认为自己是无助的、脆弱的和不可爱的。

检查不同情境下的自动思维的主题

一位牧师最近诊断出患有癌症，他感到抑郁和焦虑。在多次的治疗会谈中，他报告了各种问题情境中的思维记录表，包含了所有这些想法："我无法应付药物的副作用""我在教堂主持的小组将在冲突中解散，而我无法处理""我的妻子有抑郁症，她会自杀，她会打电话向我寻求帮助，我会被她的问题压垮和丧失能力""我会被自己的症状压垮和丧失能力""我会被自己的焦虑和抑郁所压倒，失去能力"。他在所有这些不同情境中的自动思维的主题提示，他持有的自我图式是"我无能，并且无法应付"，他对未来的图式是"坏事情会发生"。J. S. Beck（1995）在她的个案概念化方法中使用了这种策略来发展图式假设。

检查不同问题的主题

这个策略与刚才描述的类似，但强调在患者的不同问题上寻找主题，而不是在治疗中寻找要解决的不同情境。萨拉，一个抑郁焦虑的营销主管，她在工作中遇到了麻烦（她的一些项目被她的想法拖延了，"我工作差劲，老板会解雇我"）和社交问题（她回避去公司的午餐室，因为"没有人会和我坐在一起，我将会独自一个人"）。对萨拉所有的问题行为和自动思维进行检查，揭示她有一种被动的行为模式和自动思维，"如果我尝试了，我会搞砸，然后我就会被拒绝"，这种认知行为模式表明，萨拉的自我图式是"我是能力不足的"，而对他人的图式是"批评和拒绝的"。

注意症状的全貌

贝克的理论提出，症状的全貌反映了症状背后的潜在图式。因此，行为的被动揭示了自我图式是"无助的"；愤怒揭示了对他人或世界的看法是"不公平的"；抑郁的情绪揭示了对自己的看法是"毫无价值的或不讨人喜欢的"；绝望和自杀行为暗示对将来的看法是"无望的"；自伤意味着对自己的看法是"令人厌恶的和值得惩罚的"；而"我一无是处"的自动思维反映了一个"无价值的"自我图式。

从诊断出发

诊断可以提示模式假设。例如，Clark（2001）回顾的数据显示，社交恐惧症患者把注意力集中在消极、扭曲的自我心理意象上，认为自己是无能、不吸引人或有缺陷的。Foa 和 Rothbaum（1998）提出，创伤后应激障碍患者的典型病理记忆结构包含了自我是无能和世界是危险的观点。许多研究者已经表明，抑郁症患者认为自己是不合格、不称职和失败的，并且自己对他人而言是不可爱和不可接受的（Ingram, Miranda, & Segal, 1998）。

用纸笔测量

评估图式的纸笔测量包括《功能不良态度量表》（Dysfunctional Attitude Scale, DAS; Weissman & Beck, 1978; Burns, 1980）和《杨氏图式问卷》（Young Schema Questionnaire, YSQ；Young & Brown, 2001）。这些版本的量表已经发表了,《功能不良态度量表》包括 35 个条目，由伯恩斯（1999）修订发表；Young & Klosko（1993）出版了 22 条目的《生命陷阱问卷》（Lifetrap Questionnaire），这是《杨氏图式问卷》的早期版本。这些版本没有经过正式心理测量的效度验证，但在与患者合作寻找以确定潜在的易感图式上，可能是有用的。

观察患者对治疗师的行为

如果患者的自我图式是"我是无价值的"，对他人的图式是"抛弃的"，那么当治疗师延迟回复她的电话时，她会陷入恐慌，并可能会自杀。而一个认为别人可能会伤害和背叛她的患者会给治疗师留下愤怒的电话留言，因为她感觉自己在治疗过程中被轻视和不当对待。如果一个患者的自我图式是"我不能胜任"和"对他人而言我是不可接受的",对他人的图式是"拒绝的",那么当治疗师布置家庭作业时,他会变得非常焦虑,因为他害怕如果自己做的作业不正确,治疗师将拒绝治疗他。因此,在患者与治疗师互动的过程中,治疗师可以对患者的行为、情绪反应和自动思维进行详细检查,产生图式假设。

使用所有可用的信息

重要的是利用所有来源的信息,包括患者的外表以及患者不说什么。例如,一位教师正在经历财务危机,同时他在治疗中正努力改变自己将花光钱以及没有钱偿还抵押贷款的灾难化认知。我观察到,他驾驶一辆全新的特大型梅赛德斯奔驰轿车,这支持了我的概念化假设,他并不是那么害怕花光钱,而是害怕感觉不能胜任以及失去别人的尊重。

无论治疗师使用什么样的策略来发展图式假设,与患者合作都是一个好主意。当我向一位前来治疗惊恐症状的年轻女性提出,她的信念是"我无法应付这些症状,我失去了控制",她回答说:"也许吧,但我的主要信念是'我不应该处理这些症状。这不公平!!!'"她的观点比我的好,因为它解释了她对这些症状的不满以及为什么不愿意学习应对方法,而我的观点没有。

认知理论指导下的干预

贝克的理论提出,当生活事件触发易感个体的图式时,症状(由自动思维、行为和情绪构成)就出现了。从这一理论出发,贝克的认知治疗努力改变引起症状的机制,因此在个体再次遇到先前能激活病理图式的事件时,这些图式不会被激活,就不会导致消极的自动思维、不适应行为以及痛苦的情绪。这就是贝克认知治疗的机制改变目标(mechanism change goal)。

在贝克认知理论指导下的干预也努力教授患者技能,以预防和应对当机制被激活时出现的症状。这些技能可能是用来避免或应对触发事件的,也可能是用于应对由图式激活引起的痛苦情绪的。这些干预措施教授补偿技巧（compensatory skill）。它们不改变理论描述的引起症状的机制。Barber 和 Deubeis（1989）提出，认知治疗的作用机制并不一定是改变患者的图式、自动思维或不适应行为，但一定会教导患者在症状出现时能够用使用补偿技巧来应对症状。

当考虑机制改变目标和补偿策略目标（compensatory strategies goal）时，贝克认知治疗的治疗靶是：有问题的图式、消极的自动思维、适应不良的行为和通常能触发个体症状的促发情境。

如上所述，由其他研究者开发的认知理论已经确定了其他有用的机制改变目标和治疗靶，包括教导患者识别和不投入与抑郁情绪有关的适应不良想法；增强适应性图式、自动思维和行为强度；以及修改归因、元认知和意象。因为这些替代的认知模型与贝克的模型不冲突，临床医生可以考虑同时使用不止一种干预策略。

☆　☆　☆

贝克的模型和其他的认知理论和治疗为大范围的精神病理学提供了概念化和治疗的强有力工具。然而，它们是不够的。并不是所有患者对之都有反应。下一章描述的学习理论提供了另一套有用的模型和工具。

第 3 章

学习理论及其临床意义

> 当我给患者保罗回电话时，他在电话里的语调是欢快和愉悦的。但当他听出是我时，语气就变成了绝望和沮丧，他开始向我述说他是多么绝望和想自杀。

上面的交流肯定引起了我的注意。当然，以欢快、愉悦的方式回答电话是正常的；在与一个关心自己、会对自己的情感需求表示回应的人交流时，表达自己的情感，反映个人的经验也是恰当的。尽管如此，当保罗认出是我打的电话时，他的行为就突然转变了，对此我还是感到困惑和惊讶。我问自己：发生了什么事？我该怎么办？

操作条件反射理论向我提供了一个框架来思考这些问题的答案。它提示了一个假设：我无意中强化了保罗的绝望和自杀性的话语表达。关于这个问题的干预，该理论也提供了一些想法（我稍后会描述）。如上文描述的情境，学习理论对于形成即时的临床假设和决策是一种有用的指导。这些理论也有助于临床医生发展个案概念化和治疗计划，发展并维持积极和富有成效的治疗关系，并处理不依从和治疗失败。

本章介绍了三个主要的学习理论（操作条件反射、经典条件反射和观察学习）的基本原理，并提供了这些原理的临床应用实例。我还将不同的学习理论相互进行了比较，并与前一章所描述的认知理论进行了比较，还阐述了联合的条件化 - 认知模型。我通过简要概述使用学习理论来指导概念化和干预的方法来总结这章。关于三个学习理论的更详细信息，包括对大量实证支持的综述，见 Kazdin（2001）；Lieberman（2000）；

Masters、Burish、Hollon 和 Rimm（1987）；Martin 和 Pear（2003）。

所有的学习理论都提出：行为（behavior, B）受它的背景控制，即其前因（antecedent, A）和结果（consequence, C）。行为包括自主的行为（如离开房间），非自主和自动的行为（如心率），以及想法和情绪反应。前因是发生在一个行为或一组行为之前的事件，并且会暗示或引发那些行为。结果是跟着行为的一个事件或一些事件。前因、行为和结果都可以是内部的（如想法、情绪体验）或是外部的（如躯体攻击）。

操作条件反射：当结果控制行为

操作是受其结果控制的行为。在操作模型中，行为是受行为之后发生的事情控制的。因此，正如 D. L. Watson 和 Tharp（2002）的优雅陈述，"通过操作行为，我们行动、发挥作用，并对自己和环境产生影响。通过影响（结果），环境再一次作用于我们"（p. 112）。正如 Kazdin（2001）指出的，"日常生活中的大多数行为都是操作"（p. 17）。出于这个原因，对于治疗师来说，深刻理解操作条件反射的原理是必不可少的，因为他们的工作是帮助患者改变行为。

操作服务于功能。常见的功能包括从别人那得到注意、帮助或认可；逃避痛苦或厌恶的情绪或生理状态；逃避生活中难以忍受或繁重的情况。当然，某个行为起到一定的作用并不意味着个体是在有目的地做出这种行为来达到这个功能。举个例子，保罗关于自杀的言论是为了获得我的关注和帮助，这并不意味着保罗故意谈论自杀来引起我的注意。事实上，更可能的是，他不是故意的。个体通常没有注意到，结果在控制着他们的行为。

强化物（正强化和负强化）是增加行为概率的结果。惩罚和消退是降低行为概率的结果。这里（总结在图 3.1），我给出了操作条件反射作用的这些原则和其他原则的细节。我还用许多临床实例说明了原理。

强化是使行为再次出现的概率增加的结果

有两种类型的强化：正强化和负强化。正强化是发生一个事件（如收到薪水），从而导致在其之前的行为（如工作）的发生概率增加。负强化是消除一个事件（如减少焦虑），从而导致之前的行为（如有社交焦虑的人离开社交场合）的发生概率增加。积极和消极的强化都导致行为增加。然而，负强化涉及引起痛苦情绪的厌恶刺激或事件的存在（Pryor, 1999）。出于这个原因，当可以选择时，正强化比负强化更适合作为增加期望行为概率的策略。

- 强化是使行为再次出现的概率增加的结果。
- 为了有效地控制行为，结果必须与行为相倚。
- 由间断性结果控制的行为比总是伴随着结果的行为更能抵制消退。
- 当结果立即出现时，它对行为有更多的控制。
- 自然的结果比人为的好。
- 对一个反应的强化会增加它发生的概率。
- 塑造是通过相继地奖励接近的行为来发展一种新行为。
- 个人通常没注意到影响他们行为的偶然性事件。
- 当移除事件导致行为增加时，出现负强化。
- 当先前被强化的反应不再跟着强化物时，就会发生消退。
- 惩罚是在反应之后呈现或撤掉一个事件来减少该反应再次发生的概率。
- 消退一个行为最有效的方法是，在使用消退和惩罚的同时，对与目标行为有着相同功能但不兼容的行为进行强化。
- 甚至操作也在一定程度上受到前因的控制。
- 为了最大限度地发挥杠杆作用，尽可能多地改变前因、行为和结果。

图 3.1　操作条件反射原理

强化物是按功能来定义的。治疗师不能假定行为或事件对患者有强化作用，尽管对于治疗师来说它们是有强化作用的，或者它们在逻辑上应该是有的。因此，有些个体认为，自我伤害行为，如割或烧是有

（负）强化作用的，因为它们减少痛苦的唤起（M. Z. Brown, Comtois, & Linehan, 2002）。对于某些人而言，外科手术似乎是强化（他们因此被诊断为患有孟乔森综合征＊）。《纽约时报》（Hoge, 2002）描述了一位英国医生，他被发现杀害了 200 多位患者，可能是因为患者的死让他"兴奋"了（Hoge, 2002）。治疗师如果不了解问题行为的功能，就不太可能有效地治疗它。

通常，要确定对某人来说什么行为对他具有强化作用，最好的方式是观察。普雷马克（Premack, 1965）认为，当行为被自由选择时，一个人经常选择的行为比那些不经常选择的行为更具强化作用。Boice（1983）使用普雷马克原则帮助助教增加了他们的写作行为，他制订了权变管理计划，在这个计划里，像阅读报纸或洗澡之类（经常被选择）的活动取决于少量日常写作任务的完成情况。

为了有效地控制行为，结果必须与行为相倚

为了对行为产生影响，结果必须是相倚的（即出现某行为时，结果可能发生；该行为缺失时，结果就不可能发生）。如果无论行为是否出现，结果都很可能发生，那么行为将不受结果的控制。如果母亲不管孩子是否穿上睡衣准备上床睡觉都给孩子阅读故事，那阅读故事的结果并不能控制准备睡觉的行为。为了控制行为（准备就寝），不必每一个行为都跟随结果（故事阅读）；结果可以是间断性的。

由间断性结果控制的行为比总是伴随着结果的行为更能抵制消退

如果个体习惯了出现行为时只在某些时候受到强化，那么当强化物消失时，相比于他们习惯行为每次都受到强化，其行为将继续出现更长

＊　即 Munchausen's Syndrome, 这是一种虚假、人为的障碍，患者表现得好像有某种生理或心理疾病，但实际上并没有。——译者注

时间。间断性强化在各种情形下都能使反应持续更久的概念，具有多种临床意义。举例来说，一旦患者开始做治疗的家庭作业，如果我只在某些治疗会谈中检查他的作业完成情况，而不是在所有治疗会谈中都检查，那么当我停止检查作业时，前一种情况下患者的作业行为会持续更长时间。这个原则可以解释为什么一个来访者（或治疗师）像一个奴隶一样为老板工作，而老板只是间断性地承认员工的努力；或者与某个只是间断性愉快出现的人维持着关系。这也意味着治疗师在向新的来访者教授行为（如坚决主张）时应该小心。最初，为了使新的行为进行下去，治疗师必须每次都强化新行为。但后来，治疗师应顺利地转到间断性强化上，那与来访者在治疗外的环境更像，可以确保那种行为泛化到以及强到能避免消退。这一原理也影响治疗师，比如有个个案，他有了几次在治疗师看来是相当成功的会谈，之后却缺席了好几次，因而塑造了治疗师的韧性。

当结果立即出现时，它对行为有更多的控制

这一原理在思考治疗会谈本身时会特别有帮助，因为患者和治疗师是连续地随着时间相互影响（Kohlenberg & Tsai, 1991）。例如，假设治疗师提出一个问题，它让来访者有羞耻感和想逃避，那么当治疗师问这个问题时，来访者会脸红，表现出不舒服，并转移话题。如果治疗师同意转移话题（即消除令人不舒服的相倚事件），那么将来再次提及该话题时，来访者会变得更有可能试着逃避。同时，治疗师也得到了塑造。治疗师问了一个问题，并遇到了一个不快的相倚事件：来访者看起来不舒服。然后当治疗师改变话题时，来访者看起来更舒服了。在这个结果中，当来访者表现不舒服时，治疗者改变话题的行为被负强化了。

自然的结果比人为的好

认可和关注是自然的结果（在世界里是自然发生），并且当由治疗师

给予时，它们对患者来说通常是（但并非总是如此！）强化。这一点可以重复并以多种方式使用。例如，对于希望强化的患者行为，比如坚决主张适当的请求，治疗师可以迅速而温暖地做出反应。对治疗者希望患者消退的行为，如敌对的言论、被动或责备他人，治疗师可以较少反应。自然的结果能促进学习行为泛化到其他情境，所以比人为的好。

塑造是通过相继地奖励接近的行为来发展一种新行为

我们中的许多人不能有效地管理自己的行为，因为我们不了解塑造。我们设置的门槛太高，然后失败、放弃（行为被消退）。我的一个患者，犯这个错误有很长时间了，他已经停止安排任何任务了，甚至没有日历。另一位希望重新开始慢跑的人，提出了下个星期每天慢跑的计划，尽管他已经好几个月没有跑步，甚至不记得跑鞋放在哪里。塑造的概念提示，如果他设定的目标不是他坚持每天慢跑，而是先找到他的鞋和慢跑一次，他将更有可能实现目标。

Kazdin（2001）提供了一个有意思的例子来说明塑造。他和他的同学们利用相倚事件来塑造教授的行为，这样教授就可以站在教室的右后角讲课了。之所以需要塑造，是因为教授在角落里讲课的行为从未发生过，他通常是在教室中间的讲台上讲课，所以不可能因为他在角落里讲课这个行为而进行奖励。学生们用自然的结果来塑造教授的行为。当教授向右走时，学生通过点头和其他表现出感兴趣的迹象来奖赏他，而当他向左移动时，他们向后靠，转开他们的视线。教授常常会向右小小地走几步，学生们只在他向右边走更多时才给奖励。也就是说，他们在教授的行为出现更大的改变后才给予强化。六节课后，教授在讲课时会靠在房间的右角落里。所有这些行为改变似乎完全发生在教授的意识之外。

个人通常没注意到影响他们行为的偶然性事件

刚才给的例子以及本章开头保罗的例子说明，我们通常不知道控制我们行为的相倚性事件。虽然我假设保罗绝望的话语起到了吸引我注意力的作用，但我并不认为这是操纵性的，因为我不相信他意识到了驱动其行为的相倚性事件。事实上，我怀疑我曾强化他的行为，却没有意识到我在这样做。

这个例子以及许多其他已经提出的例子都强调了一个事实，治疗师很容易无意中强化患者的适应不良，甚至有害行为。治疗师还可能无意中消退或惩罚患者的适应性行为。因此，在患者和治疗师相互作用时意识到这一点，并深刻理解操作条件反射作用的原理，是有效率的心理治疗师的重要工具。

当移除事件导致行为增加时，出现负强化

正如我的一个学生（感谢梅甘·麦卡锡）所指出的，系安全带就是负强化的一个典型例子，它通过停止烦人的噪音来强化人们系安全带的行为。患者前来寻求帮助的许多问题行为都是被负强化的。例如，过度饮酒、暴饮暴食和社交孤立等行为往往会中止不愉快的情绪或生理状态。我一直在负强化我的一个患者，直到我意识到发生了什么。胡安娜在治疗时对我进行口头攻击，这让她回避了在她攻击我之前我们讨论的话题。

当先前被强化的反应不再跟着强化物时，就会发生消退

治疗师可以使用消退（也叫作消除）来策略性地消除适应不良行为，就像我停止对胡安娜的言语攻击做出反应时做的那样。粗心大意可能导致适应性行为的无意消退。例如，治疗师会因为忘记检查治疗家庭作业而无意中让患者的写作业行为发生了消退。

使用消退时，必须注意消退爆发和自发恢复的现象。消退爆发指问题行为的重现，它通常以更强烈的形式出现，这可能在消退发生后不久，常在行为开始减少但完全停止之前出现。自发恢复指的是，在行为消退后不久重新出现，通常是较弱的形式。当消退爆发和自发恢复时，重要

的是不要奖励行为。这样做的话，就将行为放在了间断性强化程序里，使它们比之前更难消退。因此，当我想消退胡安娜的言语攻击行为时，我必须意识到，在我开始消退程序后，她的攻击行为可能会很快增加，以后这种行为可能会再出现，并且特别重要的是在这些时候我不能强化它。

消退通常会产生不愉快的情感副作用，像沮丧和愤怒。请注意，如果你去医生办公室预约却发现办公室关闭，或者你经常使用的自动取款机出故障了，你会有什么感觉。患者可能需要额外的支持才能成功地通过消退的过程。

惩罚是在反应之后呈现或撤掉一个事件来减少该反应再次发生的概率

惩罚的结果可以被用来停止不受欢迎的行为。因此，当安妮特告诉我"我想死"，然后挂断电话，我立即给她回电话，而她没有回应时，我给她留言，除非她在 5 分钟内给我打电话，不然我会让警察到她家。这种干预是有效的，一方面是因为它提出了情形的危险性，另一方面是因为我知道安妮特将经历一次警察的访问作为惩罚。

惩罚的优势在于它能产生直接的结果，而消退通常需要更多的时间。在必须立即停止一种危险行为时，惩罚是有效手段。然而，惩罚常常会引起焦虑、混乱和怨恨，所以最好谨慎使用。因此，我只在被评估为有迫在眉睫的危险的情境中使用刚刚描述的干预。

消退一个行为最有效的方法是，在使用消退和惩罚的同时，对与目标行为有着相同功能但不兼容的行为进行强化

这一原则指出，假如患者的生命真的处于危险之中，那么治疗师可能只会想到实施惩罚（如前文叫警察的例子），但在其他情境中，治疗师可以设计干预方法来教授和强化可选的、更适应的、功能完全相同的行为。出于这个原因，认知行为治疗师经常教他们的患者新技能（行为）。然

而，在教一个新技能之前，重要的是要进行仔细的评估，以确定患者是否缺乏技能，或者是否有技能但没有表现出来。如果患者没有技能，治疗师可能需要教他。如果患者有技能，但没表现出来，治疗师将致力于识别和克服那些妨碍表现出来的障碍。

在安妮特的案例中，我想提供和教授她交流痛苦的方法，而不是我惩罚她的那个方法，我会注意她对痛苦所做的任何交流并立即回应，即使是水平低的，而自杀威胁就没必要引起我的注意了。

为了消除保罗（在本章开头所描述的那个患者）绝望和自杀的话语，我先停止了同情和额外的关注。相反，我以实事求是的态度，对他进行了冗长乏味的自杀评估。为了加速消退和让消退的过程更容易，我也努力识别和强化那些可以起到与保罗的绝望和自杀言语相同作用的更健康的行为，我假设这些起到了从我这获得担心和关心的作用。我开始有目的地关注保罗报告的解决问题的适应性努力。

在胡安娜（攻击我的患者）的个案里，我需要在困难话题出现时停止转移话题——这是对攻击的负强化。但这种策略本身并不能消除这些攻击，因为它是我要求谈论会产生焦虑的话题时，胡安娜所知道的唯一应对方法。当我教她去注意，在我提出某些话题时她的焦虑是如何产生的，还教她把可怕的话题分解成可管理的部分，并示范她坚决主张地寻求帮助以管理焦虑的技巧时，这些攻击就停止了。

甚至操作也在一定程度上受到前因的控制

根据定义，操作是由结果控制的。但大多数操作性行为最终也被前因引导或约束。有机体不仅学习什么行为会带来奖励的结果，而且也学习什么情境或刺激会提示有可能会有奖励。辨别刺激是那些提示某种反应将得到强化的前因或刺激。例如，患者知道在预约时间到治疗师的办公室，因为与治疗师会面的强化仅在那个时间和那个地点才能得到。

如果行为发生的概率取决于刺激的存在，那么行为就被认为受刺激控制。例如，一个论文写作者发现自己在吃东西、看电视、读报纸，而没在写论文。于是通过控制刺激，他每天从早上 9 点到下午 3 点都待在图书馆里，因此写作行为大量增加。与在公寓里相比，图书馆里能分散他注意力的活动减少了。许多问题行为（包括自我伤害和物质使用）的治疗，通常包括修改它们的前因，提高对这些行为的控制（Linehan, 1993a; McCrady & Epstein, 2003; Opdyke & Rothbaum, 1998）。

下面是另一个例子。

> 一架空军运输机正准备离开格陵兰岛的图勒空军基地。他们在等待卡车到达，以将飞机储存箱的污水泵出。飞机指挥官很着急，但卡车到晚了，而执行任务的飞行员又抽得非常缓慢。当指挥官斥责飞行员太慢并说要惩罚时，飞行员回答说："先生，我没有军阶，现在是零下 20 摄氏度，我驻扎在格陵兰岛，我正在从飞机里抽出污水。你还打算怎么惩罚我？"

在这种情况，背景或设置事件（也称为建立操作）会影响可施加结果的有效性和性质。莱恩汉（1993a）指出这一概念的一个临床意义是，在治疗边缘性人格障碍患者时，其个人生活常常是如此难以忍受和痛苦，并且他们的人际生活是如此缺乏积极的支持和鼓励，因此治疗师的温暖和支持就成了有力的正强化。

为了最大限度地发挥杠杆作用，尽可能多地改变前因、行为和结果

D. L. Watson 和 Tharp（2002）建议治疗师尽可能多地操纵前因、行为和结果，以便尽可能地影响问题行为。因此，为了增加我写作这本书的行为，我会尽可能地在同一时间和地点来写文章，还会和我的同事讨论这本书，这样他们就会问我这件事，并促使我去思考它并去完成它，通过这些我操纵了前因。我每次都从简单的任务（如对前一天已经完成的内容进行修订）开始一段写作时光，并在每次坐下来写作时都给自己设定一个小小的、可以完成的目标，通过这些我操纵了行为。我会使用

普雷马克原理（只有在我完成了写作任务之后，才允许自己做其他的工作），而且在我完成一章的手稿时，我能从同事和丈夫那里得到祝贺，借此我操纵了结果。

（巴甫洛夫）条件反射：当前因控制行为

与操作性行为相反，条件反射行为受前因控制。最明显的例子是反射。医生用一个工具敲一下你的膝盖，你的小腿就会踢一下。当然反射不是习得的行为。它们是对某种刺激情形的固有反应，因此被称为非条件（也就是非习得的）反应。

条件反射（也称作经典条件反射或巴甫洛夫条件反射），最初出自巴甫洛夫的工作（Pavlovian, 1927）。在他著名的狗的实验里，巴甫洛夫将食物（能自动地引发唾液分泌）与铃声反复配对，直到单独出现铃声而不出现食物时，狗也分泌唾液。在行为主义的术语中，食物是非条件刺激（unconditioned stimulus, UCS），狗分泌唾液是非条件反射（unconditioned response, UCR）。铃声在开始时是中性刺激，不引起反应，但是经过与食物反复配对后，它变成条件刺激（conditioned stimulus, CS），能引发唾液分泌，唾液分泌的反应对铃声来说是条件反射（conditioned response, CR）。

现代的观点提出，条件反射并不是简单地"有机体将两个同时出现的刺激不加分辨地联系在一起"（Rescorla, 1988, p. 154）。相反它参与了"有关事件之间的联系的学习因而帮助有机体适应环境。"（p. 151）。该观点受到 Garcia 和 Koelling（1966）进行的一个关键试验的支持：当向老鼠呈现味道、光和声音组成的复合刺激后，又跟着给予疾病，则老鼠学会回避味道而不是光和声音；相反，当味道－光－声音的刺激后跟着电击时，老鼠学会回避光和声音而不是味道。条件化不仅受接近性影响，而且受信息价值影响。也就是，味道通常比光和声音提供更多疾病的信息，并且老鼠学会了味道与疾病之间的关系，而不是光或声音与疾病之间的关系。

"小艾伯特"实验检验了条件反射对获得性恐惧的假设。当两岁的小艾伯特与白鼠（条件刺激）玩的时候，华生和雷纳（Watson & Rayner, 1920）突然发出大的声音（非条件刺激）。小艾伯特对声音出现了恐惧反应（非条件反射），然后对白鼠也出现了焦虑症状（条件反射）。条件反射也可以解释，癌症患者经历过化疗（非条件刺激）后的恶心（非条件反射）后，当他们暴露于化疗前所呈现的刺激（条件刺激）时，包括化疗中心的等候室，也会出现恶心（条件反射）。

- 条件反射，也称作巴甫洛夫条件反射或经典条件反射，这是一种学习类型，通过将中性刺激与能形成反射性反应的无条件刺激进行配对产生。经过重复配对后，中性刺激能引起类似的反射性反应。
- 配对的次数越多，条件刺激越可能诱发条件反射。
- 如果条件刺激总是与无条件刺激配对，那么相比配对频率更少的情况，前者更容易引起条件反射。
- 如果非条件刺激或条件刺激或者两者都是强烈的，那么条件化发生得更强烈和更快速。
- 如果条件刺激比非条件刺激领先半秒，则最有可能发生条件化。
- 条件反射通常是无意识的。
- 某些刺激比其他刺激更容易配对。
- 去条件化是消除条件反射的一种方法，其方法是将条件刺激和某种能产生新反应的非条件刺激配对，使新反应与旧反应不相容。
- 当反复呈现条件刺激都没有伴随非条件刺激时，发生消退。
- 当条件刺激 1 已被条件化到非条件刺激了，再将其与条件刺激 2 配对时，条件刺激 2 会引起类似于条件刺激 1 引起的条件反射，此时发生了更高等级的条件化。

图 3.2　条件反射的原理

临床医生可以很好地利用条件反射原理的详细内容。图 3.2 中呈现并总结了这些内容。

配对的次数越多，条件刺激越可能诱发条件反射

在到达顶点之前，一个人经历越多的自发惊恐发作（非条件刺激，能引发非条件反射恐惧）和条件刺激（如到金门大桥）的配对，则条件刺激越有可能使这个人产生条件反射。

如果条件刺激总是与无条件刺激配对，那么相比配对频率更少的情况，前者更容易引起条件反射

如果一个人每次接近大狗（条件刺激），都会遭遇严重的咬伤（非条件刺激，引起非条件反射恐惧），那么相比他常常接近大狗却只偶尔遭遇非条件刺激（被咬伤），大狗在前种情况下更容易引起恐惧。

如果非条件刺激或条件刺激或者两者都是强烈的，那么条件化发生得更强烈和更快速

Foa、Steketee 和 Rothbaum（1989）提出用这一原理来解释，创伤后应激障碍（当非条件刺激是创伤事件）患者的恐惧反应要比其他恐惧症患者的更强。

如果条件刺激比非条件刺激领先半秒，则最有可能发生条件化

如果条件刺激和非条件刺激之间的延迟大于半秒或顺序相反，则不太可能形成条件化（Kazdin, 2001）。例如，先看到高大的男人（条件刺激）再听到枪声（非条件刺激），相比先听到枪声再看到高大的男人，前者的情况下更容易对高大的男人产生恐惧。

条件反射通常是无意识的

人类可以学会将恐惧与他们没有意识到的刺激相关联（Ohman & Mieeka, 2001）。这一事实可以解释，为什么恐惧症患者经常不能报告条件化事件。它也可以解释，情绪反应似乎是"出乎意料"的，它们可能是对意识之外的细微刺激的条件化情绪反应。

某些刺激比其他刺激更容易配对

条件化不仅仅是接近性的问题，如前所述。塞利格曼（1971）使用术语"准备"并对下面的事实提出了进化上的解释：某些刺激比其他刺激更容易被条件化。进化假说解释了，为什么人类更容易对高度和小动物、蛇、蜘蛛发展出恐惧症（它被概念化为习得的恐惧反应），这是因为它们对我们早期的祖先构成了危险，而花朵没有，甚至对我们现在有危险的电插座和牙医椅之类的物品对我们的祖先来说也不危险（Ohman & Mieeka, 2001）。

去条件化是消除条件反射的一种方法，其方法是将条件刺激和某种能产生新反应的非条件刺激配对，使新反应与旧反应不相容

去条件化类似于操作条件反射现象，如果强化替代性的竞争反应，则反应消退得更快。Mary Cover Jones（1924）首次展示了去条件化的临床应用，她让一个害怕兔子的男孩在吃他喜欢吃的东西时，逐渐接近兔子。Wolpe（1958）依靠去条件化的概念，使用放松作为竞争反应，他开发了系统脱敏疗法来治疗恐惧症。然而，尽管已经证明，Wolpe 依靠去条件化原理所发展的系统脱敏对于减少病理性焦虑是非常有效的，但该治疗的作用机制实际上是否是去条件化还没有完全搞清（GooFrand & Davison, 1994）。人们已经提出许多机制解释，包括消退（反复呈现条件刺激而不伴随非条件刺激）和认知上的解释。

去条件化也用于厌恶疗法中，它将问题行为（条件刺激，如摄入酒精或不适当的性行为）与能产生不愉快的非条件反射（如呕吐）的非条件刺激（如药物）配对。Cautela（1967）开发了隐性致敏，其中非条件刺激是令人不愉快的图像（如进食呕吐物的画面）的厌恶性条件化。Kearney（2006）提供了一个实用的初级读本，详细介绍了隐性致敏。

当反复呈现条件刺激都没有伴随非条件刺激时，发生消退

先前被强化的反应不再被强化时，就会出现消退（见图 3.3）。因此，举例来说，一个女性在大学礼堂里被强奸了，这导致她害怕礼堂，如果她强迫自己多次去礼堂而没有被强奸，那么礼堂将不再导致恐惧反应。这一原则促使治疗焦虑症的暴露疗法的发展。

最近，Bouton（2002）和其他一些人提出，消退与联络的遗忘没有那么大的关系，而是更多地涉及新关联的学习，因此关于恐惧线索的新信息存储在旧知识的旁边。（事实上，巴甫洛夫指出了这个观点。）类似的原理也适用于操作性的消退（Bouton, 2002）。Bouton 提出，在消退之后，新的学习使条件刺激的含义变得模棱两可，因为"意义"（恐惧意义和新的非恐惧意义）都被保留了下来，生物体依靠语境来解决歧义。因此，在消退之后，分辨条件刺激含义的过程（即确定礼堂是否安全或危险）类似于分辨一个模糊词（如bank*）的含义所需的过程。为了确定词义，听者依赖于上下文（是关于财务还是关于河流的讨论）。换种说法，这种消退的观点认为，暴露疗法教患者找准安全线索，举例来说，一只大狗在有主人、皮带和摇摆尾巴的背景下是安全的（Zayfert & Becker, 2007）。

消退依赖于背景的观点对治疗焦虑症的暴露疗法有几点启示（Bouton, 1988）。主要的一点是，消退并不能抹去条件刺激 - 无条件刺激的联结，因此恐惧总是可能回来的。另一点是，复发的恐惧部分受到背景的控制。在药物治疗的背景下进行的暴露治疗，可能在某种程度上依

---

* bank 有银行和岸的意思。

赖于药物治疗（Otto, 2002）。这项提议解释了一项研究发现，患有惊恐障碍的人仅接受认知行为治疗比用认知行为治疗加丙咪嗪治疗有更好的远期疗效（Barlow, Gorman, Shear, & Woods, 2000）。

前因：目标行为的前因。

行为：目标行为。

结果：目标行为的结果。

条件刺激：条件反射中，先前的中性刺激由于与另一个（无条件）刺激反复配对，因而能够引起相同的反应。

条件反射：条件反射中，对条件刺激的习得性反应。

相倚：当一个结果只跟随一个特定的行为时。

辨别刺激：前因事件或刺激，提示特定的反应将得到强化。

消退：一个过程，在这个过程中，对于先前被强化的反应不再提供强化物，导致反应的概率降低。

消退爆发：强化撤销后不久，再次出现习得的行为。

更高等级的条件化：条件刺激 1 与条件刺激 2 配对，使条件刺激 2 产生类似于条件刺激 1 产生的条件反射。

负强化：移除一个事件，使其之前的行为出现的概率增加。

观察学习：通过观察另一个个体的行为来学习行为的一种方式，也称为模仿。

操作：行为受到结果的控制。

操作条件反射：一种学习类型，其行为主要受其结果控制。

正强化：一个事件，使之前的行为出现的概率增加。

惩罚：厌恶性事件，或缺乏积极的事件，从而使之前的行为出现的概率降低。

强化：一种结果，使行为再次发生的概率增加。

反射：受前因控制的行为。

条件反射：一种学习类型，行为受前因控制，也称为经典条件反射或巴甫洛夫条件反射。

安全行为：安全行为是人们在恐惧的情况下用来增加安全感的任何东西，比如携带一瓶抗焦虑药物或紧跟着伴侣。

自发恢复：一个消退了的行为暂时性地再出现。

无条件刺激：一种刺激，能自动引起非习得性反应。

无条件反射：由无条件刺激引起的一种自动的非习得性反应。

图 3.3　学习理论的部分术语表

消退依赖于背景的另一个含义是，安全行为可以破坏暴露的效果（Sloan & Telch, 2002; Smits, Powers, Cho, & Telch, 2004）。安全行为是人们在恐惧的情况下用来增加安全感的任何东西，比如携带一瓶抗焦虑药物或紧跟着伴侣。Bouton（2002）提出，安全信号的存在使暴露治疗的效果无法泛化到不存在安全信号的情况。

安全行为可以破坏暴露的效果的观点导致治疗师左右为难，因为患者通常不愿意在不使用安全行为的情况下接近恐惧情境（Rachman, 1983）。一个实际的解决办法是，在暴露试验早期，允许患者使用安全行为，否则他们会回避，但后来要努力放弃所有的安全行为。

Bouton 的观点还有一个启示，暴露治疗如果在多个情境中进行，那么其效果可能更持久，也就是，害怕在公众场合出丑的人，要在各种类型的公共场所里（例如，在公共汽车上、餐厅里、当众演讲的情境下），在一天的不同时间里，及在不同的情绪状态等情况下暴露。另一个启示是，对害怕在金门大桥上出现惊恐症状的患者进行治疗时，将惊恐症状和在金门大桥上驾驶分开进行暴露是不足的，可能需要在金门大桥上驾驶时暴露惊恐症状。可以加强消退的其他努力则来自，近期关于学习消退的生物学机制的基础科学研究：在对焦虑障碍进行暴露治疗的过程中，D-环丝氨酸可能加强了学习消退的效果（Hofmann et al. 2006; Ressler et al. 2004）。

当条件刺激 1 已被条件化到非条件刺激了，再将其与条件刺激 2 配对时，条件刺激 2 会引起类似于条件刺激 1 引起的条件反射，此时发生了更高等级的条件化

秋天的热旋风对于我来说是条件刺激 1，它触发了我的恐惧反应，因为在 1991 年出现这种风的那天，奥克兰大火差点把我家毁了。最近的某天，我在经历条件刺激 1 的热旋风时，遇到了一个新的人（条件刺激 2）。现在，每当我看到那个人（条件刺激 2），我就有了恐惧反应，尽管它比热旋风（条件刺激 1）所引起的反应温和些。更高等级的条件化也可以解

释那些经历丧亲或创伤的人们经常报告的纪念日反应。

刺激的泛化是一种习得性反应从学习到的情境迁移到了其他情境

刺激泛化是这样一种现象：与非条件刺激类似的相关刺激也引起了条件反射的现象。因此，我对寒冷的旋风也出现了恐惧反应，即使这是寒冷的；强奸受害者发现，在类似于她被强奸的那个礼堂的大房间里，也出现了恐惧反应。

事实上，条件化常常是无意识的，并且可能涉及更高等级的条件化和刺激泛化，这可能导致复杂和意想不到的情绪反应，难以预测和解释。因此，患有创伤后应激障碍症状的患者可能会经历"突然"的恐惧反应，这反映出，可能存在他们所没有觉察的更高等级的条件化，例如银色汽车保险杠上的一个特定闪光与他们被抢劫时看到的那个相似。

观察学习

班杜拉（1977）将观察学习（也称替代性学习）定义为，通过观看榜样的行为是得到奖励还是惩罚所导致的行为。不管是期望的行为还是不期望的行为，人们都可以通过观察学习获得。一个例子：我不在洛杉矶闯红灯，因为我看到我丈夫因此受罚了。然而，在纽约，闯红灯被替代强化了（我看到其他人因为这样的行为而受益），我总是这样做。因此，对于患者来说，治疗师的行为常常成为示范，必须小心示范适应性行为，而不是适应不良的行为。然而，他们不需要在每时每刻都示范完美的行为。除了示范熟练的行为——这被称为控制示范，提供应对示范也可能是很有帮助的。在应对示范中，榜样会出现失误或表现出弱点，然后要挽回和控制行为。

一些理论家认为，观察学习可以通过操作条件反射和条件反射的原理来解释。例如，上文提到的红绿灯的例子，观察到的行为如果跟着期望的结果，那么比起跟着受到惩罚的结果，前者更有可能被重复。类似地，为了控制行为，榜样所经历的结果必须与他的行为相倚；如果结果是即刻的、自然的而不是人为的，那么条件化将更有效。并且，因为条件化通常在意识之外发生，所以学习者并不一定知道前因与结果之间的关系，或者条件刺激和非条件刺激之间的关系。

其他已经被证明适用于通过模仿来获得行为的原则有：当榜样与观察者越相似时，当榜样友好时，当榜样在地位、专长和声誉方面比观察者更高时，观察者越可能模仿榜样（Rosenthal & Bandura, 1978）。这些发现的意义是，治疗师可以成为患者一个强有力的榜样。因此，通过观察他们的治疗师以一种非恐惧的方式与恐惧刺激相互作用，恐惧症患者可以学会不那么害怕一个物体或情境。当我需要做一些困难的事情时，记住自己是一个榜样是有帮助的，比如对于一个不断更改治疗时间而让我恼火的患者，我表现出了坚决。我提醒自己（当这是真的时），我展示的技能（做出合理而坚决的要求）是患者需要学习的技能，通过示范我可以帮助她。

学习理论的相互比较及与认知理论的比较

虽然我分开讨论经典条件反射和操作条件反射，而且它们有着不同的历史传统，但是它们的差别是相对随意的。操作性反射可以用条件反射的术语来描述（也就是，辨别刺激是对反应的经典条件化，而反过来也是对结果的经典条件化）。而区分这两个过程的主要原因往往是出于实用。也就是说，治疗师提出的问题是：通过将其视为是经典条件反射（主要是受前因刺激控制）或是操作性反射（主要受结果的控制），我能否对目标行为有更多控制？

将问题行为概念化为是条件反射还是操作条件反射具有重要的治疗

含义。例如，自杀行为可以被视为主要是一种条件反射行为（例如，对绝望或幻听的知觉反应）或被视为主要是操作性反射行为（以获得减轻负担的功能）(Linehan, 1993a)。如果行为被概念化为主要是条件反射的，那么治疗师可以通过改变触发行为的前因进行干预，并且不必担心因注意而强化行为。如果行为被概念化为是操作性反射，那么结果是重要的，治疗师必须小心不要无意中强化它。

学习理论对行为的解释不同于认知理论。学习理论是功能性的，也就是说，它们通过检查行为的功能来解释行为（Nelson & & Hayes, 1986）。因此，举例来说，行为主义者可能会提出，保罗的行为（本章开头的案例）的功能是引起我的关心和担心。相比之下，贝克的认知模式是结构性的。结构性的理论通过检查精神病理学的全貌来解释，视全貌的细节为潜在结构的反映（例如图式）。因此，认知治疗师可能会将保罗的行为概念化为自我的图式是"无助的"，未来是"无望的"。结构性和功能性的区别来自生物学：生物学有一个分支研究器官和组织的功能，另一个分支研究它们的结构。

复合模型

一些理论家指出了操作条件反射、经典条件反射和观察学习模型的局限性，并提出了不同的方案（包括复合模型）来解决这些局限性。本文主要阐述了拉赫曼（Rachman）关于恐惧获得的观点、默瑞尔（Mowrer）的双因素理论，以及塞利格曼和约翰斯顿的回避学习理论。

拉赫曼关于恐惧获得的观点

拉赫曼（Rachman, 1977）指出了条件化在解释恐惧获得时的不足，包括：在条件化理论认为应该获得恐惧的时候（例如在空袭或灾难期间），人们经常没有获得恐惧；人类恐惧的分布与条件化理论不一致（否则人们应更害怕牙医而不是害怕蛇）；人们恐惧很多他们从未遇到过的情况和刺激。Foa（1989）等人报告，一个被强奸的受害者仅在得知该强奸犯谋杀了他强奸的下一个女人后才患上创伤后应激障碍，这个获得恐惧的例子很难用条件化的理论解释。准备和观察学习可以解决这些问题中的一些。拉赫曼进一步指出，恐惧也可以通过传递信息和指令来获得（例如，父母告诉孩子晚上独自外出是危险的）。这个观点特别有助于解释，人们对从未遇到过的情况的恐惧。

默瑞尔的双因素理论

回避行为是焦虑症的一个显著特征，并且它常常在事实上造成最大的功能损害。并不少见的是，广场恐惧症患者会回避在桥上或高速公路上行驶，这个时间可能会长达 10 年到 20 年甚至更长，因此完全改变了生活。操作条件反射和经典条件反射的模型难以独自解释回避。

默瑞尔（Mowrer, 1960）的双因素理论提供了一个部分的解决办法。它被称为双因素理论，因为它涉及经典条件反射（阶段 1）和操作条件反射（阶段 2）的过程。该理论提出，在第 1 阶段，中性刺激（如在桥上驾驶）与天生唤起恐惧的刺激（如自发惊恐发作）配对，形成条件反射，引起条件化的恐惧反应。在第 2 阶段，逃避和回避行为是负强化的操作性反射行为，让个体逃脱和避免条件性恐惧反应。因此，如 Buton、Meeka 和 Barlow（2001）提出的，当内部和外部刺激（条件刺激）在自发惊恐发作（非条件刺激）时呈现，就与之形成了关联，于是形成了惊恐障碍。然后，条件刺激会触发与原来的惊恐发作相似的焦虑和惊恐反应，并且对逃避和回避条件刺激的行为进行负强化。

塞利格曼和约翰斯顿的关于回避行为的理论

塞利格曼和约翰斯顿提出，虽然默瑞尔的理论解释了回避行为的获得，但并没有解释它的维持。为了解决默瑞尔理论的不足，塞利格曼和约翰斯顿发展出了回避行为维持的认知理论。比如，狗学会跳过栏杆来逃避电击，接下来使铃声（条件刺激）与电击（非条件刺激）配对，狗学会在铃声之后跳跃以避免电击。默瑞尔的双因素理论解释了这种回避行为的获得。

但默瑞尔的理论没有解释的是，在电击（非条件刺激）关闭之后，回避行为的持久性。尽管非条件刺激不再存在，但狗的跳跃行为（回避行为）持续了数百次。条件反射原理指出如果非条件刺激被移除，行为就应该消失。但事实并非如此。

为了解释回避行为的持续性，塞利格曼和约翰斯顿的认知理论指出，最初的条件化实验导致的结果是，狗持有了两种信念："如果我跳，我不会被电击"和"如果我不跳，我会被电击"。每次回避行为都会产生一条支持符合"如果我跳，我不会被电击"的证据，从而强化了信念和跳跃行为。这种认知模式解释了，在没有非条件刺激的情况下回避行为对消退的抵抗力。事实上，该模型甚至暗示，回避行为应该随着时间的推移而变得更加根深蒂固，就如发生的那样。

塞利格曼-约翰斯顿的理论有两个令人着迷的临床意义。第一个是，为了阻止回避行为，有机体必须获得反驳该信念的信息：这些信念是不准确的（电击不再存在）。在实验室里，塞利格曼用一根安全带绑住狗，防止它听到铃声就跳，这让狗明白电击消失了。同样地，对焦虑症有效的暴露治疗需要阻断患者的回避行为，包括强迫仪式和其他更微妙的回避和安全行为。

第二个临床含义是，回避行为不是良性的。由不准确的信念驱动的行为通常会产生强化这些信念的证据。每次社交恐惧症患者因担心自己看起来愚蠢或受羞辱而回避在课堂上举手提问，都使他有了让自己显得不愚蠢和没受羞辱的经历，因此，"如果问一个问题，自己就会看起来愚蠢和受羞辱"的信念得到了加强。这类似于 Sloan 和 Telch（2002）提供的解释，为什么安全信号的存在会破坏在恐惧情境中暴露的有效性。他们提出，使用或聚焦于安全线索的可获得性可以减少个体对威胁相关信

息的处理（它会妨碍个体觉察实际上并不危险）。同样，Wells、Clark 和
Salkovskis（1995）提出，安全行为破坏了暴露，导致对安全的错误归
因（例如，因为我知道有药瓶，所以我才能够在金门大桥上驾驶）。与这
一思考相一致的是，对于理解和治疗焦虑障碍，包括惊恐和广场恐惧症
（White & Barlow, 2002）、社交恐惧症（Clark, 2001）及广泛性焦虑障碍
（Schut, Castonguay, & Borkovec, 2001），在焦虑障碍的概念化中注意安全
行为的作用，以及在干预中确定和阻止安全行为正都变得越来越重要。

基于学习理论的循证治疗

　　基于操作条件反射理论的干预在传统上会被用于儿童和机构环境，其
中父母和治疗师比较容易控制前因、行为和结果。然而，操作条件反射
越来越多地用于门诊问题的概念化和治疗中（Dougher, 2000; Kohlenberg
& Tsai, 1991）。对基于学习理论的循证治疗进行全面讨论可能需要另一本
书，因此，这里讨论的焦点是抑郁症和焦虑症，以及其他问题领域中的
一些亮点和例子。

抑郁症

卢因森的行为治疗

　　卢因森（1974）将抑郁症概念化为：是因为个体经历了生活事件或压
力源，导致他们丧失了获得正强化物的能力（Lewinsohn & Gotlib, 1995）。
这可能是因为，身处一个无法提供多少机会来获得强化物的环境，或者
未能执行可以获得奖励的工具性行为（有时是由于技能缺陷），或者是因
为惩罚频率过高（有时由于技能缺陷）。基于这一概念化，卢因森开发了
一种基于该理论的治疗方法来帮助抑郁症患者，通过教他们识别和实施

有价值的活动，包括放松和提高社交技能，来增加他们收到的与反应相倚的正强化和减少他们收到的与反应相倚的惩罚。

行为激活

费尔斯特（Ferster, 1973）提出，个体之所以出现和维持了抑郁，是因为他让生活以逃避或回避为导向而不是追求正强化。费尔斯特的模型引出了一个观点：可以通过帮助抑郁症患者减少对逃避和回避行为的依赖来治疗抑郁，并扩展他的行为范围，从而增加正强化的可能性。虽然费尔斯特没有根据他的方法开发一种治疗方法，但是他的模型在尼尔·雅各布森和其同事们（Jacobson, Martell, & Dimidjian, 2001; Martell et al., 2001）的工作中得到了很好的体现，他们开发了行为激活，一种针对抑郁的治疗方法，致力于帮助抑郁症患者扩展他们的行为活动，以恢复旧的并获得新的强化来源，减少逃避和回避行为，包括反刍思维。初步疗效试验表明，行为激活对于治疗抑郁症是有效的（Dimidjian et al., 2006; Jacobson et al., 1996）。

心理治疗的认知行为分析系统

McCullough（2000）开发了一种用于慢性抑郁症的循证治疗——心理治疗的认知行为分析系统（CBASP），该方法是基于组合的学习-认知概念化。他提出，如同习得性无助和习得性无望理论（Abramson et al., 1989），长期抑郁的人没有"感知的功能"。感知的功能是"一个人对行为与结果相倚的知觉"（p. 71）。当患者感知不到功能性，他就丧失了采取行动的动机，从而承受积极强化的缺乏和过度的惩罚。换种说法，这些人不具备"如果这样就会那样"的思维能力。为了解决这个缺陷，McCullough 开发了 CBASP。它简洁地使用负强化，在治疗过程中小心地产生令人不快的情绪状态，然后在实践中教患者，事实上他们能够采取行动逃避所感受到的痛苦。CBASP 也经常涉及技能的示范和训练，因为许多慢性抑郁的个体有缺陷（例如，坚决主张的技能），这阻碍他们获得期望的结果。一个大的对照试验（Keller et al., 2000）显示，当 CBASP 与奈法唑酮联合使用时，能为慢性抑郁症患者提供有效的治疗。患者同时接受两种方法治疗，其疗效优于各自单独治疗（单独使用 CBASP 或奈法唑酮）。

焦虑、害怕和恐惧

许多针对害怕和恐惧的循证治疗都是直接基于前文阐述过的默瑞尔（1960）的双因素理论，该理论提出病理性焦虑是条件反射过程导致的。因此，珍妮特，一个曾被身穿蓝色衬衫的高个子男子用枪指住的女士，现在经历了许多由条件刺激（收银机、穿着蓝色衬衫的高个子男人、增加的心率）引发的条件反射性恐惧反应，这些条件刺激与非条件刺激（持枪抢劫）配对过。此外，在模型的第 2 阶段，逃避和回避反应是操作化反射，它们减少了伴随着的焦虑而被负强化。该模型提出，如果珍妮特将自己暴露于唤起焦虑的条件刺激中，而不呈现非条件刺激，同时阻断逃跑和回避行为，那么条件反射的恐惧反应将会消退。大量基于此模型的治疗依赖于各种暴露策略，包括现场暴露、想象暴露、逐步暴露、满灌疗法（flooding）等，这些方法还会努力阻断患者的逃跑和回避反应，包括公开的仪式，如强迫症和更微妙的回避和安全行为。无数的循证治疗已经显示，这些治疗方法对焦虑症和相关问题是有效的治疗（如疑病症）（Nathan & Gorman, 2002）。

其他问题

莱恩汉（1993a, 1993b）的辩证行为治疗（这将在下一章更详细地描述）广泛地依赖操作条件反射原则来治疗边缘性人格障碍的自杀倾向、自我伤害和其他问题行为。在辩证行为治疗中，治疗师进行行为分析，以确定这些问题行为的前因和结果，并通过修改前因和结果来治疗他们，并通过教给患者新的行为，这些行为可以起到与适应不良的功能相同的作用。

另一个基于学习理论的循证治疗是社区强化方法（community reinforcement approach CRA），用于治疗药物滥用问题（Smith & Meyers, 2000）。社区强化方法的假设基础是，环境中的偶发事件在控制饮酒和药物使用行为方面起着强有力的作用，在多个环境（社会、家庭、娱乐、职业）中改变这些偶发事件可以帮助来访者改变他们的物质使用。

基于操作条件反射的循证疗法也开始针对许多其他问题，包括神经性厌食症、疼痛、精神病症状和拔毛癖（Mansueto, Golomb, Thomas, & Stemberger, 1999）。

学习理论指导下的评估与干预

在这里，我要介绍一些评估程序为基于学习理论的概念化获取所需要的信息，并简要介绍基于学习理论的干预。

为概念化的关键要素收集信息

基于学习理论，对行为的概念化会表述控制了行为的前因和结果。依靠学习理论来理解来访者行为的临床医生会进行一个详细的评估（功能分析），来识别控制了感兴趣行为的前因和结果。我为功能分析提供了简短的指导方针。这话题是如此宏大，我在这无法讲得太仔细。更多的细节可以参考 Haynes 和 O'Brien（2000），Kazdin（2001），D. L. Watson 和 Tharp（2002），以及 Hawkins（1986）关于选择目标行为主题的重要章节。

关键的第一步是识别目标行为或感兴趣的行为。这些是人们想要减少的问题行为（如暴饮暴食）或想要增加的适应性行为（如锻炼）。第 5 章和第 6 章的讨论提供了关于这个问题的更多信息，用于确定问题和制订治疗目标。以下是一些不错的简短指导。

- 选择一种行为，这是一种高优先级的问题行为（例如，危及生命或威胁治疗的）。
- 选择一个适应性行为，并努力增加它（例如，增加论文写作行为，而不是减少观看电视行为）。
- 识别有形、具体、易于识别和测量的行为。

在识别靶行为之后，临床医生可以收集数据以识别控制行为的前因和结果。对患者、家庭成员和与患者一起工作的其他专业人员进行访谈，可以得到有用的信息。然而，监测数据（通常由患者自己收集）对于充实功能分析是必不可少的，因为如上所述，人们通常不知道控制其行为的偶然事件。图 3.4 中提供了对评估前因、行为和结果很有帮助的问题，图 3.5 提供了患者可以用来追踪前因、行为和结果的事件日志。治疗师还可以在治疗会谈时进行行为链分析，并且可以教患者在会谈之外使用这些策略。行为链分析可以确定问题行为的前因和结果。详细的前因链特别有助于设计出能帮助患者（并且可以下一次在相似的情况下使用）打断链和阻止行为的策略。进行链分析的步骤如图 3.6 所示，它大量地借用了莱恩汉（1993a）的内容。

前因	行为—— 行动、思维或情绪	结果
• 它是什么时候发生的？ • 你和谁在一起？ • 你当时在干什么？ • 你在哪里？ • 你当时在对自己说什么？ • 你当时有什么想法？ • 你当时有什么感觉？	• 你当时在对自己说什么？ • 你当时有什么想法？ • 你当时有什么感觉？ • 你当时采取了什么行动？	• 结果发生了什么？是愉快还是不愉快？

图 3.4 评估前因、行为和结果

来源：Watson & Tharp（2002，p.68）。复印得到 Wadsworth 许可。

时间	日期	前因	行为	结果

图 3.5　事件日志

行为链分析会识别特定行为之前和之后的事件链（认知、情绪、行为、生理感觉、外部事件等）。也就是说，它确定了问题行为的前因和结果。引起行为发生的详细前因链对于形成患者可以使用的策略特别有帮助，可以中断链和阻止行为（并且可以在下一次相似的情况下使用）。

这种行为链分析的描述大量借用了莱恩汉（1993a）的工作；行为链分析是辩证行为治疗的一个重要组成部分。第一步是识别感兴趣的靶行为。它可能是一个人想要增加的适应性行为，但通常是一个人想要减少或停止的不适应或问题行为。适应性行为包括去工作和服用所需药物，或者在特定时间起床。适应不良行为包括自伤行为、自杀行为（比如，上网搜索有效的自杀手段、物质使用、暴饮暴食、无保护性行为，或给治疗师留下辱骂性电话信息等）。

下一步是选择靶行为的具体实例进行分析。可以选择危及生命的或其他高优先等级的，患者能很好记住的，患者想要调查的，似乎特别典型的，会导致很多问题（包括治疗问题）的，或者最近期的一个问题。

再下一步是识别发生在前面的前因和跟在后面的结果。我们的目标是找出导致行为的链之间的所有小联系，尤其是导致行为的长链，得到一个长链是很重要的，因为早点打断导致问题的行为链要比晚点打断它容易。这通常是因为，在链的早期，情绪唤起比较低。

在识别链时，我通常从行为开始，然后往后移动。但另一个选择是询问患者，问题（也就是患者试图用行为解决的问题）是从什么时候开始，并从那里向前走。这种策略的优点在于，它有助于患者将行为与他为解决所经历的特定问题而采取的适应不良的努力联系了起来。然而，我通常从行为开始，然后往后，因为识别行为很容易，而要识别问题从什么时候开始常常很难。此外，有

图 3.6　进行行为链分析

时问题始于几天或几周前，而好的行为链分析不应覆盖超过 1 小时或 2 小时或最多 24 小时。

从行为往后移动的过程，我常常是通过提问开始的，如"在你割破胳膊之前发生了什么？"。在这里，我问的是在行为发生之前的瞬间，患者的思维、情绪、生理感觉或遭遇的外部事件。通常患者说的是发生得更早一些的反应（也就是说，患者跳过了很多环节）。当这种情况发生时，我会记下患者给我的信息，但接着我会重复一遍问题，问他在问题行为之前的瞬间发生了什么。正如莱恩汉（1993a）在她对行为链分析的精彩描述（p.258-264）中指出的，当你得到有关链的信息时，很重要的是，不要屈服于诱惑，然后假定自己理解了这些链之间的联系。因此，当患者指出一个行为（"他告诉我他恨我，不会再跟我说话"）发生在另一个行为（"我跪下恳求他跟我说话"）之前时，重要的是，不要假定你知道这两个事件之间的联系。要问。在这个案例，当我提出问题时，患者报告了重要的链："我感到恐慌，就像快要死了。"当我收集了有关这些链的信息时，我把它们写在了（用铅笔，方便修改）一张白纸上，让患者和我一起看。

患者通常在报告有关前因的信息时有困难。通常他们没有注意或主动避免注意（这种行为本身就是一种适应不良的应对策略）。为了有助于获得关于前因的信息，治疗师可以与患者一起来重建这种情境。提出类似于这样的问题：你在哪里？是什么时间？谁在那儿？你经历了什么样的情绪？这些问题通常会在某种程度上重新唤起当时的情境，并唤起患者的记忆。

在向后移动识别了行为发生之前的前因之后，要向前去识别行为发生后的结果。这里的目标是，识别可能增强或维持问题行为的事件（例如，从情绪困扰中解脱出来，可以逃避厌恶的情况，从他人那获得关心或其他奖励性反应）。另一个目标是，识别可能是惩罚或削弱问题行为的结果（如身体疼痛、内疚、羞耻或与他人的负性互动）。

图 3.6　进行行为链分析（续）

学习理论指导下的干预

靶行为受前因和结果的控制，可以用有关前因和结果的信息来制订干预计划。对于基于功能分析的干预计划而言，其治疗靶是，在功能分析中识别的前因、行为和结果。图 3.7 展示了关于改变前因、行为和结果的策略的提示。最好在干预计划里包含对尽可能多的相关前因、行为和结果的改变（D.L. Watson & Tharp, 2002）。改变前因、行为和结果的治疗工作可以涉及多种干预措施，从简单地通过引导患者设置闹钟来改变前因，到通过教授一套复杂的社交技巧来改变行为。

前因	行为	结果
通过构建导致期望行为的前因和移除导致非期望行为的前因，可以改变一个行为的触发事件。	通过练习所期望的行为或者为不期望的行为找替代，可以改变行动、思维、情绪或行为。	改变跟随行为的事件来强化期望的行为，而不是强化不期望的行为。

图 3.7　改变前因、行为和结果

来源：Watson & Tharp (2002, p. 68)。复印得到 Wadsworth 许可。

以下是使用操作性原则来改变行为的临床案例，包括一个精神性呕吐的案例和一个性出格行为（sexual acting-out behavior）。Sutherland（2008）提供了妻子使用操作性原则来改变丈夫行为的有趣案例。

精神性呕吐案例

托马斯是一位 25 岁的年轻男人，他被家人带到门诊部。我是那里的一名实习医生，负责治疗无法解释的呕吐发作。经过多次检查，我们没有发现托马斯呕吐的医学解释。但他的这个问题已经持续多年了。事实上，托马斯是那些在医院门诊从一名实习医生转到另一名实习医生的患者之一。每年，一名新学员到场后，就会被分配这个个案。现在他是我的患者。他的问题越来越严重。由于反复呕吐，托马斯患有食道撕裂，这意味着每一次新的呕吐发作，他都有出血死亡的风险。我进行了行为分析，得知托马斯过着无聊的生活。他的智商低于正常，他没有工作，也没有上学，他在家里游荡，被家人忽视——直到他有了一次呕吐，他的母亲行动起来把呕吐物清理干净，带他去了急诊室，和他一起待了几个小时，然后带他回家，在电视机前把他撑起来，给他一些安抚饮料和食物。基于这一信息，我将他的呕吐行为概念化是操作条件反射行为，它能使托马斯摆脱枯燥而孤单的生活，他获得了急诊室带来的刺激，以及医务人员和家人（尤其是母亲）的注意。对托马斯的呕吐行为进行的功能分析概括在图 3.8 中。

前因	行为—— 行动、思维或情绪	结果
乏味 没事做 缺乏有意义的关系	呕吐	来自母亲的注意 在家获得特殊对待（电视、食物） 刺激、活动

图 3.8　汤姆斯呕吐行为的功能分析

这一概念化导出了一份治疗计划，包括：通过为托马斯寻找一个日间护理项目来改变前因，并通过去除呕吐的奖励（母亲不和他一起去急诊室）来改变结果，并增加一些惩罚（托马斯要自己清理呕吐物）。大约要四个月时间来达成所有这些改变。然而，在几周内，托马斯的呕吐停止了。

性出格行为案例

在海伦的案例里，通过仔细分析前因和结果，尤其是前因，帮助她获得了对性行为的控制。海伦在会谈报告中羞愧地说，她在第一次约会时与一个几乎不认识的男人进行了无保护的性行为，事实上她并没有太多地被他吸引。她对此感到不安，觉得对自己的行为缺乏控制。她说在行为发生的当时，她有一种模糊的意识觉得自己不应该继续，但不管怎样还是发生了。前因是星期六晚上她有一个非常长的约会，同时意识到自己第二天早上没事。

我们开始努力改变其中一些事情，安排时间较短的约会以及制订星期日早晨的计划，包括打电话给我，给我留言并告诉我约会如何。海伦认为最后一步是有帮助的，因为她知道打电话告诉我她在约会中再次发生性行为的事情是一种惩罚。海伦报告说，她感觉这些干预措施有帮助，但她仍然感觉没有完全控制自己的行为。

在后来的一次会谈里，我们就另一个约会问题做着努力。海伦正在使用网络约会服务，当她与一个男人开始电子邮件联系后，她失去了兴趣，不想再继续了解他了。她的一位朋友告诉她，她可以停止与他联系。但她不想这样做。她觉得她需要写一封详细的电子邮件来解释为什么自己要退出。当我们讨论到，为什么她不能就此停止联系那个男人时，我突然意识到，海伦在做这件事上有困难，因为她在某种程度上对这个男人有了密切的感情卷入，相比他们的接触程度来说，高出了期望。这使我想起了她的性出格行为，在那里她陷入了与约会对象的亲密关系中，其程度高于他们当时的关系所能期待的水平。这是怎么回事？

在回应这个问题时，海伦报告说她花了好几个小时幻想这些男人。甚至在遇见他们之前，她就已经就他们的关系制订了未来的计划，包括结婚、买房子、将他们介绍给她的大家庭等。这种幻想是她第一次约会时进行不受保护的性行为的一个关键前因，并让她做不到在想要停止初步邮件接触时退出。我们一确定了这个前因，海伦就立即采取了行动阻止它，她感觉在约会舞台上对自己的行为有了更多的控制而轻松了些。

☆　☆　☆

这章描述了学习理论的基本原则以及在临床工作中怎样使用它们。这些模型为第 2 章描述的认知模型提供了极有价值的补充。下一章将描述另外一组关于心理治疗的基本心理学模型以及它们的临床应用：情绪模型。

---\ ——

第 4 章

情绪理论及其临床应用

情绪理论提供了关于机制的假设，可以指引个案概念化、治疗计划和临床决策的制订。在这一章中，我对情绪进行了定义，描述了情绪的基本特征，讨论了情绪的功能，介绍了几种基本的情绪模型。我描述了基于情绪模型的认知行为治疗，并具体地展示了这些模型更为综合的临床应用。我把这一章中描述的情绪模型和第 2 章中的认知模型及第 3 章中的学习模型进行了比较。我通过简单的讨论，总结了如何基于本章描述的情绪模型来收集信息以形成概念化和进行干预。

情绪的定义

情绪研究者通常都会采用威廉·詹姆士（William James, 1884）在 1884 年提出的情绪定义，即情绪是一种复杂的系统反应，这一系统的设计能让机体做好准备对那些具有进化意义的环境刺激进行反应。最显著的例子就是个体对食肉动物的战斗 - 逃跑 - 冻结（fight-flight-freeze）反应。

情绪具有进化意义的提法有着很多有价值的临床应用。之前曾经提到过，这一定义可以解释为什么相比于近代发明的危险物品（如枪和牙科躺椅），我们更容易对那些让我们祖先感到危险的事物（如蛇和面带愤怒表情的人）产生恐惧（Ohman & Mineka, 2001；Seligman, 1971）。关于情绪的生存意义的心理健康教育可以帮助患者从无意义的压抑或回避情绪体验（如"在这种情况下我不应该感到焦虑"）转向承认、认可和接纳（如"在这出现这些反应是有原因的"）（Barlow, Allen, & Choate, 2002; Bokovec, 1994; S. C. Hayes et al., 1999）。例如，教患者认识到愤怒是恐惧反应的一种类型（恐惧情境下战斗－逃跑－冻结反应中的"战斗"），可以帮助他们更好地理解和管理他们的愤怒。

情绪的特征

情绪是短暂的，持续几秒到几分钟（Ekman, 1992）。其他一些概念，包括心境、情感，或者甚至人格（Barlow，2002），通常指那些长时间持续的状态。情绪的短暂性特点提示了应对痛苦情绪的一种方法，就是可以单纯地等待情绪的自然衰减。所以，莱恩汉（2003a）在辩证行为治疗中提出忍受不愉快情绪的明确策略，就是让它们自然过去而不要去做任何可能加重或重新激活它们的行为。

正如 Gross 和 Muñoz（1995）指出的，情绪有一种"不可抗拒的品质"，它能紧紧抓住我们的注意。所以，恐惧意味着具有致命危险的捕食猛兽就在场，这个信号会立刻终止所有其他活动。帮助患者理解情绪功能的这一面可以增加他们对痛苦情绪的接受程度，甚至能鼓励患者采取一种好奇的态度来反问自己，"我可以从这种情绪的存在中学到什么吗？"

情绪通常是对某些刺激的反应，不过，伊扎德（Izard, 1993）提出这个触发刺激也可以是内在的（如某一记忆）。触发情绪的刺激信息在情绪管理策略的发展过程中是有用的。假设情绪是对某一刺激的反应，去掉不愉快情绪的一种方法就是逃避或回避激活它的刺激。通常这一策略是适应性的，例如，通过离开那些真正有危险的环境来逃避恐惧（如大街上的暴力争执）。不过，一些临床问题实际上是这一策略的不当使用或过度使用的结果。举个例子，焦虑障碍患者会企图回避那些实际上安全的场景，并且这些回避行为经常有着显著的负面结果。

对于外行来说，情绪是感受状态的主观体验。对于情绪研究者而言，主观体验只是情绪的若干种成分之一。情绪的其他成分还包括行为（目标性行为、面部表情、非言语姿态）、生理和认知成分。

情绪的多成分特点有一些临床应用。第一，由于成分之间是关联的，一种成分的改变会潜在地带来其他成分的改变。利文森等人（Levenson et al., 1990）的研究显示，当演员利用肌肉运动来制造某种情绪的面部表情时，他们的自主神经系统活动和主观状态的口头报告会发生和面部表情要表达的情绪相匹配的变化［也可参见巴洛在 2002 年对詹姆士 - 兰格情绪理论（James-Lange theory of emotion）早期研究的综述］。同样地，Finzi 和 Wasserman 在 2006 年曾报告了一项非对照研究，结果显示用于消除面部皱纹和肌肉梨沟（不愉快的面部表情）的肉毒杆菌注射可以让十分之九的抑郁女性的抑郁症有所减轻。许多认知行为治疗师也基于这样的理解而发展出许多干预方法，包括贝克，他努力改变患者的认知和行为来改变情绪的体验成分，还有莱恩汉（2000），她教患者做出和情绪活动倾向相反的动作来作为改变情绪体验的策略。从这个角度上看，冥想练习会采用半微笑的做法就可以理解了。

第二，情绪多种成分的同步化程度在临床上非常重要。情绪反应的基本原理经常是去同步化的。用彼得·兰的话（Peter Lang, 1987）说就是，"恐惧不是铁板一块"。去同步化常常是适应性的，也经常是临床医生要帮助患者努力达到的目标。例如，不采取任何措施地体验绝望感。以接纳为基础的治疗，特别是接受与承诺治疗（S.C. Hayes et al., 1999），它教患者提高去同步化的策略。举个例子，就像是脑袋里想着"我不能起床"，但同时却活动那些起床时用到的肌肉。

去同步化也会带来问题。例如，Kring、Kerr、Smith 和 Neale（1993）的研究显示，精神分裂症患者表现出平淡的表情，但经常会有正常的情感体验。这也很容易理解这种不同步会制造很多人际沟通错误（Keltner & Kring, 1998）。在这种情况下，治疗师可能会希望帮助患者提高情绪反应的同步化或情感反应机制中的去同步进行代偿。

最后，去同步化提示情绪的主观体验和其他成分可以不需要认知而发生（Zajonc, 1980, 1984; Clore & Ortony, 2000）。这一观点指出，帮助人们减轻痛苦情绪状态时需要借助非认知干预的手段。

情绪的功能

进化论观点认为情绪对生存起着至关重要的作用。许多进化论观点涉及社交互动（例如，在社会团体中谋求性交、抚养后代、提高合作和避免冲突）。Keltner 和 Kring（1998）认为情绪的主要社会功能是向自己和交流伙伴传递重要信息的信号，激活他人的情绪反应，和激励他人的行动等。

向自己和他人传递的情绪信号信息

想象一下如果你没有主观情绪体验，那你的生活将会变成什么样子。正如利文森（1999, p. 497）说的，"情绪的主观体验可以帮助我们弄清楚我们感觉的方式，让人思考和讨论引发情绪的事件，做出与这些事件有关的未来计划（例如，回避或寻求可能会激发这些情绪的情境），和他人共享彼此的情感并可能因此获得他人的支持，以及描述出我们的感受并可能因此导致他人改变他们的行为"。情绪主观体验能力的缺陷可能部分地解释边缘性人格障碍患者的身份缺陷机制，精神分裂症的阴性症状，以及双相障碍患者和边缘性人格障碍患者的混乱生活和人际困难（Linehan, 1993a）。

有关情绪体验的信息能促进对情绪的应对，与该假设相一致的是，Barrett、Gross、Chirstensen 和 Benvenuto（2001）的研究显示，那些能很好地区分情绪体验特别是负性情绪的患者也能更好地调控他们的情绪。

这一发现也提示，那些有情绪调节缺陷的人可能能通过情绪心理健康教育，特别是对他们进行区分情绪体验的严格训练，获得帮助。

有些人的情绪系统好像存在着信号不足、信号过载或者在这两种极端情况之间来回摇摆的情况。对危险的低感知可能可以解释为什么有些人容易经历多重创伤。这些人可能会通过否定内在的危险情绪线索学会了应对重复的创伤，因为这些危险情绪线索不会带来任何有用的信息（例如，儿童无法逃脱反复被打，所以就学会了否定恐惧线索）。否定恐惧反应的结果是，这些个体在实际真正面临危险的情况下仍然会把自己视为是安全的。我的一个患者，她是一个很有魅力的女性，却有着大量的性虐待经历，她报告说，当她的车抛锚而一个完全不认识的陌生男人停下来帮她后，她允许他开车送她回家。她以一种非常平淡无奇的口吻告诉我这件事情，而没有觉察她自己的行为有问题。

另外一个可以说明情绪体验如何为自我提供信息的例子就是尴尬情绪，它的作用是提醒某人违反了社会规范（R.S. Miller & Leary, 1992）。Keltner、Moffitt 和 Stouthamer-Loerber（1995）的研究结果支持这一观点，他们发现那些违反社会规则而很少有尴尬情绪的青少年男孩会倾向于有更多的反社会行为。

情绪也可以用来和他人交流。面部表情是我们和他人进行情绪交流的主要方式。如果这种方法不奏效，会引发显著的社交困难。我的一个患者有特别明显的"面具"脸，她说在她小时候，为了避免引发酗酒父亲的愤怒，她就学会了不在脸上流露表情。其他几个患者习惯性地表现出温和的、愉快的、高兴的脸部表情，这与他们经历的主观痛苦感觉完全不一样。所有这些个体运用面部表情的方式可以帮助他们应对他们从小被抚养长大的虐待环境，但是这种方式在其他环境中并不适用，包括治疗会谈环境。我和这些患者一起工作时经常会犯下一些错误，因为我无法正确地读懂他们的表情状态。这些例子证明，如果治疗师假定患者的面部表情准确地表达了他或她的主观体验，那这可能是一个误解（Kring et al., 1993）。

许多临床问题都是个体接收情绪信息能力存在缺陷导致的。那些有自闭症、阿斯伯格综合征和其他广泛发育障碍的人都有解读面部表情和其他情绪与社会线索的能力缺陷。如果患者报告他们有人际关系问题或在会谈中好像有交流沟通缺陷，那么治疗师可能需要评估该患者是否在面部表情和其他情绪交流方面存在表达或接受缺陷。有时认知行为治疗师可以这样做，有时则需要借助于特殊的神经心理测验（Gaus, 2007）。

情绪可以激活他人的情绪

情绪的表达可以激活他人的情绪反应。例如，愤怒的表达倾向于引出恐惧（Dimburg & Ohman, 1996），而悲伤的表达倾向于引发同情（Keltner & Haidt, 2001）。作为这个系统的运作结果，患者可能会无意中接收到来自于别人的惩罚或奖励，如一个抑郁的女士，她能很清晰地说出，她害怕病好了之后会失去丈夫温暖的关心照顾（Arkowiztz & Westra, 2004）。治疗师需要保持对这种可能性的觉察，这很重要，温暖和同情可能会无意中奖赏患者身上的被动、哭喊、自杀或其他非适应性行为。

与患者互动时，治疗师可以通过检测自己的情绪反应获得非常珍贵的信息，包括关于患者生活中的他人的情绪经验。事实上患者的情绪表达会引发治疗师的情绪，这可能为针对反社会青少年的多系统治疗（Henggeler et al., 1998）和针对边缘性人格障碍的辩证行为治疗（Linehan, 1993a）的某些特点提供了支持。为了帮助治疗师管理患者引发的负性情绪，不仅需要明确地提倡治疗师要在治疗中聚焦于来访者的优势长处，也提倡治疗师要像治疗团队的一部分一样去工作。在用心理治疗的认知行为分析去治疗慢性抑郁的案例中（McCullough, 2000），关注患者在治疗师身上引发的情绪也很重要。McCullough 强调，治疗师要拒绝采用由慢性抑郁患者的被动性所激发的控制性姿态，这一点很重要，因为这种姿态可能会强化和加重抑郁患者的被动性。

治疗师能利用"一个人的情绪可以激活另一个人的情绪"的原理帮助患者调节他们的情绪。所以，当我对一位患者进行工作，而他正在经历极端的恐惧或羞愧，并需要调节这种高强度的情绪才能有效地展开治疗时，我会努力让自己的情绪平静下来，然后用我的姿势、声调和举止向患者传递这种平静。我这样做是向患者传递，他现在所处的环境是安全的，并试图在患者身上激活他的情绪平静反应。Cesar Millan（Millan & Peltier, 2006）在他的方法中用了同样的概念来教狗主人管理其宠物身上的恐惧和其他问题行为。他的理由与心理治疗的过程有着惊人的相关（Gladwell, 2006）。

情绪可以激励他人

情绪可以激励其他人的行为。举个例子，父亲或母亲的积极情绪表达能激励孩子去做期许的行为。抑郁和焦虑者的面部表情和其他行为会负强化人们与他保持距离。而那些表现出愤怒或绝望的患者通常不是临床医生希望去看的患者。

有几种认知行为治疗明确地提到，情绪反应可以激励他人的反应。行为婚姻治疗（Stuart, 1980）通常是以积极的行为交流和其他干预措施来激活患者的积极情绪，而积极情绪又可以作为一种激励而引发更多的行为改变。Edwards、Barkley 和 Robin（1999）在治疗叛逆青少年时，会在开始时教青少年的父母强化青少年的亲社会行为，为了把父母竖立为正强化物以塑造孩子后来的行为改变，他们经常会用情感反应。就像在第3 章中讨论的操作条件反射一样，Kohlenberg 和 Tsai（1994）的功能分析性心理治疗就依赖于，治疗师在治疗会谈中能用其行为和情绪表达技能作为自然强化物来改变患者的行为。当我和一个很被动的抑郁症患者一起工作并让他做出一些回应时，我会尝试往后靠然后制造会谈张力，直到我从患者那里获得某种适应性的反应，我才会向前倾并且给出一定量的温暖和支持回应。治疗师也可以明确地描述情绪性的相倚（emotional contingency）来改变患者的行为。一位非常依恋我的患者好几次都没有完成他的家庭作业。在经过简单的提醒和尝试其他努力来解决这一问题但失败之后，我明确地告诉她，她没有完成作业让我很丧气（事实也是）。第二周她完成了作业，当我问她是什么改变了她的行为时，她说："我做作业是因为我不想让你失望"。

情绪模型

关于情绪有两类大致的观点，一种是离散（discrete）的观点，这类观点把情绪识别和解释为离散孤立的不连续情绪（例如，恐惧、厌恶和悲伤），另一类是维度（dimensional）观点，这类观点认为情绪有着更一般的情绪状态或维度，例如效价和唤醒水平。

离散情绪观点

离散情绪观点认为情绪系统识别少数的几种情绪，而所有其他情绪都是这些基本情绪的混合产物（Ekman, 1992）。尽管有些不太一致，离散的基础情绪清单通常包括恐惧、悲伤、愤怒、厌恶、喜悦和满意。利文森提出的离散情绪模型（1994；也可以参见 Gross & Munoz, 1995）进一步提出，情绪是由两种截然不同但部分联系的系统控制的。这两个系统一个是核心系统，这个是硬件系统，主要功用目的是完成进化性的适应性功能（如逃离危险），另外一个系统是控制系统，这个系统负责对核心系统活动进行调控。

核心系统

核心系统扫描来自环境的输入信息。当它检测到与某种原型情境相匹配的信息（如一个食肉动物），就会自动激活跨多系统的程序性反应。这个核心系统被认为在很久以前就进化出来了，它被装配在杏仁核，几乎不接收来自皮层的输入。所以，J. B. Rosen 和 Schulkin（1998, p. 486）用恐惧的例子提出，"尽管恐惧的体验可以被意识到，但是大脑产生恐惧的机制和把刺激评估为恐惧是非意识的和自动完成的，就和任何其他躯体组织的工作是类似的"。Ohman 和 Mineka（2001）进一步提出，核心系统的反应是压缩封装过的，意思就是"一旦被激活，这一模块几乎不可能受其他过程的干扰或阻断而倾向于完成它自己的程序"（p. 485）。

控制系统

控制系统的作用是通过改变我们对输入信息的评估（如把夜间来自我丈夫的碰撞评价为一个意外事故）来调节核心系统的信息输入和输出（如抑制拳击他的冲动）（Levenson, 1999）。所以，尽管核心系统的活动很大程度上是自动化和压缩封装的，但核心系统的输入和输出可以被控制系统进行某种程度的调节。

控制系统比核心系统对学习更敏感。Gross（1998）提到情绪调节的几个阶段，认为情绪的调节可以在情绪发生前（如通过选择把自己放在某种特定环境中或者回避它），发生时，以及情绪被激活后（如在情绪起来后抑制它的反应）。更进一步地说，情绪的多种成分（如面部表情、体验）都是可以调节的。

有些情绪调节策略比其他的更有效，而有的策略则可能甚至起反作用。Barrett 等（2001）的综述总结到，抑制策略在减少负性情绪体验时不怎么有效，反而会因为减少积极情绪体验和增加交感神经系统的活动而增加负担。Wegner（1994）提出，抑制的任务要求个体建立两部分机制，一个要监测将被抑制的信息，一个要抑制。当个体处于应激下或处于认知负荷中时，抑制系统就会罢工而监测系统仍然在工作，这导致个体想要抑制的信息会闯入。所以，抑制的努力可以制造闯入（Wegner, 1994; Wenzlaff & Wegner, 2000）。在睡觉前被压抑的思想甚至可以闯入到梦境中（Wegner, Wenzlaff, & Kozak, 2004）。

离散情绪模型概念化的应用

许多心理病理障碍和症状可以概念化为过度的、缺陷的或失调的离散情绪。有些临床问题可以视为是一种过度的情绪反应，包括惊恐障碍患者的惊恐发作，边缘性人格障碍患者的愤怒，或强迫障碍患者（害怕被污染）的憎恶。有些问题可以看作是缺乏情绪反应，例如精神分裂症和心境障碍的快感缺失，创伤后应激障碍的麻木和分离，边缘性人格的空虚感。而有时候，一些问题则是各种强度的情绪状态的改换，是强烈和平淡情绪状态之间的变换（像在边缘性人格障碍、双相障碍或创伤后应激障碍中所表现的），或者同时经历两种状态（如双相障碍的混合状态）。并且许多问题可以概念化为调节策略的缺陷或非适应性，例如为了管理恐惧采取的过度回避或为了应对愤怒和失败而使用酒和药。

情绪反应受两个紧密关联系统（核心和控制系统）驱动的事实将离散情绪模型的概念化搞复杂了。所以，很难确定任何一种具体的情绪现象是因为核心系统还是控制系统还是两个系统都兴奋或者都有缺陷所导致的（Kring & Werner, 2004）。例如，创伤后应激障碍的麻木症状可能源自核心系统的兴奋不足、控制系统的过度活跃或者两者皆有。这意味着治疗师可能需要考虑多个假设来解释核心系统和控制系统是如何导致患者症状的。

离散情绪模型的干预应用

若问题被概念化为是由核心和控制系统的反应引起的，那么对此进行干预的决定则基于我们对这两个系统以及它们如何相互作用的了解。治疗靶包括：由核心系统产生的情绪反应，以及患者试图调节情绪反应时所使用的有缺陷或错误的控制系统活动。

通过诱导其他情绪来改变情绪

有些人学会了用切割、烧或其他自残行为来改变自己的情绪状态。这些自残行为可能会激活那些具有至关重要的进化意义的情绪，这些情绪会成功"劫持"情绪系统并且引发另外一种情绪状态，让个体逃脱痛苦状态，而不这样他就不可能逃脱。莱恩汉的降温技术就可以概念化为以这种方式进行的操作。在这种方法中，如果一个人正在遭受交感神经系统高度激活的痛苦状态，那么可以通过憋住气把脑袋伸进一个冰水桶中以激活副交感神经系统，来逃脱这种状态（Linehan & Korslund, 2004）。

其他通过激活另外一种情绪状态来改变情绪的干预措施还有：莱恩汉（1993a）的"非礼技术（irreverence）"，这种方法可以激活惊讶或怀疑；Foa 和 Wilson（1991）用于消除强迫症患者的恐惧的策略，这种方法让患者唱出关于恐惧的幽默歌曲（也可参见 Bell 用来缓解其强迫症恐惧的幽默的诗；Bell, 2007）。

强烈的人际关系（如患者和治疗师的治疗同盟关系）也许能够在内脏水平上（at a visceral level）触及患者（和治疗师！），并以一种其他方法不可能做到的方式转变情绪状态。这个事实可以部分地解释为什么治疗关系被认为在辩证行为治疗（主要用于治疗那些经历强烈情绪的个体）中比在其他认知行为治疗中起着更核心的作用。同样地，Foa（2001）指出治疗关系在暴露治疗中的重要性，暴露治疗也会激活患者强烈的痛苦情绪状态。

用于阻止患者激活强烈情绪的干预是有用的

如情绪模型提出，假如核心情绪模块一旦启动就不能停止，那么治疗就必须要阻止核心系统的激活。躁狂和双相障碍的治疗要持续地投入时间精力帮助患者阻止躁狂发作（Basco & Rush, 1996; Frank, 2005; Miklowitz, 2002; Newman et al., 2002）。针对愤怒和物质滥用（活性物质常常被用来减轻痛苦的情绪）的辩证行为治疗和其他治疗的一个主要技术是行为链分析，行为链分析可以确定那些导致痛苦情绪状态的一些事件，并发展出策略在下一次它开始时或者它还根本没开始时就打断。

认知干预不能改变某些情绪

二元离散情绪模型认为情绪系统包括了核心系统和控制系统两部分，能清晰地解释我们平常的经验，即我们都有两种"知道"：内脏 / 情绪 / 直觉系统和逻辑 / 理智系统（Branard & Teasdale, 1991）。实际上，双系统观点是《精神障碍诊断与统计手册》对恐惧症定义的部分内容（APA, 2000）。达到恐惧症诊断标准的患者，在他们明知没有危险的物体或情境出现时，体验到了恐惧。在写这一部分内容时，我想象自己马上要接受牙科手术，于是我同时体验到了两种经验，在我的内脏感到恐惧的同时，我的意识却知道是安全的。二元离散情绪模型告诉我们，认知干预可以调节核心系统的反应（如可以减少我对牙科的恐惧反应），但是不能完全阻止它。这是因为在离散情绪模型中，我的内脏性恐惧反应是由位于中脑的核心系统的激活导致的，而这一部位与大脑皮层的联系很有限（LeDoux, 1989）。这些知识在我进行恐惧情绪管理时是有帮助的。它告诉我，试图压制恐惧的努力没什么帮助（并且可能会起反作用）；它还指导我，把精力转移到提高对恐惧的耐受和接纳上来。所以在我等待恐惧消散时，我尝试分散自己的注意力，这会让我感觉好一些。

用于提高对紧张情绪耐受性的干预是有效的

如果核心情绪反应一旦启动就不能阻断，那进行接纳、正念、痛苦耐受、自我安抚和减少伤害（这是辩证行为治疗的主要技术，用于物质滥用治疗、愤怒治疗和对焦虑进行的行为暴露治疗）的干预就变得很必要了。例如，这些技术可以让人经历惊恐发作而不会逃避或造成强烈的自责或自我伤害。另外一些观点认为，这些技术能让情绪系统的行为元素失活，或使其和其他元素隔离开来。

减少情绪压抑的干预是有用的

正如前面对控制系统的描述，很多证据表明，压抑思维和情感会导致负性结果。有几种认知行为治疗也利用了这些观点，包括：以暴露为基础的治疗（促进对恐惧思维和情感的体验和接触）；以接纳为基础的治疗，如接受与承诺治疗（S.C. Hayes et al., 1999）；针对抑郁症（Segal et al., 2002）和广泛性焦虑（Mennin, 2004; Roemer & Orsillo, 2002）的以正念为基础的干预。

预备性会谈的协议可以帮助患者调节紧张情绪

有些治疗强调要获得患者坚定的承诺，只要开始治疗就遵从并完成治疗。这些承诺很重要，因为患者在出现强烈情绪的当下，会强烈地想要做一些不属于有效治疗要求的行为。Steketee（1993）要求那些想要进行暴露与仪式阻断治疗的强迫症患者在他们开始治疗前签署一份协议，协议内容规定患者要遵守并且完成治疗。辩证行为治疗则要求患者必须同意将停止自杀和自残行为作为目标，这是治疗开始的条件。

教授患者情绪调节技术的干预是有效的

许多临床现象可以解释为，是患者不能获得或使用好的情绪调节策略所致。回避、强迫仪式、物质滥用、对他人的过度情绪依赖、暴食行为、自残和自杀，甚至思维反刍和担忧（Cf. Borkovec, 1994）等问题行为都可以被概念化为是非适应性的情绪调节策略。

许多人学会的情绪调节策略在他们童年时可以有效地应对所经历的虐待环境，但这些策略已不再是适应性的了。我的一个患者在他童年时就学会了用幻想来摆脱父母酒后打架的影响，她无法用任何其他的方法来逃脱。尽管当她是一个无助的孩子时，这种方法是有效的，但当她长大成人后这种痛苦的应对策略就几乎不怎么能帮到她了，这时需要发展出一些更积极的策略（如当她被解雇时她需要找一份新工作。）

聚焦在特定的离散情绪上可能会有帮助

离散情绪模型以维度模型（下文会描述）所不能的方式精确细致地对情绪状态进行了区分。这种区分在某些临床情况下是很重要的。辩证行为治疗在有些需要高度关注的问题上做得很好，尤其是边缘性人格障碍患者的问题，以及羞耻和轻蔑等问题，因为这些问题需要集中的治疗性关注。莱恩汉和曼宁（Linehan & Manning, 2005）提出轻蔑是厌恶的一个外在表现。治疗时，在强迫症患者身上确认出厌恶情绪并将其和恐惧进行区分是有用的，因为临床医生不能假设厌恶会像恐惧一样在暴露治疗过程中习惯化（Olatunji, Sawchuk, Lohr & de Jong, 2004）。

对某些患者需要分阶段进行治疗

对病理性恐惧的暴露治疗，通常需要患者能耐受痛苦的情绪状态，而不采取冲动和自我伤害行为。然而，不是所有的患者都能做到这点。为了解决这个困难，莱恩汉（1993a）在实施辩证行为治疗时采取了分阶段的方式，他在治疗伴有边缘性人格障碍的创伤后应激障碍之前，先教患者情绪调控技术。

电话指导是有用的

当强烈的情绪被激活时，逻辑推理就不再起作用了，患者很容易忘记他们在治疗中学会的新应对工具。莱恩汉（1993a）指出，这和篮球训练是同样的道理。教练在训练中教授了新技术，然而，球员在激烈的比赛中会紧张地忘记新技术。此时，教练会叫暂停，然后提供指导，让球员回想起他们在训练时所学的技巧。同样地，当我们的患者变得情绪激动时，他们的核心系统就被激活了，他们的大脑皮层不再完全掌控局面，他们会忘记在治疗会谈中学会的技巧。他们需要适时的指导帮助他们回忆在情绪被激活时要用的技巧。出于这个原因，电话辅导在辩证行为治疗中是一个非常关键的治疗要素。在治疗其他一些经历了强烈情绪的患者时，也可能需要电话辅导，例如那些双相障碍患者、冲动控制障碍者、抑郁症患者和焦虑障碍患者等。

团队治疗是有效的

前文提到，经历过紧张情绪和有问题行为的患者会激起治疗师的情绪而让治疗变得困难。要解决这个问题，像辩证行为治疗和多系统治疗等需要由一个团队来实施，这样可以帮助治疗师处理他的负性情绪，使治疗计划顺利推进。

基于离散情绪模型的认知行为治疗

莱恩汉（1993a, 1993b）的辩证行为治疗的基础是，对边缘性人格障碍（核心情绪系统和控制情绪系统都有缺陷所导致）的症状的概念化。莱恩汉使用情绪易感性的概念来表达边缘性人格障碍的核心情绪系统缺陷。情绪易感性包括对环境刺激的高情绪敏感性、强烈情绪和情绪被激活后回归基线水平的慢速率。辩证行为治疗理论假设也认为，边缘性人格障碍者没有学会使用良性策略来调节由于情绪易感性缺陷导致的强烈情绪，相反，他们经常采用适应不良的策略，包括回避、自残、自杀或使用活性物质等方式来调节情绪。Koerner 和 Dimeff（2007）对此进行了综述，为此观点提供了一些（混合性）的证据。

　　基于这个概念化，辩证行为治疗（Linehan, 1993a）的治疗靶点是情绪易感性和情绪调节策略。辩证行为治疗力求教会患者使用工具来降低情绪易感性和使用适应性的情绪调节策略来代替功能调节策略。辩证行为治疗在治疗自杀行为、边缘性人格障碍、物质滥用、暴食和伴有人格障碍的抑郁症方面展现出良好的疗效（Difeff & Koerner, 2007）。

　　其他在某些方式上基于离散情绪理论的认知行为治疗包括：Mennin（2004）发展出来的情绪调节治疗，这一疗法针对的是广泛性焦虑，它认为担忧是一种功能适应不良的情绪调节策略；Hayes 等人（1999）发展出来的接受与承诺治疗，这个方法认为病理心理通常源自患者对情绪的回避和压抑；以正念为基础的治疗，针对的是焦虑和抑郁（Roemer & Orsillo, 2002; Segal et al., 2002）；行为激活（Martell et al., 2001）。所有这些治疗都能教授患者，用更加适应性的和以接纳为基础的策略来替代适应不良的情绪调节策略。此外，Beevers 等人（1999）对有关抑郁症患者采用适应不良的情绪调节策略（特别是过度使用压抑）的证据进行了综述，阐述了抑郁症患者可以使用更多的适应性情绪调节策略。这些策略中有许多都是来自当前的认知行为治疗和正念治疗。

情绪的维度观点

　　情绪的维度模型与离散模型并不冲突。它不过是提供了另外一个视角。与聚焦在离散状态不同的是，维度模型聚焦于广泛的包罗万象的维度。有两个维度模型对心理病理的概念化和治疗有着启发意义，一个是趋向与回避模型，一个是彼得·兰的生物信息理论（Lang, Cuthbert, & Bradley,1998）。

趋向与回避系统模型

趋向与回避系统观点最初是由 Gray（1973）提出的，他认为情绪是三个"情感－动机"系统的结果：行为抑制系统（behavioral inhibition system, BIS），行为激活系统（behavioral activation system, BAS），以及或战或逃系统（fight-flight system, FFS）。这一模型的主要要素是行为抑制系统。当行为抑制系统检测到某种类型的刺激（非奖赏刺激、惩罚、新奇事物），它会驱动机体对刺激注意，抑制即将进行的行为，激活回避行为，并产生焦虑和其他负性情感。Gray 认为行为抑制系统的过度活跃是焦虑的生物学基础。行为激活系统则对奖赏信号和非惩罚性信息（安全信号）反应，系统通过促进趋向行为、提升食欲，以及提升像快感、兴奋和兴趣等的积极情感来驱动反应。趋向系统的活动低下被认为是导致抑郁和快感缺失的原因，而趋向系统的过度活跃则会导致躁狂和冲动。第三个系统是或战或逃系统，它会对非条件的疼痛、挫折性非奖赏刺激做出强烈的自主神经唤醒，并做出逃跑、回避与防御性攻击行为的反应。或战或逃系统被认为是恐惧和惊恐反应的基础。

Watson 和 Clark 提出了一个与"行为抑制系统－行为激活系统"模型密切关联的心境障碍和焦虑障碍三分模型。Watson、Wiese、Vaidya 和 Tellegen（1999）认为情绪状态有两个维度，积极情感（possitive affect, PA）和消极情感（negtive affect, NA），高水平的积极情感导致活跃的、愉悦的、热情的和兴奋的状态，而高水平的消极情感则导致恐惧的、敌意的、紧张的、痛苦的、轻蔑的和愧疚的状态。有时要加入第三个维度——生理唤醒[术语称作"焦虑唤起"（anxious arousal, AA）]，粗略地对应于 Gray 的或战或逃系统，由此成为三分模型。Watson 等（1999）提出消极情感是行为抑制系统激活的主观成分，积极情感是行为激活系统激活的主观成分。为了更好地解释焦虑障碍的异质性（Mikneka, Watson & Clark, 1998），人们对三分模型进行了修订。这个修订模型称为分层整合模型（integrative hierarchical model），它提出：相比其他焦虑障碍，对惊恐障碍而言，高水平的焦虑唤起是更加突出的特征（T. A. Brown, Chorpita, & Barlow, 1988; Zinbarg & Bralow, 1996）。

趋向与回避系统模型的临床意义

斯特劳曼等人（Strauman et al., 2001）发展出一种治疗方法，并报告它对抑郁症有初步的疗效（Strauman et al., 2006），这个治疗方法部分地以趋向与回避模型为理论基础，该模型预测，患者可以通过干预来帮助自己提高接近重要个人目标的能力和减少抑制行为。此外，趋向与回避模型、三分维度模型还有许多有益的临床应用（可以参见 Barlow, 2002; Kring & Bachorowski, 1999）。

焦虑和抑郁的高共病

三分模型可以解释焦虑和抑郁的高共病率现象。Watson 等人（1999）提出假设，他们认为行为激活系统和行为抑制系统以一种相互抑制的方式运行，所以，行为激活系统的功能低下（导致悲伤和快感缺失）通常会伴随着行为抑制系统的过度活跃（导致焦虑）（可以参见 Depue & Iacono, 1989; Kasch, Rottenberg, Arnow & Gotlib, 2002）。

焦虑和抑郁症状的广泛重叠

趋向与回避模型也能解释焦虑和抑郁症状的广泛重叠问题。例如，很难编制出一份只测量其中一个症状而不涉及另一个症状的量表（如疲劳、失眠和注意集中困难是在焦虑和抑郁量表中常见的共病）（Dobson & Cheung, 1990）。Watson 等人（1999）曾提出，这种重叠是因为行为抑制系统的激活产生了消极情感，而非特异的消极状态是抑郁和焦虑共有的特征。

将多个迥然不同的症状概念化为消极情感

由趋向与回避系统模型导出的观点认为，许多患者被未分化的消极情感所困扰。这提示，对于治疗师来说，为了有效地治疗患者而精确判定患者正在经受的是哪种情绪的做法并不总是那么重要。是焦虑？是抑郁？用趋向与回避模型来解释就是，消极状态是抑郁和焦虑共有的特征，因而可以成为治疗的靶点。这个概念有很好的临床意义。许多患者为了那些令他们痛苦的问题（例如，不满意的工作或不幸福的婚姻）来寻求治疗，但他们并不太关心痛苦的具体细节。这一假设也与临床上的实践经验是一致的，在临床上，焦虑、抑郁患者的病情改善很多都源于消极情感改变（Kring, Persons & Thomas, 2007; Mohr et al., 2005; Schmid, Freid, Hollon, & DeRubeis, 2002; Tomarken, Dichter, Freid, Addington & Shelton, 2004）。该假设也与另一个事实一致，在临床上，许多同样的心理社会干预（例如认知重构、行为激活和暴露）和药物对焦虑和抑郁都有效。

减少消极情感不等于增加积极情感

趋向与回避系统模型（实际上，离散情绪模型也是）另一个有益于临床的点是，它强调减少消极情感不等于增加积极情感。要达成这两个目标可能需要不同的干预，而心理学家可以通过更多地关注增加积极情感活动而获益。

尽管心理学家会花费比较多的时间来思考消极情感和如何减少它，但他们却很少花时间思考积极情感和如何增加它，除了积极心理学运动（Seligman, Steen, Park, & Peterson, 2005）和 Frederickson 在积极情绪方面的工作（2001）。Frederickson 提出积极情感拓宽了进入意识的思维和行动边界，帮助个体通过产生持久的个人资源来发展新的路径。在这个领域，莱恩汉（辩证行为治疗；1993a）和 Gilbert、Procter（慈悲正念训练；2006）提出的新治疗方法做出了很多贡献。他们都强调教授自我放松技能和对容易羞愧、自责和内疚的患者的共情。这个领域的早期干预方法包括渐进性放松（Bernstein & Borkovec, 1973），愉悦性活动计划（Lewinsohn, Gotlib, & Hautzinger, 1998），甚至是系统脱敏（Wolpe, 1958）。

趋向与回避模型为双相障碍、环性心境和边缘性人格障碍等问题的位相性本质提供了一个优美的和简化的解释。该模型认为，双相障碍患者的易激惹冲动状态要归因于行为激活系统的过度激活，而抑郁心境和被动行为则是由于行为激活系统的活性低下造成（Depue & Iacono，1989; Gray, 1990）。例如，我的患者塞雷娜会在愤怒易激惹和分离关闭的两种状态之间转换。实际上，塞雷娜来寻求治疗的是她的愤怒易激惹状态，而直到治疗几个月之后，当她报告说每天会花好几个小时玩电脑游戏时，我才辨识出她分离关闭状态的存在，她玩电脑游戏有很多原因，包括玩游戏可以帮她避免或逃避愤怒易激惹状态。对塞雷娜的两种动态关联的极端状态进行概念化帮助了我，让我在治疗中可以专注于教授她调节极端情绪体验和行为的方法（寻找中间地带），而不是在没有彼此参照的情况下只孤立地教授她处理每种状态的策略。

应用趋向与回避系统模型指引复杂案例的概念化和治疗：苏珊

苏珊达到了边缘性人格障碍、双相障碍和创伤后应激障碍的诊断标准，并且有过可卡因和安非他命的近期滥用史。她逐渐感到自己动力不足、没有愉快感和感到很烦。实际上，在我第一次与她会谈时她几乎根本没有感觉。另外她在行动"执行"方面也很差——她开始了很多事情但都没有完成。所有这些问题都可以概念化为行为激活系统活力低下的结果。

苏珊也偶尔会愤怒发作。包括有一次她与（前）老板动过手。这些愤怒发作可以概念化为行为激活系统过度激活的结果。苏珊还用过可卡因、安非他命，曾在商店偷窃，参加过狂欢派对，她总是"生活在边缘地带"，以此来消除烦闷、给自己的生活增加活力和兴趣。这些行为可以被看作是激发活力低下的行为激活系统的非适应性策略，或者被视为是行为激活系统的一次发作性过度激活的结果。

最后，苏珊在遇到任何不舒服或哪怕是一丁点儿的问题都会倾向于选择不投入的方式（通过睡觉、喝酒、看电视或看小说）来应对，她喜欢窝在床上，可以几天或几个星期待在床上，睡觉、看电视、拒绝接电话、拒绝回电话，或者回绝与朋友的约会或拒绝看医生。这些不投入行为可以通过如下假设来解释，即她的行为抑制系统被过度激活或者因为她的行为激活系统功能活动低下，即使是在面临紧张时，她没有富有价值的目标来推动行动以达到那些目标。

毫不意外，苏珊的生活在许多方面都陷入了停顿状态。尽管她很聪明，但她没能完成大学学业，在 42 岁时仍然在打零工，挣的钱很少（她靠继承的遗产过日子）。她有一个没有工作的男朋友，事实上是，她的男友是已婚人士。

采用趋向与回避系统模型可以对苏珊案例进行完美的概念化，用一个模型就可以解释大量不同的问题，即苏珊的行为激活系统常常功能活动低下，但偶尔会过度活跃，而她的行为抑制系统则是过度激活的。基于这个概念化的治疗包括：让苏珊学习这个概念化模型，并开展一系列干预措施解决她的趋向与回避系统功能不良的问题。为了解决苏珊行为激活系统活性低下的问题，我使用了动机访谈策略（W. R. Miller & Rollnick, 2002）来帮助苏珊确立有价值的目标、通过对比她当前的现状与目标之间的差异来增强她改变的动机。苏珊说她想照这些内容学着去做，这样她就有可能完成大学学位，也能找到一个好工作和挣足够的钱买辆好车。我也和苏珊一起来识别她行为激活系统过度激活的功能不良问题。这也需要做些动机访谈，因为苏珊不愿放弃她"有一个野性的生活"的名声（在她自己和别人的心中）。不过，经过相当多的努力，包括回顾她当前生活方式的利弊以及她与前老板动手打架的事情，苏珊还是决定"我必须要改变"。一旦她认识到这一点，她就开始学习调节极端情绪和冲动行为的技巧。她学会了在执行重要决定前先设置 24 小时缓冲区的方法来克制自己的冲动（例如辞职的冲动）。她也学会了打破她回避和不投入的行为倾向（行为抑制系统过度活跃）。苏珊学会了识别在她采取不投入行为前的早期征兆（例如打电话请病假的冲动），并且一旦当她又出现不投入行为时能迅速采取措施回到投入当中（例如在她某天早晨睡过头后，她会立即打电话给老板，道歉并解释她会晚些到）。药物也是有用的，特别是锂盐，它可以帮助苏珊控制她的冲动攻击行为。

苏珊在回归生活轨道方面进步很大。当问她治疗中对她帮助最大的是什么时，她说："我学会了当问题发生时，如果我主动面对并开始想办法解决而不是回避，我会生活得更好。我也学会了把注意力集中在我的目标上，用那些方法——而不是靠当时的情绪——来决定如何处理当时的情况"。

彼得·兰的生物信息理论

彼得·兰（1979; Lang et al., 1998）的情绪理论认为，情绪在记忆中的呈现与三种类型的命题（认知）关联：关于刺激要素（例如一个大蜘蛛和它毛茸茸的腿），反应要素（例如逃跑、心跳加快）和刺激的意义要素（例如"我会被咬到并痛苦地死去"）。如果一个人面对的信息与命题网络的要素足够匹配，情绪就会被激活。这个认知网络与低级大脑的两个原始动机系统联系在一起：进食系统（食物、饮酒、性）和防御系统（安全）。

彼得·兰的模型是离散情绪模型和维度情绪模型的混合结果，这个模型承认恐惧的离散情绪性质，但把这一情绪和维度模型在低级大脑的动机系统联系在一起了。认知是彼得·兰理论的核心角色。不过，这个理论承认，在没有激活刺激的意义要素的情况下，如果刺激要素和反应要素匹配得足以激活情绪程序，那么也可以在没有认知中介或警觉的情况下发生主观上的情绪。彼得·兰的观点认为除了有些是先天的，绝大多数情绪反应都是学习和条件反射的产物。

彼得·兰理论的临床应用

彼得·兰（1979; Lang et al., 1998）的理论可以有效地运用于病理性恐惧的概念化和治疗中（Foaet al., 1996; Foa & Kozak, 1986; Foa, Hembree, & Rothbaum, 2007; Foa & Rothbaum, 1998）。彼得·兰提出，病理性恐惧可以理解为当个体在他的命题网络中学会了有问题的联结，比如，广场恐惧症患者的恐惧网络中，反应要素的心跳加快和意义要素的心脏病发作之间建立了联结（参见图 4.1）。彼得·兰理论提出，要克服病理性恐惧必须激活情绪网络，并且要让患者获取反面的排斥性信息，并对这种情景下的刺激要素发展出新的反应要素和意义要素。一旦真的这样做了，就会发生情绪加工。在图 4.1 的广场恐惧症个案中，成功的情绪加工会导致恐惧网络中的命题联结发生改变，"心跳加快"的命题就不再和"心脏病发作"命题联系在一起了（见图 4.2）。

虽然循证治疗没有以彼得·兰理论为基础，但 Foa 等人（2006）以及 Foa 和 Kozak（1986）在继承了彼得·兰和拉赫曼（1980）的理论后提出，情绪加工是对恐惧和恐惧症进行行为暴露治疗的机制。这个情绪加工模型认为在病理性恐惧的暴露治疗过程中，条件反射消退伴随发生了认知改变，而认知加工和条件反射的加工则建立了关联。

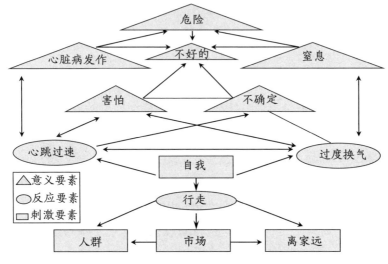

图 4.1　广场恐惧症网络图解

来源：Foa 和 Kozak（1986, p. 29）。版权（1986）归属美国心理学会（APA）。许可转载。

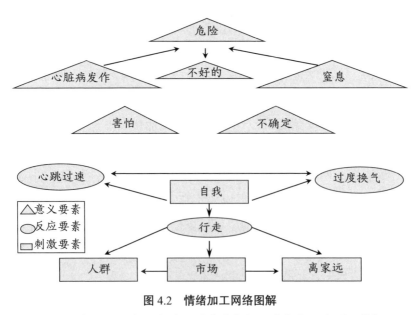

图 4.2　情绪加工网络图解

来源：Foa 和 Kozak（1986, p. 29）。版权（1986）归属美国心理学会（APA）。许可转载。

　　在暴露治疗过程中，在习惯化和条件反射消退之外，会产生认知改变，这对治疗程序有着重要的启示。一方面，恐惧的减少［通常每隔 5 分钟让患者进行主观痛苦程度（subjective units of distress, SUDS）评分］可能不会以一种消退或习惯化模型预测的平滑曲线方式实现。这是因为在暴露于校正信息后，恐惧网络的重塑反应通常会导致更不稳定的恐惧情绪评分变化模式（Foa, 2001）。另外一方面，治疗师必须关注恐惧情境的刺激要素、反应要素和意义要素以期恐惧网络产生更明显的期望改变。相比而言，暴露治疗作为一个习惯化或消退的执行过程，治疗师的角色仅仅是帮助患者面对恐惧刺激并克制回避行为。所以，情绪加工模型为解决病理性恐惧提供了一个整合的学习和认知视角的加工解释（Foa & McNally, 1996; Foa et al., 1989）。

　　在情绪加工模型中激活恐惧网络是改变的前提条件，这一点对临床应用有很重要的提示。一个是 Samoilov 和 Goldfried（2000）曾提出，认知行为治疗师在治疗中运用经验性的方法或其他方法来激活情绪而不是急于消除情绪反应，这种做法可能会获得效果。治疗师也可以提醒自己这一点，在会谈中患者如果存在问题行为或情绪状态（如经历愤怒或攻击治疗师）可能是好事。这意味着患者的问题情绪网络被激活了，也就有被改变的机会（Kohlenherg & Tsai, 1991; W. R. Miller & Rollnick, 2002）。

　　彼得·兰的理论模型也可以很好地解释，为什么在这里的讨论中，那些通常被称为心境－状态－依赖性的思维和行为可能更适合被称为情绪－依赖性的思维和行为。彼得·兰的模型认为，当某个特定的记忆网络被激活时，与这个网络关联的主观情绪和行为也会被激活，而那些与之共享要素的其他记忆网络也会被激活。所以，当患者的情绪是难过时，他倾向于报告许多负性记忆、关于未来的负性预测和负性的自我评价。那就是说，"对于相似的记忆，情绪就像磁铁一样起作用"（Levenson，1999，p.498）。情绪－状态依赖对临床的一个启发是，如果要准确评估问题记忆网络，可能要在某种程度上先激活它（Persons & Miranda, 1992; Segal et al., 2006）。巴洛的惊恐控制治疗（panic control treatment, PCT）就利用了这一观点，在惊恐控制治疗中，治疗师会在激发某一感觉后，再来评估患者对躯体感觉反应的痛苦程度。

情绪－状态依赖也提醒治疗师，无论以任何方式，只要治疗改变了患者的情绪，他的思维和行为以及情绪功能的其他方面也有可能会跟着改变。Bower（1981）用索罕·索罕的例子描绘了这一现象，索罕回忆不起自己向罗伯特·肯尼迪开枪的情景，但当再次激活他开枪时曾经历过的紧张情绪状态时，他非常详细生动地叙述了他开枪的经过。

彼得·兰的模型也能解释人们在某些情况下有很好的应对技巧，但在其他情境下却不能使用这些技巧的现象。这一模型提示，回忆和技巧的使用可能是情绪－状态依赖性的（也就是，这些能力没能扩展到其他情绪状态下）。治疗师可以教患者在多情绪状态下扩展使用那些能帮他回忆和有效应对的技能或工具。这是辩证行为治疗中电话干预的原理之一。通过电话，治疗师可以帮助患者在剧烈变化的情绪状态下回忆和使用那些在平静情绪状态下学会的技能。这些观点也为应对卡的使用提供了依据，应对卡是患者和治疗师在治疗会谈中写下来并制作成的，患者在治疗会谈之外可以通过阅读应对卡来引导自己对情绪的管理，甚至是对躁狂发作的管理（Frank, 2005）。按照这个思路，Sheri Johnson 开发出了针对躁狂的干预技术，使用这种技术时，她会首先教授患者从兴奋和躁狂状态平静下来的方法，随后她会用音乐诱导患者激发他们的兴奋状态并帮助患者在兴奋状态中练习使用这些平静下来的策略（Johnson, 2007）。同样地，Deffenbacher 和 McKay（1998）也用了类似的干预方法，为了在愤怒时练习愤怒管理技能而刻意激活愤怒。

对比认知、学习和情绪聚焦的理论与治疗

在第 2 章和第 3 章中讲到过的认知和学习理论常常把情绪视为问题，并认为情绪表达应该被终止或减少。而相反的是，情绪理论把情绪视为进化遗传的产物，它在促进适应性行为的发展中起着重要的作用。实际

上，Samoilov 和 Goldfried（2000）认为，心理治疗的关键是会谈中的情绪唤起，这种情绪的激活可以促进"潜在情绪主题的重塑、新信息的吸收和新的不明言的意义结构的形成"（p. 383）。

同时，在情绪理论（本章）、认知理论（第 2 章）和学习理论（第 3 章）之间有相当程度的重叠。由于情绪被定义为是一个多成分实体，情绪包括了认知和行为，所以在某种意义上，情绪理论把第 2 章和第 3 章描述的认知和学习模型也都囊括在内了。例如，彼得·兰的情绪理论明确地包含了认知和条件反射成分，而巴洛（2002）则认为贝克的理论是一种情绪的认知理论。在第 3 章中，对学习模型的许多讨论也都是集中在条件化的情绪反应上，即对中性线索的情绪条件化反应。

尽管来自不同的理论框架，但不同的理论在某种方式上也存在着重合，如贝克的行为活动计划干预（Beck et al., 1979），卢因森的行为治疗（Lewinsohn & Gotlib, 1995），McCullough 的认知与行为系统分析治疗（2000），Martell 等（2001）发展出来的行为激活治疗等，这些都和抑郁的趋向与回避系统模型观点不谋而合。所有的这些治疗都提出，有效的治疗应该能帮助抑郁症患者让他们更活跃并对所处的环境更投入，特别是以能提高积极情感的方式。

虽然这些理论有重叠，但是情绪理论和治疗并没有让认知和学习的概念化及干预变得多余。情绪理论和治疗就像通过一个不一样的透镜来看待同一个现象，这让我们注意到现象的不同侧面，形成新的概念化和干预策略，为认知与学习理论提供有效的备选方案。

情绪理论指引下的评估和干预

这里，我会描述一些策略用于采集信息，这些信息对于基于上述某个情绪模型所进行的概念化而言是必需的，我也会花一点时间来讲述一下基于本章情绪模型的干预。

收集信息来进行概念化

治疗师收集的评估信息依赖于治疗师正在使用哪种情绪模型（如离散情绪模型或维度情绪模型，后者如 Gray 的趋向与回避系统模型）。接下来我会分别详细讨论基于不同模型的做法。不过，在所有的模型中，情绪都是多层次的，都包括行为和认知。所以，要评估情绪，治疗师会用到许多在第 2 章和第 3 章中讲到过的评估工具，包括用于评估靶行为及其前因结果的思维记录表（图 2.3），活动计划表（图 2.2）和事件日志（图 3.5）。另外，受情绪理论指导的治疗师会倾向于关注情绪行为的面部表达（或表达的缺失）、声调、姿势和其他的情绪表现。Paul Ekman 出版了一套 DVD 来教授如何识别非常短暂的面部情绪表情（Ekman, 2003, 2004），这些工具可以帮助治疗师来识别患者面部表情。此外，如前所述，一个人的情绪可以激活他人的情绪。这意味着治疗师可以通过关注他们自己的情绪反应来获得患者情绪的信息。

应用离散情绪模型

运用离散情绪模型进行概念化，治疗师要收集患者体验的离散情绪信息（核心系统）和患者所使用的调节策略（控制系统）。治疗师可以从简单的口头询问开始："你现在和刚才感觉到自己有什么样的情绪？恐惧，内疚，还是两种都有？"有时患者很容易回答。但许多患者并不善于识别他们的情绪，这时需要治疗师的帮助。这时，和患者一起讨论再次激活问题情境下的记忆或景象会有用。有证据表明，视觉和感觉映像与情绪的关联要比语言表述与情绪的关联更紧密（Arnta & Wertman, 1999; Holmes & Mathews, 2005），因此激活视觉和其他感觉可能会特别有用。这个策略意味着，治疗师可以利用这些信息来帮助患者识别他的情绪。例如，再次激活当时的情境可以引出患者的面部表情，这可以让治疗师了解患者在那种情境下可能的情绪体验。有时，患者会报告由最初的情绪所触发的次发情绪，如果治疗师不仔细询问患者，那么患者可能无法立刻察觉到最初情绪。

患者也可以用第 9 章中描述的每日日志（图 9.5），或个人数字助理（personal digital assistant, PDA）或事件日志（图 3.5）的方式来记录自己的情绪和调节策略。这里的自我监测既是评估工具也是干预手段，因为自我监测可以帮助患者增加对自身情绪和调节策略的觉察，这很可能会提高他的情绪管理能力。

治疗师也可以使用第 3 章的其他评估工具，来获取患者在尝试调节情绪时所使用的控制系统活动的详细信息。患者可以使用事件日志（图 3.5），在行为栏中记录非适应性的情绪调节策略，并记录在行为之前出现的前因和在行为之后的结果来获得关于情绪调节策略功能的情况。治疗师可以教患者对前因导致特定问题行为和随后的结果的发生过程进行详细的行为链分析（图 3.6）。通过反复的链分析，患者和治疗师可以对影响特定问题行为的因素获得非常深入的理解。

应用维度情绪模型

为基于趋向与回避系统模型的概念化进行信息收集时，治疗师可以使用迈克尔·汤普金斯（Tompkins, 2004）开发出来的心境图（图 4.3）。患者每天同一个时间在心境图的心境部分以画点的形式记录他的心境。这个图表也可以用来标记活动、精力、服药、睡眠、月经周期或其他可能与心境挂钩的现象。这样的图表可以让人一目了然地对这些现象是否可能有关以及如何关联产生一些可检验的假设。按月形成的图表和形象布局可以促使患者和治疗师看出随着时间变化的动态关系，这种动态关系常常推动患者自己用趋向与回避系统模型来对自己的问题进行概念化，就像前述的苏珊的例子。另外，和这里描述的其他自我监测工具一样，心境图可以增加患者的情绪觉察力。当我第一次要求他们完成这个图的时候，患者会报告说他们对情绪性质的识别感到很困难。但经过练习，他们的识别能力会得到提高。

月份：

姓名：																														
具体日期：	1	2	3	4	5	6	7	8	9	10	11	12	13	14	15	16	17	18	19	20	21	22	23	24	25	26	27	28	29	30	31
服药：																															
服药：																															
服药：																															
备注																															

	心境		高涨	重度																													
				中度																												
				轻度																												
				NL																												
				轻度																												
			抑郁	中度																												
				重度																												

睡眠（小时数）	0																														
	2																														
	4																														
	6																														
	8																														
	10																														
	12																														
	14																														

能量或活动	高																														
	NL																														
	低																														
——	高																														
	NL																														
	低																														
具体日期：	1	2	3	4	5	6	7	8	9	10	11	12	13	14	15	16	17	18	19	20	21	22	23	24	25	26	27	28	29	30	31

图 4.3 心境图

　　另外一个以趋向与回避系统模型为基础的有用评估工具是 D. Watson、Clark 和 Tellegen（1988）开发的《积极和消极情感量表》（Positive and Negtive Affect Schedule, PANAS）（参见图 4.4）。PANAS 包括 20 个情绪形容词，目的是评估积极情感和消极情感，其中积极情感（PA）是对行为激活系统兴奋的经验性成分的评估，而消极情感（NA）是行为抑制系统兴奋的经验性成分的评估。研究显示这个量表具有较好的内部一致性和很好的相容效度（D.Watson et al., 1988）。

　　这个量表由许多描述不同情感和情绪的词组成。请阅读每个词条然后在单词旁边的空格上记下相应的数字答案，表示在过去一周中你感觉这种情绪状态的程度。请在下面的量表上记录你的答案。

1	2	3	4	5
非常轻微或没有	有一点	中等程度	比较明显	极端严重

　　_____ 有兴趣的　　　　_____ 易激惹的

　　_____ 痛苦的　　　　　_____ 警惕的

　　_____ 兴奋的　　　　　_____ 羞愧的

　　_____ 心烦的　　　　　_____ 激励的

　　_____ 坚强的　　　　　_____ 紧张的

　　_____ 内疚的　　　　　_____ 坚定的

　　_____ 惊吓的　　　　　_____ 专心的

　　_____ 故意的　　　　　_____ 敏感的

　　_____ 热情的　　　　　_____ 积极的

　　_____ 骄傲的　　　　　_____ 害怕的

图 4.4　《积极与消极情感量表》

来源：D. Watson, Clark 和 Tellegen（1988）。版权 1988 归属美国心理学会（APA）。经许可可以复印。

　　完成 PANAS 只需要 1~2 分钟。患者要用 5 级评分（1 = 非常轻微或没有；5 = 极端严重）对过去一周中他们体验到的每一种情绪的强度进行

标示。PANAS 可以重复测量，对时间间隔的要求不高。我通常会根据治疗会谈的间隔，要求患者每周自我评价一次。PANAS 对治疗过程中的变化很敏感，可以用于监测治疗的效果。

基于彼得·兰的生物信息模型，对恐惧或焦虑障碍进行概念化时，治疗师可以采用典型的评估策略来收集信息，评估策略是为行为暴露治疗做准备的，用于对焦虑障碍展开条件反射的概念化，包括获得患者的恐惧等级表，识别回避、逃跑和安全行为。另外，当要收集的信息是关于恐惧记忆网络的意义命题及它们与刺激要素和反应要素的关联时，治疗师可以通过临床会谈和第 2 章中讲到的工具来评估患者的认知。准确的评估通常需要激活患者的相关记忆网络。所以，虽然我在办公室里对患者做了初始评估，了解了患者的恐惧记忆网络全貌，但经常是直到患者开始暴露和他的恐惧网络被激活时，我才发现，对于记忆网络的要素细节我还有很多不了解的。

情绪理论指导下的干预

本章阐述的情绪模型提供了很多有用的观点，也产生了对许多患者有效的干预策略。治疗师利用这些模型可以从这些可用的循证治疗中选择干预方法，特别是那些以情绪理论为基础的方法（例如辩证行为治疗；Linehan, 1993a），斯特劳曼的自我系统治疗（Strauman et al., 2006），焦虑障碍的暴露治疗（Foa & Kozak, 1986），以及针对广泛性焦虑障碍的情绪调节治疗（Mennin, 2004）。这些干预的目的是改变导致症状的机制或教授代偿策略。

治疗靶点和机制改变目标

概念化可以识别确定出治疗的靶点，以及与靶点关联并需要通过治疗进行改变的机制。通过概念化来明确治疗靶点和治疗的机制改变目标（即治疗要改变的心理机制）将为干预提供有用的指引。如果治疗师对个案的概念化是，患者的问题由离散情绪模型的核心与控制系统有缺陷导致，那么治疗的靶点就是概念化内容中引起患者问题的核心系统和控制系统的活动。而治疗的机制改变目标就是调节或阻止核心系统的活跃，减少或停止使用非适应性的情绪调节策略，教授和增加使用适应性的情绪调节策略。

如果治疗师认为，个案的问题是趋向与回避系统功能不良的结果，那么治疗靶点就是概念化中引起患者问题的行为激活系统、行为抑制系统和或战或逃系统的活动。而治疗的机制改变目标就是，调节过度的或缺陷的行为激活系统、行为抑制系统和行为抑制系统的活动，让那些似乎关联在一起的系统脱钩及去关联（例如，患者似乎在行为激活系统的过度活跃和低活动状态之间变换）。

如果治疗师的个案概念化假设，问题是彼得·兰的生物信息模型所讲的病理性恐惧网络的结果，那么治疗靶点就是导致患者症状的记忆网络的问题联结。治疗的机制改变目标就是，实现充分的情绪加工。治疗师可以激活恐惧网络并向患者呈现信息，让他可以在恐惧情境下对刺激要素形成新的反应和新的意义要素。Foa 和 Kozak（1986）提出，暴露治疗或者结合某些认知重构（Bennett-Levy et al., 2004；Foa et al., 2007）的暴露治疗能实现这个目标。Bennett-Levy 等（2004）发展出的行为试验，以及 Ehlers 和 Clark（2000）在创伤后应激障碍方面的工作，都是以提升情绪加工为目的的。

☆　☆　☆

情绪模型的这些阐述是这本书的概念性总结。在下一章，我将从概念转向实践，开始描述如何用这些认知、学习和情绪的基本理论（在第 2—4 章中讲述的内容）来制订一个个体化的个案概念化和治疗计划。

第 5 章

建立治疗关系，获得问题清单和诊断

现在，临床医生已做好要治疗的准备了。临床医生了解个案概念化驱动的认知行为治疗模型（第 1 章中讲述的），掌握了大多数认知行为循证治疗所依赖的认知理论、学习理论以及情绪理论（在第 2—4 章中讲述的）的主要内容及其临床意义。如果临床医生能熟练掌握几个适用于常见障碍的循证治疗技术的具体内容（及其潜在的概念化），那也很有用。现在，患者——或者更应该说潜在的患者——已经到了，临床医生必须把他学到的一般知识转化成个案特异化的具体内容。

治疗并不会在第一次会谈就开始。相反，治疗师需要开展一系列预备性会谈。这种预备性会谈或者咨询阶段是有时限的，一般来讲不宜超过 4 次。如果预备性会谈没有结尾或时间太长，那预备性会谈和积极治疗之间的界限就很难保持了。

本章和接下来的两章主要讲述预备性会谈。在本章，我首先讨论了区分预备性会谈的必要性（也可以参见 Linehan, 1993a; Persons & Mikami, 2002），并简要描述了预备性会谈的任务。随后，我会详细描述并举例说明预备性会谈的首要任务，即开始建立治疗关系和形成问题清单与诊断。

在评估和治疗之间建立清晰的边界是有必要的

在评估和治疗之间建立清晰的边界是心理健康专业人员的伦理义务（APA, 1992）。在没有向患者告知要进行的治疗计划并获得他们的同意之前就开始治疗是违反伦理的。若治疗师要做以个案概念化为驱动的治疗，那获得充分的知情同意是非常重要的，因为治疗师要经常改变和联合循证治疗或借助基础理论来进行概念化和制订治疗计划，以此来解决那些尚缺乏循证治疗的问题和障碍。

开始治疗但又没告诉患者为得到一个成功的结果需要什么，这种做法可能是危险的，很像开始徒步到沙漠而不带水一样。治疗师作为探险队的领队，有必要保证患者做好充分的准备。许多认知行为治疗都是有压力而且要求很高的，这更强调充分知情告知的重要性，治疗师要花时间让患者做好准备并获得他们对下一步治疗的同意。莱恩汉（1993a）在治疗边缘性人格障碍的辩证行为治疗中采用了预备性会谈阶段。她在这个阶段提出提供治疗的前提条件，就是要求患者同意以停止自杀和自伤的行为为目标。治疗师如果忽略了这一步，那可能会发现自己不停地在努力阻止患者自杀，而患者并没有同意把停止自杀作为治疗目标。

在第 3 章和第 4 章中所讲的条件反射理论和情绪理论提醒过我们，预备性会谈阶段是有用的。患者第一次来我们这的时候，他们通常是非常痛苦和渴望获得一些帮助的。操作条件反射理论的原则告诉我们，在这个时候患者更有可能签署一个有进取心的治疗计划，而在稍有好转后，他们的意愿就会降低了。治疗师可以（慷慨地）利用这一点，要求患者必须同意完成一个综合治疗包才能开始治疗。情绪理论告诉我们，患者的痛苦可能会引发治疗师的反移情，诱导他在对患者进行全面评估或针对需要的治疗获取知情同意之前就开始进行干预。在正式开始治疗之前，增加一个明确的预备性会谈阶段将帮助治疗师避免这个陷阱。

Trevose 行为矫正程序（图 5.1）就是一个极好的范例，它展示了潜在的患者在进入（或坚持）治疗之前饱受折磨是如何有助于其发生改变的。

我牢牢记住这个例子，它让我很坚决地要求患者做那些能成就他们预期
变化的事情。我鼓励治疗师认真仔细地思考那些真正需要的东西，鼓励
治疗师采用动机访谈（W.R. Miller & Rollnick, 2002）和其他策略（第 7
章中有描述）来帮助患者理解并同意治疗计划（Gruber & Persons, 2008），
而不是急匆匆地就同意用患者要求的和令患者感觉舒服的治疗计划。

Trevose 行为矫正计划（Latner, Wilson, Stunkard, & Jackson, 2002）能为严
格的治疗计划带来显著疗效，这是一个很好的例证。这一计划也展示了操作性
学习原则的治疗应用。Trevose 行为矫正计划是一个以行为策略来治疗肥胖的
自助团体项目，这个项目能显著减轻体重并且能维持很长一段时间。Latner 等
人（2002）报告称，47.4% 的患者在 2 年后仍在接受治疗，他们的体重减轻了
19.3%；5 年后，仍然还有 21.6% 的人在项目中，他们减掉了 17.3% 的体重。

Trevose 项目的入组标准是：参与者体重超过保险规定的正常体重标准 25
磅到 100 磅，没有糖尿病史，并且从未参加过 Trevose 项目。要成为这个项目
的成员，参与者必须在前 5 周记录他们每天的食物摄入量并把记录带来参加每
周的会谈，且目标是减轻 15% 的体重（除非他们的减肥目标是 80 磅或更多，
这种情况下，他们必须在筛选阶段减掉 12 磅）。那些达到了所有这些要求的人
会被接纳成为"成员"，否则会被剔除，且永远不得加入小组。

为了保持会员资格，团队组员还必须达到严格的标准、他们必须参加每周
的小组会，监督自己的食物摄入量，每个月都要达到特定的减肥目标。如果想
要休假的话，参加者必须提前 2 周进行书面申请，休假期间，会员必须称体重
并在他通常开会的那天将体重记录邮寄给组长。做不到这些要求的成员将离开
小组并且不允许重新加入。小组成员参与了一段时间后就不会那么容易被要求
退出项目小组了，但如果他们未能达到要求，他们将面临惩罚，即被"假释"，
他们将有 2 个月额外的时间来达成目标。项目鼓励成功的组员自愿成为 Trevose
项目的小组领导人或办公室工作人员。当他们能维持 12 个月的减肥后，将不再
强制要求他们参加会谈，但会员必须每月定时邮寄他们的体重记录。

图 5.1　Trevose 行为矫正项目

将治疗和评估完全区分开是不可能的

尽管区分评估和治疗很重要也有好处，但是将评估和治疗完全区分开是不可能的，甚至是不可取的，这有几个原因。第一，评估通常会有干预的作用。例如，行为监测通常能引导行为的预期改变（Korotitsch & Nelson-Gray, 1999）。

第二，有一个非常有用的方法可以告知患者治疗信息并帮助患者决定是否愿意继续进行治疗，就是向患者展示一些干预措施，让患者了解一些治疗知识和经验性信息。例如，为了教授认知模型并获得患者对治疗的潜在信息，治疗师可以通过思维记录表来解决患者当前关注的问题。

第三，患者有时会在遇到需要紧急干预的危机时来到治疗师的办公室。这时，治疗师要与患者达成协议，暂停预备性会谈来处理危机，等危机解决后再返回预备性会谈。

此外，患者要治疗的问题往往会阻碍他们同意解决该问题的很好的治疗计划。例如，一个做决定有困难的人会发现很难做出决定去解决他的决策困难！

第四，人们往往会对改变持矛盾态度（Prochaska & DiClemente, 1992）。因此，尽管患者在治疗开始前必须签署知情同意，但经常还需要采取一些干预措施让患者了解治疗，帮助他们克服对接受治疗的不情愿心理（W. R. Miller & Rollnick, 2002）。预备性会谈阶段——我借用了莱恩汉（1993a）的术语，有助于解决这种紧张。

预备性会谈的任务

预备性会谈的任务是：（1）建立治疗关系；（2）获得诊断；（3）进行初始的个案概念化；（4）制订初步治疗计划；（5）告知患者评估结果并就怎样进行达成一致意见。虽然我是按顺序讲述这些任务的，但实际工作中，治疗师会同时进行全部任务。也就是说，治疗师在收集信息形成诊断和初步概念化的同时，也与患者建立治疗关系、形成治疗计划并告知患者其想法。因此，我建议你在开始执行任何预备性会谈的任务之前，最好能完整地阅读所有预备性会谈的章节（第 5—7 章）。

开始建立治疗关系

治疗关系的建立是预备性会谈的一个关键任务。如果患者不喜欢或不信任治疗师并且认为治疗师不能真正理解他的内心冲突，那么患者是不大可能接受一个即使疗效证据非常显著的治疗方案的。因此，我要先讨论一下治疗关系。治疗关系是治疗的其他方面赖以存在的基础。然而，这并不意味着治疗师要在建立了治疗关系后再去进行其他预备性会谈（和治疗）任务。相反，如这些预备性会谈章节所讲的那样，与患者合作完成预备性会谈的任务，在诊断、概念化和治疗计划上达成一致是建立牢固治疗关系的关键部分（Bordin, 1979）。

因此，在预备性会谈阶段，建立关系的主要任务是建立合作性关系，以发展一个共享的概念化和治疗计划。此外，通过预备性会谈阶段，患者和治疗师可以根据两人在这些任务上工作得怎么样来评估他们能否在治疗中有良好的匹配。

诊断

为什么要诊断？许多临床医生认为诊断无关紧要，不愿意进行正式的诊断评估。他们不想打断患者"讲故事"的过程，他们担心患者会对诊断产生负面反应，他们会觉得诊断分类和认知行为理论在概念上很难统一调和（Follette, 1996）。虽然这些观点和其他一些都有些道理，但诊断对治疗是有用的。一个关键的例子就是，区分单相和双相心境障碍对于心理治疗及药物治疗都非常重要。此外，治疗效果的文献，甚至流行病学和精神病理研究的文献也都是按照诊断分类组织的，有效力的临床医生也希望在他们的临床工作中利用这些文献开展工作。实际上，发展个体化的个案概念化和治疗计划的一个主要方法（下一章将对此进行描述）就是，号召治疗师依靠循证的概念化和治疗方案，而这些通常指向一个DSM 障碍。诊断可以为治疗师提供一些直接的概念化假设。例如，惊恐障碍的诊断提示惊恐症状源自对生理性躯体感觉的灾难化解释（Clark,1986）。

初始个案概念化

预备性会谈的另一个关键任务是发展初始个案概念化。个案水平的概念化包含的要素有：（1）患者所有问题和障碍的完整清单；（2）这些问题和障碍的维持机制（例如图式或条件反射）；（3）触发这些机制并引起这些问题的促发因素；（4）机制的起源（例如这些图式或条件反射是如何获得的）。概念化需要解释所有这些因素之间的关系。

预备性会谈的目标是形成足够的概念化假设，来确定治疗计划的关键内容，并向患者提供足够的信息，令其能明智地决定是否接受治疗师的治疗计划。也就是说，目标是，避免治疗师到了第 5 次或第 25 次会谈时才了解到，患者是用自我伤害行为来管理痛苦情绪的，而且他拒绝同意以停止自我伤害为治疗目标。概念化（及合作发展概念化的过程）可以确保，患者能感受到治疗师对其处境的理解，有助于建立治疗同盟。不过，治疗师在预备性会谈阶段所形成的概念化仍然是比较初步的，主要原因有两个。

第一，在预备性会谈阶段，治疗师通常无法收集到形成完整详尽的概念化所需要的所有信息。治疗师可能会在预备性会谈中发现患者有惊恐障碍，并将其概念化为对惊恐感觉的非理性恐惧。但是，在预备性会谈阶段，治疗师可能没有时间收集所有的灾难化想法、可怕的灾难结果、具体躯体感觉的具体细节以及它们的发生顺序，那些是具体而详细的概念化的一部分。这些信息大部分将在后续治疗过程中获得。

第二，预备性会谈形成的个案概念化只是一个初步假设，随着治疗的推进，概念化内容可能会被修正。通常在治疗过程中，随着一些问题的解决、新问题的出现，治疗师会了解到新的信息，从而形成新的个案概念化。

第三，需要记住的是，个案水平的概念化只是指引治疗的众多概念化之一。症状水平的概念化（在第 2—4 章和第 10 章中有详细描述）和障碍水平的概念化也在治疗期间指引着临床医生的决策。

治疗计划

治疗计划是在个案概念化中产生的。例如，如果医生假设患者的惊恐症状源自对生理性躯体感觉的灾难化恐惧，那么治疗计划就有必要包含干预，帮助他克服对这些躯体感觉的恐惧。如前所述，在预备性会谈中，治疗师可能缺乏必要的信息来充实治疗计划的每一个细节，但必须提供足够的信息让患者决定是否继续治疗并达成知情同意。至少，治疗师必须就需要采取何种治疗方式（即个人、团体或伴侣）、治疗频率、附加治疗（如药物治疗或药物治疗咨询）以及心理治疗需要何种干预等方面提出建议。例如，必须告诉想要克服恐惧症和焦虑症的患者，认知行为治疗需要在某种程度上接触恐惧情境。治疗师也可以要求患者同意某些治疗目标。例如，对于边缘性人格障碍，辩证行为治疗通常要求患者同意以停止自杀和自我伤害行为为目标，以此作为治疗的前提。

预备性会谈阶段的一个主要困难是，患者常常很痛苦并且希望能立刻开始治疗，而治疗师则希望在开始治疗前完成所有的预备性会谈任务。要解决这个难题，就请记住，评估和治疗计划制订以及建立治疗关系本身就是干预。此外，治疗师可以在预备性会谈中布置家庭作业（如心理科普阅读），这将促进评估过程，并可能减轻患者的一些症状。

获取知情同意

在继续治疗之前，治疗师要简要地说明自己关于诊断和概念化的假设，描述自己推荐的治疗方案和其他可供患者选择的方案，获得患者对所推荐的治疗方案的同意。要获得患者的同意可能需要一些干预措施（见第 7 章）。

如果患者和治疗师不能就治疗方案达成一致的话，他们是无法继续的。因此，当治疗师完成了本章和后两章讲到的所有预备性会谈任务后，治疗师要记得提醒患者还没有做关于一起治疗的任何决定。在预备性会谈中收集了信息后，治疗师可能会认为自己不具备治疗该患者的专业知识。或者，患者可能会不同意治疗师推荐的治疗方案。这种情况下，临床医生必须把患者转介给另一位治疗师。

总之，在预备性会谈中，治疗师要开展五项任务的工作：建立治疗关系、形成诊断、初步概念化、制订治疗计划以及获得患者对治疗师所提治疗计划的知情同意。在本章，我将重点讨论三个任务：建立治疗关系、形成诊断和完成概念化的第一部分——问题清单。尽管我在此集中探讨这几条，但治疗师应同时工作于预备性会谈中的所有任务。因此，在致力于建立治疗关系、做出诊断和形成问题清单的同时，治疗师也要收集数据来形成机制假设，并趁机告知患者治疗师正在考虑的治疗方案是什么样的。

开始建立治疗关系

随着第一次电话联系，建立治疗关系的任务就开始了。良好的治疗关系是预备性会谈和治疗的必要条件。

如前所述，患者与治疗师在诊断、概念化和治疗计划上的意见一致是稳固治疗关系的关键要素（Bordin, 1979）。为了促进这种一致，治疗师需要和患者协作，努力让患者知道，在采集患者信息来形成诊断、概念化和治疗计划的每一步中，治疗师都了解到了什么。Padesky（1991）用"肩并肩的个案概念化"来形容这一点。这样当治疗师提出诊断、概念化和治疗建议并寻求患者的同意以继续治疗时，他只需要简单地总结患者和治疗师已经讨论过的事情。

如果没有良好、信任的关系，治疗师是很难收集评估信息形成概念化。同时，对患者的易感缺陷进行假设也将有助于治疗师建立良好的关系。解决这一困境的方法是尽早开始制订概念化假设并用它来指导关系的发展。事实上，治疗师在预备性会谈上的工作需要步步为营的方法，每步一个任务（形成概念化、建立关系），每步又都有利于其他。例如，一个有经验的治疗师可能很快就能确定患者对批评非常敏感，在评估时他就在这种意识引导下采用谨慎而又支持性的询问，这让治疗师既能获得所需的信息，又能建立起信任的关系。实际上，让治疗师和患者都评估一下他们在治疗中能否成功地协调行动并相互配合，也是预备性会谈的目的之一。

开始进行个案概念化：全面的问题清单

制订全面问题清单的原因

制订一个全面的问题清单很重要，原因有三。第一，任何症状、问题或诊断的重要性都取决于患者的其他问题和诊断。举例来说，现实解体症状对惊恐障碍患者和对物质滥用者有着不同的含义。要完全理解这个个案，治疗师必须了解所有的问题。清单上的问题就像房间里的一件件家具。添加或除掉一件就会使其他看起来不同，甚至会导致所有的家具重排。

第二，如果治疗师没有列一个全面的问题清单，只是简单地关注患者希望关注的问题或者是很显而易见的问题，那么就可能会忽略重要的问题。患者常常希望忽略一些严重的问题，比如药物滥用、自伤行为等，如果这些问题被忽视了，就会妨碍患者所关注问题的成功治疗。

第三，对全面问题清单的回顾通常能揭示一些跨问题的共同因素或主题。对这些共同因素的认识有助于形成最初的概念化假设。安吉拉的情况就是如此，本章后面会讲到她的例子。

获取问题清单的背景

系统地进行个案概念化的第一步是获得患者所有问题的全面清单。在这个过程中，治疗师会睁大眼睛、竖起耳朵去寻找与个案水平概念化的其他要素相关的信息：根源、促发因素和机制。治疗师还同时开展预备性会谈的其他任务（建立关系、形成诊断、制订治疗计划和获得知情同意）。

此外，治疗师经常会为了收集对某个关键问题和症状进行概念化所需要的信息而偏离制订全面问题清单的任务。这种离题在下面三种情况下是有意义的。第一，如果遇到一个很好的机会能与患者合作进行某一症状或问题的概念化（尤其是那些最令患者苦恼的问题），那么抓住这个机会通常是明智的。在问题层面上与患者进行合作有助于建立治疗同盟和让患者了解认知行为治疗是如何概念化和开展治疗的。这种离题交谈通常很简短（如10分钟）。第二，如果患者出现高风险问题（如自杀行为），治疗师必须立即把目标转到对自杀进行概念化和干预的任务上来。第三，如果治疗师遇到某个关键行为、症状或问题可能会影响患者接受有效治疗计划的能力或意愿，那么针对这个问题发展概念化，形成一些干预措施来解决该问题是很重要的。要在症状或问题水平上进行概念化，治疗师可以采用第2—4章以及下一章在安吉拉案例的讨论中所描述的方法。

在这个背景下，治疗师在第一次会谈里的重点是获取患者的全面问题清单。

问题清单的内容

为了获得一个全面的问题清单，治疗师要评估以下领域：精神症状、人际关系、职业、学校、医学、财务、住房、法律、休闲，以及精神健康或医疗方面的困难。

问题清单与 DSM 的轴 I-IV 诊断有相当程度的重叠。不过，治疗师要把问题清单中的诊断信息转化为在认知行为视角下利于概念化和干预的术语。问题清单促进认知治疗计划制订的一种方式是，通过将功能性问题放在较高优先等级上，而不是用 DSM 形式，后者把这些问题列在了轴 IV 上。问题清单的另外一种方式是，把患者罹患的轴 I 和轴 II 上的特定精神障碍的症状进行细节化。

此外，好的问题清单应包括至少部分问题的量化或严重程度评分［例如，每周惊恐发作的次数或《贝克抑郁量表》（Beck Depression Inventory, BDI）的得分］。以这种方式表述问题有助于设定能够测量变化的治疗目标。

问题清单还包括轴 III 的障碍。对医学问题的识别之所以重要有几个原因。在医学问题的治疗中，认知行为技能常常是有用的，尤其像肥胖和心脏病这样的慢性医学问题，它们作为疾病管理的一部分，常常需要患者改变行为。此外，许多医学疾病会引起类似的问题与症状或者会加重精神障碍（例如，甲状腺功能障碍会加重情绪障碍），治疗师必须意识到这些问题之间的相互作用。最后，医学状况可能会给治疗带来限制。例如，一名患糖尿病的研究生无法在完成论文时奖励自己一份冰激凌蛋卷。

如前所述，财务、住房和法律等社会心理问题（轴 IV）也应列入问题清单之中。事实上，一些患者，甚至是那些患有显著的轴 I 障碍的患者，也会经常因为试图从虐待关系中解脱出来或者为了应对一系列应激生活事件来寻求治疗。他们经常没有意识到自己患有轴 I 障碍，也不会为此寻求治疗。此外，轴 IV 诊断的问题可能会降低甚至破坏以轴 I 为目标的治疗，尤其是如果轴 IV 问题以意想不到的方式暴露出来的话。一个抑郁的年轻人来赴约会谈，告诉我："我付不起房租，所以下个月我就只能住在车外了——这真的不是问题，但我只是想让你知道。"这个年轻人有两个问题：一个是住宿问题，另一个是对住宿问题的严重性认识不足。

并不是问题清单上的所有问题都能在心理治疗中得到解决。例如，治疗腿部骨折显然不是认知行为治疗的目标。然而，将断腿列在问题清单上对认知行为治疗师来说是有用的，因为它可能会影响诊断、概念化和治疗计划（例如，骨折可能是由冲动行为导致的，这也意味着锻炼不能作为该患者治理抑郁情绪的方案）。

下一部分我将描述收集信息的过程，以获得问题清单和诊断。如上所述，当治疗师这样做时，他也会趁机完成其他预备性会谈任务，包括建立治疗关系和告诉患者治疗的信息。

获得问题清单和诊断的过程

治疗师要从多种渠道采集信息来形成问题清单和诊断，包括临床访谈、纸笔测验、结构化访谈程序（如诊断访谈协议），以及既往和当前同时提供治疗的治疗师。家庭成员也常常能提供一些有用的信息。例如，不少见的是，强迫症患者的妻子比患者本人更清楚患者的强迫仪式是如何干扰他们的正常家庭生活的。当患者的障碍或问题（如双相情感障碍、精神分裂症、囤积症）中本身就包含着忽视症状或缺乏自知力等内容，那么家庭成员提供的信息就尤为有用。

在这里我会讲述如何通过这些渠道采集信息来制订问题清单和形成安吉拉的诊断假设。除制订清单形成诊断之外，我还会趁机收集其他信息，包括个案水平的概念化要素（机制、促发因素）以及关键问题及症状的有关信息。我还努力建立治疗关系并让她了解一些关于认知行为治疗的知识。下面呈现的安吉拉个案其细节是经过修改的，安吉拉本人看过这些材料，她同意我在本书中引用这些材料。

第一次会谈前的电话联系

患者在电话里说的第一句话常常能为诊断和概念化假设提供有价值的线索。安吉拉的第一句话是"我非常痛苦，但我怀疑治疗能不能真的帮助我"。安吉拉是被她的精神药物治疗师转介过来的，药物治疗师已经打电话给我并提供了她的简要情况。我知道安吉拉是一名律师，一个客户在工作中对她进行了身体攻击，导致她出现焦虑和抑郁症状，她因此无法工作而请假。所以，甚至在安吉拉打电话之前，我就开始关注创伤后应激障碍和情绪障碍的诊断问题。

安吉拉对我说的第一句话中，最引起我注意的是她对治疗的怀疑态度。这是一个最优先考虑的问题，因为它属于"可能破坏或危及治疗本身的问题"。因为它的重要性，即使在我开始采集信息制订问题清单和诊断的过程中，我也立即开始对安吉拉的怀疑态度进行症状水平的概念化。我猜想这可能是创伤后应激障碍的症状，创伤后应激障碍通常会让患者觉得所有的规则都变了，都没什么意义了。绝望可能是抑郁的症状。用贝克（1976）的认知模型来看，这可能是认知图式"认定他人是毫无帮助的，未来是无望的，而自己是无助的"的结果。这也可能是源于，我们的文化或安吉拉的个人经历或她周围的人对心理健康专业者持一种特定的负面信念。我需要进一步评估，以确定这些假设中哪一个最能解释安吉拉的怀疑，并据此制订解决方案。我使用患者的第一句话进行概念化的方法，与研究有胜任力的医生的决策过程的研究结果是一致的：有胜任力的临床医生在决策过程中很早就开始进行诊断假设（Elstein, Shulman, & Sprafka, 1978）。

在与安吉拉的第一次电话交流中，我发挥了自己的人际能力并开始建立治疗同盟。我想在早期建立牢固的治疗关系，向她传递我的胜任能力和信心，即我可以帮助她投入治疗中来。我也想让她对如何与我一起工作有一些了解。为了实现这些目标，我积极地结构化时间以进行简短评估，并在它与共情陈述间取得了平衡。我让她简单地描述了一下她的问题，"这样我就可以确保我能有效利用你与我会面咨询的时间了"。我还问她是否有自杀的念头或觉得自己处于危机状态下，这样可以帮我确定要多快见到她。简短的讨论之后，我了解到她目前不是处在危机状态下，她的问题似乎属于我擅长的领域，我告诉安吉拉，我很高兴与她进行可能至少两次，也可能是三至四次的咨询。我解释说，我会收集很多信息来评估她的情况，然后我告诉她我的想法以及治疗建议，治疗建议可能包括也可能不包括我的参与。在开始时，我们对所有的选项都保持开放。

同样，她会评估我的治疗建议是否对她有意义，如果我和她一起努力开展治疗，她是否觉得我可以帮到她。我征得她的同意后会给她寄一份首次访谈问卷（intake questionnaire）让她完成（如下所述），她需要在首次会谈时把问卷带来，这样我就可以收集很多信息来评估她的情况，而不用在会谈中花费太多时间。我告诉她问卷中会有一份治疗协议（图 5.2），协议中描述了我的业务范围和临床执业规范。我要求她阅读这份协议，如果她对这份协议没有异议就在上面签字并带过来，我会把治疗协议放入临床病例档案中保存，如果她有任何问题，在见面时可以提出来。我告诉她咨询的费用价格，并告诉她我希望她在会谈期间能完成支付。安吉拉很乐意与我会面，对我提出的任何建议似乎都没有异议，所以我们约在一周后会谈。

这份文件包含了杰奎琳·珀森斯博士和旧金山湾区认知治疗中心的专业服务和商业政策的重要信息。请仔细阅读，有任何问题请与珀森斯博士讨论。

评估和治疗：珀森斯博士会针对你的问题和可获得的治疗方案进行评估。如果你同意她的建议，她将为你提供认知行为治疗。对照研究已证明行为治疗是很多问题和障碍的有效治疗方法。（根据要求，珀森斯博士会回顾与你的情况最相关的研究结果。）不过，治疗并不保证一定成功。治疗很费时，也会有压力；治疗可能会引起强烈的情绪，如愤怒、沮丧、悲伤或焦虑，并可能导致你原本没有预想到的改变（如离婚或继续发展你认为自己会离开的一段关系）。对于某些职业者（如政治、执法），接受治疗可能会对他们的职业生涯带来负面影响。存在着很小的风险会让你的病情由于治疗而恶化。在会面并评估了你的情况后，如果你愿意，珀森斯博士会向你推荐治疗大致需要多少次。大多数患者会在 5 到 40 次之间。当然医生对治疗疗程的估计只是估计，不能保证治疗实际所需的时间。

备选治疗方案：医生提供的认知行为治疗有很多选择，包括其他类型的心理治疗、团体治疗、伴侣治疗或家庭治疗，很多情况下还包括药物治疗。在某些情况下，心理测验和一些其他的正式评估工具可能会有效，如果珀森斯博士认为你的情况需要这些的话，她会告诉你她具体的建议以及原因。

图 5.2　治疗 / 评估协议

你有权就治疗的各个方面提出问题。只要你要求换一位咨询师，或者是珀森斯博士建议如此，他都会帮你获得另一位心理健康专家的咨询服务。

受训和执业经历：珀森斯博士是一名在加州执业的心理学家。1979 年，她从宾夕法尼亚大学毕业并获得临床心理学博士学位。她是加州大学伯克利分校心理学系的临床教授。她接受了认知行为治疗的培训，拥有 25 年认知行为治疗经验，主要工作领域为成年人的抑郁、焦虑及相关问题的治疗，她在治疗夫妻、家庭或儿童方面受到的训练不多或不擅长。

患者的角色：你要积极主动地参与治疗，包括你要与珀森斯博士一起确定治疗目标，完成治疗之初和治疗期间的心理问卷以及疗效评估。治疗会要求你在会谈后完成家庭作业。如果你在任何时候对治疗进展、治疗过程或治疗结果不满意，请向珀森斯博士提出并讨论，以便解决遇到的困难并形成一个可以更好地满足你需求的治疗计划。

患者的权利：本协议附有《患者权利法案》（*Patient's Bill of Rights*）文件，该文件是加州消费者事务部的公开文件。请仔细阅读，有任何问题请向珀森斯博士提出。

工作时间 / 服务联系：周一至周五，上午 8 点至下午 6 点，珀森斯博士通常在办公室。治疗时间通常是每周一次，每次 50 分钟，或者在你和珀森斯博士都同意的情况下根据治疗需要决定治疗时间。如有紧急情况，请致电 510-448-2764 联系珀森斯博士。此外，如遭遇危机，你可以拨打 911，或者联系你的初级保健医生、当地急诊室或危机干预服务部门。如果珀森斯博士离开本地，她会通知你并告诉你另外一位可以帮助你治疗的治疗师的姓名和电话号码。

保密：患者和治疗师之间的交流的保密性很重要，一般情况下，这是受法律保护的。珀森斯博士会尽一切努力按照法律要求将所有评估和治疗信息严格保密。你的评估和治疗信息可能会在认知治疗中心内部披露，除非你提出书面申请拒绝。只有在经过你的书面许可后，珀森斯博士才能对外公布你的有关信息，但以下情况除外：

- 当怀疑有老人、需抚养的成年人或儿童被虐待或受忽视时。
- 当珀森斯博士判断你有伤害自己或他人的危险或无法照顾自己时。
- 如果在与珀森斯博士的沟通中，你传递出对他人有严重的身体暴力威胁时，法律规定珀森斯博士有责任向潜在受害者和司法机构报告。
- 因应法律程序需要，法院命令珀森斯博士公开信息时。

图 5.2　治疗 / 评估协议（续）

- 法律规定的其他情形。

如果接受团体治疗服务，你必须对团体治疗内分享的资料保密。珀森斯博士不对小组成员违反保密规定的行为负责。

如果你需要保险公司报销治疗费用，珀森斯博士会向你提供月报告单，你可以把该报告单提交给保险公司。大多数保险公司会要求你提供诊断信息、接受的服务类型（例如，50分钟个人心理治疗会谈）、会谈日期和费用等信息，珀森斯博士会根据你的要求在报告单中包括这些信息。一般来说，珀森斯博士会把报告单直接寄送给你。遇到无法回避的情况，可以应你的要求，把报告单直接投寄到你的保险公司。需要注意的是，当报告单投寄给保险公司时，珀森斯博士无法保证谁会看到这些信息。几乎所有的保险公司都会声明他们会对这些信息保密，但珀森斯博士不能保证他们一定会这样做。有人会把信息与国家医疗信息数据库共享来决定是否具备资格申请生命、残疾、健康和其他保险。在珀森斯博士向保险公司发送任何信息之前，她将告诉你她所写的内容，并获得你同意向保险公司递送信息的书面许可。你可以选择是否向保险公司披露它所要求的信息，但如果你拒绝同意披露的话，大多数保险公司都不会为服务支付费用。

记录保存：医生为每个患者建立一个临床病历。病历中的信息包括状况描述、诊断、治疗目标、治疗计划和进展、治疗日期、费用，以及每次治疗会谈的记录。珀森斯博士会把治疗过程中填写的任何同意、公布、评估或其他表格的记录都进行保存。这些临床记录保存在锁着的文件柜中和珀森斯博士办公室的电脑里。当珀森斯博士离开办公室时，包含临床记录资料的硬盘会存放在上锁的文件柜中。当你的治疗结束后，医疗记录的硬拷贝将被存放到机构外的医疗记录存储设备中。

录音：你可能希望对治疗会谈录音，这样你可以在以后回顾治疗。如果你愿意，你可以录音。

研究、写作、教学、咨询：珀森斯博士的工作包括开展研究、培训和督导，她也进行专业写作和科普写作。珀森斯博士可能希望能向其他专业人士——尤其是她在旧金山湾区认知治疗中心的同事——咨询你的个案治疗计划。你在下面的签名将表示，在珀森斯博士采取了合理的努力来保护你的身份的前提下，你允许她可以用下述任何一种方式来使用你和你的治疗信息。

费用：珀森斯博士收取的费用为每50分钟的会谈＿＿＿＿￥。更长或较短的

图 5.2 治疗 / 评估协议（续）

会谈一般按这个标准的比例来计算费用。如果你打电话给珀森斯博士，将按照同样的标准根据通话时长计费。当然，打一些简短的电话，比如预约电话，不会收取费用。

付款：除非另有约定，你应在会谈时支付咨询费用。如果需要，珀森斯博士会每月发送一份账单报表给你。

取消或错过预约：如果你错过或取消预约但没有提前 24 小时通知珀森斯博士，那么预约的会谈费用将照常收取。请注意，一般情况下保险公司不会对取消的治疗做出赔偿。

报销：你需自行负责完成从保险公司或通过其他渠道报销咨询费用。

终止治疗：你可以随时退出治疗。珀森斯博士建议你在退出治疗前与她讨论你的终止治疗计划，以便她有机会给出建议，并在必要时向你提供转诊选择。

如果你与珀森斯博士的会面中断超过 4 周或以上，她会尝试联系你。如果她无法联系到你，她会认为（除非有其他安排）你选择终止治疗，因此她会结束你的个案。当然，如果你希望恢复治疗，她会很乐意随时与你讨论这个问题。

如果珀森斯博士丧失能力或死亡，她在旧金山海湾区认知治疗中心的同事知道如何访问她的医疗记录并将联系你让你了解她的情况，如果需要的话他将帮你安排另一位治疗师继续你的治疗，他会和你讨论如何处理你的医疗记录。

☆　☆　☆　☆　☆

我已经阅读并理解了这份协议和《患者权利法案》，并且我的相关疑问得到了满意回答。我接受、理解和同意遵守本协议的内容和条款并同意参与评估和治疗。

患者姓名（印刷）：＿＿＿＿＿＿＿＿＿＿＿＿＿＿＿＿＿＿＿＿＿＿＿＿＿

患者签名：＿＿＿＿＿＿＿＿＿＿＿＿＿＿＿＿＿＿＿＿＿＿＿＿＿＿＿＿

日期：＿＿＿＿＿＿＿＿＿＿＿＿＿＿＿＿＿＿＿＿＿＿＿＿＿＿＿＿＿＿

图 5.2　治疗 / 评估协议（续）

通过预备性会谈收集信息

在预备性会谈阶段，尤其是第一次会谈，治疗师必须应对强烈的情绪牵扯。一种牵扯是迅速进入治疗。最好在开始初次会谈时就提醒患者（和治疗师！）这次咨询会谈的目的是，对患者的情况进行评估和着手设计治疗方案，并且在每次会谈开始时都重新设置这样的提醒。如果没有这些提醒，治疗师很容易从评估转向治疗，连过渡都没有。

另一种牵扯是，将注意力过度集中在患者最痛苦的问题上。患者往往会深陷于一两个问题并希望能立刻深入解决。治疗师必须在这些问题上花些时间，否则他得不到所需的信息，患者也会觉得没有被倾听而认为治疗师帮不了他。但同时，治疗师在没有全面了解患者所有问题的情况下就深入探究一两个问题的做法是有风险的。我曾这样做过，我深入关注一个患者因关系破裂引起的痛苦问题，但后来我才发现，他有需要立即关注的严重药物滥用问题或精神病症状，而对于这些问题，患者和我并没有在如何治疗上达成一致意见。

还有一种牵扯是，用同患者一样的方式对问题进行概念化。治疗师不能这样做，相反，治疗师要进行微妙地平衡，要理解患者对其状况和问题的看法，并让患者感受到治疗师对他的理解，而同时又不能被患者的看法所左右从而失去自己的判断和视角。患者通常持有没有帮助作用的概念化或世界观，这造成了他们的问题或者问题解决失败。例子包括，那些把减肥视为彻底改变生活的关键因素的人，以及那些认为自己无能而聘请治疗师来照顾她（而不是请治疗师来教她照顾自己）的人。

再有一种牵扯是，治疗师会忽略患者自认为不是问题或不想讨论的话题，比如物质滥用。尽管治疗师必须进行临床判断，也会适当推迟对某些主题的详细评估，但在一般情况下，治疗师在预备性会谈中要努力打开与患者情况相关的任何和所有重要主题，这是很重要的。如果做不到这一点，治疗和治疗关系从一开始就会埋下隐患。

预备性会谈格式（pretreatment format）和漏斗评估法（a funnel approach to assessment）（Mash & Hunsley, 1993）有助于解决所有这些压力。在预备性会谈格式中，治疗师需要尽力在有助于理解患者状况和给他治疗建议的所有领域里收集所有信息。在漏斗评估法中，治疗师首先进行广谱评估，以此来确定哪些区域需要更详细的评估。在首次会谈之前，患者完成并提交给治疗师的纸笔问卷或在线评估会对这种方法有帮助，因为它们能向治疗师快速提供许多问题领域的信息。此外，为了解决患者急于完成评估和开始治疗的问题，治疗师可以计划以每周两次会谈的频率和每次 90 分钟时间来安排会谈。

我在安吉拉的个案上采用了上面所有的方法。当她在我的办公室坐下来时，我一开始就提醒安吉拉有关预备性会谈的协议，对我来说会谈目标是收集信息，因此我需要经过 2 次或 3 次或甚至 4 次会谈来评估她的情况，然后才能提出一些治疗建议。然后，我请她允许我花 5 分钟的时间来回顾初始问卷结果，让她知道我这样做是为了更有效地利用我们的时间。

我发给安吉拉的问卷就是旧金山湾区认知治疗中心使用的那个表（见图 5.3），她已经填写完成并带到了会谈现场。这个问卷里包括《症状清单 -90—— 修 订 版》(Symptom Checklist-90-Revised, SCL-90R; Deogatis, 2000)，《贝克抑郁量表》(A. T. Beck et al., 1979)，《抑郁症症状速查量表》(Quick Inventory of Depression Symptomatology, QIDS; Rush et al., 2003)，《伯恩斯焦虑量表》(Burns Anxiety Inventory, Burns AI; Burns, 1997) 和我们编制的《功能与满意度问卷》(Functioning and Satisfaction Inventory; Davidson, Martinez, & Thomas, 2006)。里面还有我们的《成人首次访谈问卷》(Adult Intake Questionnaire)（图 5.4），它询问的内容包括既往和现在的治疗、物质使用、创伤、家族史与社会经历、法律纠纷等问题。

有时，我会根据简短的电话通话来评估所了解的情况，在这个标准测量包中添加一些量表来评估某些其他症状和问题，比如《耶鲁-布朗强迫症量表》(Yale-Brown Obsessive-Compulsive Scale, Y-BOCS; Goodman et al., 1989)，《宾夕法尼亚州担忧问卷》(the Penn State Worry Questionnaire; Meyer, Miller, Metzger, & Borkovec, 1990)，《广 场 恐 惧 症 机 动 性 量 表》(Mobility Inventory for Agoraphobia; Chambless, Caputo, Jasin, Gracely, & Williams, 1985)，或《躯体感觉和广场恐惧认知问卷》(Body Sensations and the Agoraphobia Cognitions Questionnaires; Chambless, Caputo, Bright, & Gallagher, 1984)。读者可能会希望开发自己的测量包来评估他们所见到的患者的典型表现问题；图 5.5 提供了一些有用的度量方法。这里面的许多内容不仅是为了个案概念化也要考虑到治疗计划的制订，这些我将在第 7 章讨论。除了评估症状的量表外，治疗师还可以加入评估机制的量表，比如对功能不良态度（如使用伯恩斯在 1999 年发表的《功能不良态度量表》）、完美主义（Frost, Martin, Lahart, & Rosenblate, 1990）或思想行为融合（Shafran, Thordarson, & Rachman, 1996）的评估。

广谱测量

《症状清单-90——修订版》（Derogatis, 2000）是一个包含 90 个条目的自评工具，它的条目包含了一些在临床访谈中可能不会被评估到的现象（包括幻听、故意和偏执狂），因此可以作为一个广谱筛选工具来辨识那些需要进一步评估的领域。《症状清单-90——修订版》可以计算分量表得分（分量表包括对焦虑、抑郁、躯体化、人际敏感、强迫、恐惧、精神病症状和偏执等方面的评估）。不过，由于分量表的相关度很高所以应用有一定限制（Nezu, Ronan, Meadows, & McClure, 2000）。《症状清单-90——修订版》受版权保护，感兴趣者可以在 Pearson 官网上查看。

《功能与满意度问卷》（Davidson et al., 2006）也是一个自评问卷，它对 8 个生活领域（工作或学校、爱情关系、亲情关系、友谊、娱乐、健康、生活水平和家庭）的功能进行评估，该工具可在网上免费下载。该量表与简版的《生活愉悦与满意度质量问卷》（Endicott, Nee, Harrison, & Blumenthal, 1993）里的一般性活动条目聚合效度非常好。实际上，受测量误差影响，两个量表分数的相关性略高于 1.0，这说明这两个量表测量的几乎是相同的结构。

《成人首次访谈问卷》（图 5.4）评估的内容包括既往和现在的治疗、物质使用、创伤、家族史与社会经历、法律纠纷等问题。

抑郁症状

我们多年来一直使用《贝克抑郁量表》（A. T. Beck et al., 1979），目前正在测试《抑郁症症状速查量表》的自评版（Rush et al., 2003）。

《贝克抑郁量表》和《贝克抑郁量表-II》（A.T. Beck, Steer, & Brown, 1996）都是包含 21 个条目的抑郁症症状严重度的自评工具。《贝克抑郁量表-II》是《贝克抑郁量表》的第二版。这两个量表的计分都是计算 21 个条目的总分。第二版的不同在于，它有 2 个条目（第 16 项和 18 项）的选项既可以是食欲和睡眠的增加也可以是减少。另一个区别是《贝克抑郁量表-II》会要求患者根据其过去两周的感觉来考虑每个陈述，这更符合 DSM-IV 对重度抑郁障碍的诊断标准。

图 5.3 旧金山湾区认知治疗中心使用的首次访谈问卷

《贝克抑郁量表-II》受到版权保护，可以在 PsychCorp 上找到。

由于《贝克抑郁量表》要求患者根据过去一周的情况（治疗期间的典型间隔）报告，所以它在状态变化的监测上优于第二版，第二版要求患者报告过去两周的症状（便于 DSM 重度抑郁的辅助诊断）。不过，由于销售第二版的公司不销售第一版了，所以《贝克抑郁量表》很难得到。

《贝克抑郁量表》和《贝克抑郁量表-II》的优点在于，它们广泛应用于研究，有着大量的信度、效度和常模数据，有临床效用并对症状变化敏感。《贝克抑郁量表-II》的缺点是，收费（每份量表收费超过 1.50 美元），而且出版商要求购买者必须是有博士学位或有执照的心理健康专业人员。

《抑郁症症状速查量表——自评版》（QIDS-SR; Rush et al., 2003）是一个 16 条目构成的自评工具，用于评估抑郁症状的严重程度。该量表评估了 DSM-IV 中关于重度抑郁障碍的所有症状维度。该量表的总分在 0 到 27 之间。严重程度界定如下：无抑郁（0~5）、轻度（6~10）、中度（11~15）、严重（16~20）和非常严重（21~27）。它是有 30 个条目的《抑郁症症状量表——自评版》（IDS-SR）的简版。

《抑郁症症状量表——自评版》除了评估抑郁症状外，还评估了焦虑的许多症状，这一点与《抑郁症症状速查量表》有所不同。《抑郁症症状速查量表——自评版》和《抑郁症症状量表——自评版》都是由《抑郁症症状量表》和《抑郁症症状速查量表》的临床医生评定版本改编而来的自评版本。《抑郁症症状速查量表》和《抑郁症症状量表》在编制时的目标就是，将对症状变化的敏感性保持最大化。《抑郁症症状速查量表——自评版》的标准化、信效度都非常好。Lamoureux 等（2007）对 125 例完成了《抑郁症症状速查量表——自评版》和结构化临床访谈的初级医疗患者进行了受试者操作特征（receiver operating characteristic, ROC）分析，结果发现，将《抑郁症症状速查量表——自评版》总分 11 分作为分界值能获得最佳的灵敏度（Sn = 0.81）和特异度（Sp = 0.72）平衡，能准确辨识出 75% 的患者的重度抑郁障碍状态。《抑郁症症状量表》和《抑郁症症状速查量表》的临床医生评定版和自评版以及有关这两个量表的大量心理测量信息均可从网上免费下载。这两个量表有 13 种语言的译本。

《抑郁症症状速查量表》和《抑郁症症状量表》的优点在于，它们是免费的，并且有广泛的心理测量数据支持，包括以公认的《贝克抑郁量表》对得分

图 5.3　旧金山湾区认知治疗中心使用的首次访谈问卷（续）

的校准数据。这些量表对 DSM 抑郁症状能做出很好的评估，包括自杀。

焦虑症状

《伯恩斯焦虑量表》（Burns, 1997）是一个有 33 条目的焦虑症状量表。《伯恩斯焦虑量表》能有效地监测每周的情况，它评估了三组焦虑症状（情感、思维、躯体症状），这些症状很好地绘制了焦虑的认知行为模型（尽管很遗憾它没有对逃避和安全行为进行测量）。该量表对治疗过程中的症状变化也很敏感。它有一些效度资料（Burns & Eidelson, 1998; People et al., 2006）并且不贵。大卫·伯恩斯出售使用许可证，临床医生只要购买了就可以不限量地使用该量表。这个量表（以及其他许多量表）可以在网上获得。

《耶鲁–布朗强迫症量表》（Goodman et al., 1989）被广泛用于评估强迫症状，也被用于随机对照试验中。它对治疗过程中的症状变化很敏感（Franklin, Abramowitz, Kozak, & Foa, 2000），该量表可以从多个来源免费在线获取（只要上网搜索 Y-BOCS）。

图 5.3　旧金山湾区认知治疗中心使用的首次访谈问卷（续）

姓名：_____

地址：_____

电话：（家庭）_____　（单位）_____

　　　（手机）_____　（其他，请注明）_____

紧急联系人：（姓名）_____

　　　　　　（电话）_____　（关系）_____

推荐人_____　电话_____

报销：如果你希望我们每月给你寄一份账单报表以便于你转寄给保险公司要求报销，那么请注明如下事项：

每月寄一次账单报表（圈选一项）：　是　　否

请将账单报表邮寄至以下地址（圈选一项）：　　家庭　　公司　　其他

_____

_____

年龄：_____　性别：_____　出生日期：_____

图 5.4　《成人首次访谈问卷》

种族（圈选一项）：　　　白人　　非裔美国人　　西班牙裔　　亚洲人

　　　　其他：＿＿＿＿＿＿＿＿＿＿＿＿＿＿

宗教背景（圈选一项）：新教　　天主教　　犹太教　　伊斯兰教　　无

　　　　其他：＿＿＿＿＿＿＿＿＿＿＿＿＿＿

婚姻状况（圈选一项）：单身未婚　　已婚　　分居　　离婚　　丧偶　　同居

　　　　如果离婚，你是何时离婚的？＿＿＿＿＿＿＿＿＿＿＿＿＿＿＿

　　　　你的婚姻维持了多长时间？＿＿＿＿＿＿＿＿＿＿＿＿＿＿＿＿

　　　　如果丧偶，你的配偶何时离世的？＿＿＿＿＿＿＿＿＿＿＿＿＿

教育：（你接受教育的年数）＿＿＿＿＿＿＿＿＿＿＿＿＿＿＿＿＿＿＿

职业：＿＿＿＿＿＿＿＿＿＿＿＿＿＿＿＿＿＿＿＿＿＿＿＿＿＿＿＿

你目前有工作吗？　否　有（圈选一项）　　如果选有：全职　兼职

你目前在上学吗？　否　是（圈选一项）　　如果选是：全日制　非全日制

和你住在一起的成员姓名以及与你的关系：

姓名　　　　　　　　　　　　　　　　　关系

＿＿＿＿＿＿＿＿＿＿＿＿＿＿＿　　　＿＿＿＿＿＿＿＿＿＿＿＿＿

＿＿＿＿＿＿＿＿＿＿＿＿＿＿＿　　　＿＿＿＿＿＿＿＿＿＿＿＿＿

＿＿＿＿＿＿＿＿＿＿＿＿＿＿＿　　　＿＿＿＿＿＿＿＿＿＿＿＿＿

如果可以的话，请填写你的配偶 / 伴侣的职业：＿＿＿＿＿＿＿＿＿＿

请提供你的家庭的如下信息：

母亲名字：＿＿＿＿＿＿＿＿＿＿＿＿＿＿＿＿＿＿＿＿＿＿＿＿＿

　　　　如果已去世，她去世的年龄和原因：＿＿＿＿＿＿＿＿＿＿＿

　　　　如果还在世，她目前的年龄和健康状况：＿＿＿＿＿＿＿＿＿

　　　　如果还在世，她现在住在哪里？＿＿＿＿＿＿＿＿＿＿＿＿＿

　　　　她的职业（曾经的和现在的）是：＿＿＿＿＿＿＿＿＿＿＿＿

父亲姓名：＿＿＿＿＿＿＿＿＿＿＿＿＿＿＿＿＿＿＿＿＿＿＿＿＿

　　　　如果已去世，他去世的年龄和原因：＿＿＿＿＿＿＿＿＿＿＿

　　　　如果还在世，他目前的年龄和健康状况：＿＿＿＿＿＿＿＿＿

　　　　如果还在世，他现在住在哪里？＿＿＿＿＿＿＿＿＿＿＿＿＿

　　　　他的职业（曾经的和现在的）是：＿＿＿＿＿＿＿＿＿＿＿＿

兄弟姐妹：

姓名　　　年龄　　　　　　职业　　　　　　　住在哪里

＿＿＿＿＿＿＿＿＿＿＿＿＿＿＿＿＿＿＿＿＿＿＿＿＿＿＿＿＿＿＿

图 5.4　《成人首次访谈问卷》（续）

你在哪里长大的？ _____

你父母曾经分居过吗？ 是 否（圈选一项）如果是，何时？ _____

你父母离婚了吗？ 是 否（圈选一项）如果是，何时？ _____

他们再婚了吗？ 是 否（圈选一项）如果是，何时？ _____

你什么时候搬出父母家的？ _____

你在学校获得的最高学位是什么？ _____ 什么时候？ _____

你有没有在毕业前离开过你就读的学校？ 是 否（圈选一项）_____

如有，请提供详情：_____

你是否曾接受过特殊教育服务（如学术辅导、IEP、教室住宿等）？ 是 否
（圈选一项）如果是，请详细说明：_____

如果你小时候受过体罚，你因此受过伤吗？ 是 否（圈选一项）

你父母或照顾你的人有没有在其他情况下故意伤害你（也就是在你没有受到纪
律处分的时候）？ 是 否（圈选一项）

你有没有和你不想要的人发生过性关系？ 是 否（圈选一项）

你是否经历过或目睹过任何创伤（威胁生命的事件）？ 是 否（圈选一项）

你是否经历过身体或性上的虐待和侮辱？ 是 否（圈选一项）

请提供一些关于你工作经历的信息：

从事的工作类型 多长时间？

_____

如果你有伴侣或配偶，你们在一起多久了？ _____

请列出你子女的姓名及年龄（如适用）：

姓名	年龄	有血缘关系？	姓名	年龄	有血缘关系？
		是 / 否			是 / 否
		是 / 否			是 / 否

请简要描述一下是什么问题让你来见我。

是什么症状，有多严重，多久发生一次？

_____

_____

图 5.4 《成人首次访谈问卷》（续）

以前有过这样的问题吗？　是　否（圈选一项）

如果是，什么时候？＿＿＿＿＿＿＿＿＿＿＿＿＿

你目前正在接受另一位治疗师的治疗吗？　是　否（圈选一项）

如有，请提供以下信息：

治疗师姓名：＿＿＿＿＿＿＿＿＿＿　开始治疗的日期：＿＿＿＿

治疗师地址：＿＿＿＿＿＿＿＿＿＿＿＿＿＿＿＿＿＿

治疗师电话：＿＿＿＿＿＿＿＿＿＿＿＿＿＿＿＿＿＿

你曾经接受过心理治疗或咨询（包括个人、团体、婚姻或家庭治疗）吗？

是　否（圈选一项）

如有，请提供以下信息：

治疗师姓名、电话及地址：＿＿＿＿＿＿＿＿＿＿＿＿

＿＿＿＿＿＿＿＿＿＿＿＿＿＿＿＿＿＿＿＿＿＿＿＿

＿＿＿＿＿＿＿＿＿＿＿＿＿＿＿＿＿＿＿＿＿＿＿＿

治疗日期：＿＿＿＿＿＿＿＿＿＿＿＿＿＿＿＿＿＿

寻求治疗的问题：＿＿＿＿＿＿＿＿＿＿＿＿＿＿＿＿

如果你以前做过心理治疗，有帮助吗？　是　否（圈选一项）

如果是，在哪些方面有帮助？＿＿＿＿＿＿＿＿＿

如果不是，在哪些方面不令人满意？＿＿＿＿＿＿＿

你是否曾因精神或情绪上的困难而被建议住院或部分住院？是　否（圈选一项）如果是，住院时间及原因？＿＿＿＿＿＿＿＿＿

你是否曾因精神或情绪上的困难而住院或部分住院？　是　否（圈选一项）如果是，住院时间及原因？＿＿＿＿＿＿＿＿＿＿＿＿＿＿＿＿＿＿＿

你住院是自愿的吗？　是　否（圈选一项）

是否有医生 / 精神科医生建议你服用药物治疗精神或情感问题（如百忧解、阿普唑仑等）？　是　否（圈选一项）

如果是，推荐的药物是什么，何时推荐，治疗什么症状？

＿＿＿＿＿＿＿＿＿＿＿＿＿＿＿＿＿＿＿＿＿＿＿＿

你是否曾服用过医生 / 精神科医生开的药物来治疗精神或情绪问题？　是　否（圈选一项）

如果是，医生开了什么药，什么时候开的，治疗什么症状？

＿＿＿＿＿＿＿＿＿＿＿＿＿＿＿＿＿＿＿＿＿＿＿＿

你目前是否正在使用任何处方药？　是　否（圈选一项）

图 5.4　《成人首次访谈问卷》（续）

请注明你正在服用的药物：

药物	剂量	开始服用时间	处方医生

你是否曾使用过任何药物或化学药品？包括处方药、大麻、PCP、LSD、安非他命、巴比妥酸盐、可卡因、鸦片制剂、处方化学药品（如安定）、摇头丸等。

是　否（圈选一项）　　　你现在用吗？　是　否（圈选一项）

如"是"，请检查是哪一种，并填写下列资料：

类型	频率/数量	持续时间	使用方式

如果你使用了上面列出的任何物质，你是否觉得它们对你的工作、学校或人际关系造成了任何问题？　是　否（圈选一项）

如果是，请解释：＿＿＿＿＿＿＿＿＿＿＿＿＿＿＿＿＿

＿＿＿＿＿＿＿＿＿＿＿＿＿＿＿＿＿

你喝酒吗？　是　否（圈选一项）

你喝多少酒？每＿＿＿＿＿喝＿＿＿＿＿

你觉得饮酒给你的工作、学校或人际关系带来了什么问题吗？

是　否（圈选一项）

如果是，请说明：＿＿＿＿＿＿＿＿＿＿＿＿

＿＿＿＿＿＿＿＿＿＿＿＿＿＿＿＿＿

你是否曾被建议过进行药物或酒精滥用的治疗？

是　否（圈选一项）

如果是，请描述当时的情况和推荐日期。

＿＿＿＿＿＿＿＿＿＿＿＿＿＿＿＿＿

＿＿＿＿＿＿＿＿＿＿＿＿＿＿＿＿＿

你曾因吸毒或酗酒而接受过治疗吗？

是　否（圈选一项）

图 5.4 《成人首次访谈问卷》（续）

如果是，请描述什么机构或治疗师给你做的什么治疗，何时治疗的，治疗结果怎么样？

_____

_____

你是否曾经和任何人发生过肢体冲突，包括你的配偶或伴侣（包括扔东西、打、推搡等）？　是　否（圈选一项）

你现在或过去有过严重、慢性或复发的健康问题或残疾吗？　是　否（圈选一项）

如果是，请描述：_____

列出你因身体问题住院的日期：

日期　　　　　　　　　问题

_____

_____

_____

你上次体检是什么时候？_____

结果如何？_____

与你有血缘关系的亲属中有人有过精神或情感问题的病史吗？

是　否（圈选一项）

如果是，是哪些家庭成员以及哪些类型的问题？

_____

_____

你曾经陷入过法律纠纷吗？

是　否（圈选一项）

如果是，请描述情况和发生的日期。

_____

_____

你曾经因为犯罪而被捕过吗？

是　否（圈选一项）

如果是，请描述情况和发生日期。

_____

_____

在过去的一年里，你有没有经历过什么特别的压力来源？

是　否（圈选一项）

图 5.4　《成人首次访谈问卷》（续）

如果是，请说明：_____

_____

有没有其他的医疗专业人员（如医生、心理治疗师等），让你觉得他们可能对你的治疗有帮助？

是　否（圈选一项）

如有，请具体描述：_____

_____

_____

你认为还有其他的什么背景资料我知道的话会有帮助吗？

是　否（圈选一项）

如果是，请说明：_____

_____

_____

_____

_____　　　　_____

签名　　　　　　　　　　　　　　　　日期

图 5.4 《成人首次访谈问卷》（续）

Antony, M. M., & Barlow, D. H.（Eds.）.（2002）. *Handbook of assessment and treatment planning for psychological disorders*. New York：Guilford Press.

Antony, M. M., Orsillo, S. M., & Roemer, L.（Eds.）.（2001）. *Practitioner's guide to empirically based measures of anxiety*. New York：Kluwer Academic/Plenum Publishers.

Burns, D. D. *Therapist's Toolkit*.

Fischer, J., & Corcoran, K.（2007）. *Measures for clinical practice and research：A sourcebook*（Vol. 2, Adults）. Oxford：Oxford University Press.

Hunsley, J., & Mash, E. J.（Eds.）.（2008）. *A guide to assessments that*

图 5.5 临床实践采用的结果测量工具来源

work. New York：Oxford University Press.

　　Hunsley, J., & Mash, E. J.（Eds.）.（2008）. *A guide to assessments that work*. New York：Oxford University Press.

　　Nezu, A. M., Ronan, G. F., Meadows, E. A., & McClure, k. S.（Eds.）.（2000）. *Practitioner's guide to empirically based measures of depression*. New York：Kluwer Academic/Plenum Publishers.

　　Rush, J. A. Jr.（2000）. *Handbook of psychiatric measures*. Washington，DC：American Psychiatric Association.

　　Sederer, L. I., & Dickey, B.（Eds.）.（1996）. *Outcomes assessment in clinical practice*. Baltimore：Williams & Wilkins.

图 5.5　临床实践采用的结果测量工具来源（续）

　　我浏览了一下安吉拉填写的《症状清单-90——修订版》，发现安吉拉在很多项目上都得了高分，这说明她很痛苦。我会突出标记那些高分项目（尤其那些与我预期不同的，我预期她会报告的是反映抑郁症和创伤后应激障碍的症状），以此来提醒自己在面试中跟进这些内容。安吉拉圈选了与愤怒和易激惹有关的几个条目，包括"容易恼怒或生气""不能控制的情绪爆发""频繁发生激烈争论"和"感到自己对他人不满"。因为在会触发其症状的事件中，可能会有愤怒的肢体冲突，所以我做了一个标注，以确保能对这一领域进行详细评估并确认没有出现家庭暴力、谋杀或其他重大问题。

　　我回顾了安吉拉做的《贝克抑郁量表》，发现她有快感缺失、感觉会受惩罚、自责以及其他一些症状，总分 14 分。她有绝望感，但并不严重。在"我对未来感到沮丧"条目上，她得了 1 分（《贝克抑郁量表》每个条目评分范围为 0~3 分）。她的自杀条目得分为 0。总分 14 分属于中等抑郁水平。我本以为她会得到更高的分数，考虑到她的功能有受损（她已经休假了），所以我做了一个标记，表示要了解这个问题。

　　安吉拉的《伯恩斯焦虑量表》得分为 24 分，属于轻到中度焦虑范围（Persons et al., 2006）。和《贝克抑郁量表》得分一样，这个分数比我预期的要低。

《成人首次访谈问卷》中，安吉拉报告称每周会喝少于一杯的葡萄酒，她否认现在或曾经使用过非法物质，没有诉讼经历，目前和既往均无医学病史、不想要的性接触、无攻击行为或创伤经历，但引起她目前症状的创伤除外。安吉拉在以下问题上给出了肯定回答："如果你小时候受过体罚，你因此受过伤吗？"我做了一个标记，以便后续了解这个问题。

转介安吉拉的精神科医生告诉我安吉拉已经休病假了。《功能与满意度问卷》显示，安吉拉在其他领域也在挣扎。她与丈夫的关系遇了特别的困难，她在这个条目上表示自己的表现"有些糟糕"，在经济和休闲方面也"有些糟糕"。

在回顾了这些评估结果后，我感谢安吉拉通过问卷给我提供了信息。我请她用自己的话告诉我是什么促使她现在到我的办公室来咨询。安吉拉泪流满面地说："我感觉自己就像从悬崖上摔了下来，摔得粉身碎骨。"她描述说，自己被目前的状况搞得心力交瘁，经常哭，睡得很多，无法正常发挥功能。她不由自主地简要讲述了一段发生在将近一年以前的创伤经历。当时，一位来她办公室讨论事情的客户辱骂她，然后将她推倒在地。随后公司对此进行了调查，安吉拉是公司的助理，公司的老板发现安吉拉有过错，因此扣了她的工资，并将她降为试用期雇员。安吉拉的同事和上司不但不给予她支持和帮助反而不公平地指责她，这让她感到愤怒和不满。她觉得老板对她是"在背后捅刀"，而那些她原以为是支持她的人也对她暗中使坏。尽管事后她仍然回去兼职工作了几个月，但她发现自己最近上不了班了，她在问卷里报告说，每当她遇到攻击事件发生时和发生后涉及的任何人时，她就会出现惊恐发作。

在安吉拉同意的情况下，我开始和她一起，在她说话的同时着手建立问题清单，并记录在个案概念化工作表上（图5.6）。我开始了解安吉拉在创伤后出现的症状。我了解到，正如我所预料的，她报告了很多创伤后应激障碍和抑郁症的症状，我向安吉拉指出并把这两个问题写在工作表上。随后我征求安吉拉的意见，我们没有马上开始详细了解这些问题的所有细节，而是展开视角进行更大范围的检查，看是否在其他领域还有一些其他问题，安吉拉很乐意这么做。

姓名 ＿＿＿＿＿＿＿＿＿＿＿＿＿＿＿＿＿＿＿＿＿ 日期＿＿＿＿＿＿＿＿

问题清单

1.

2.

3.

4.

5.

6.

7.

8.

机制

图 5.6 个案概念化工作表

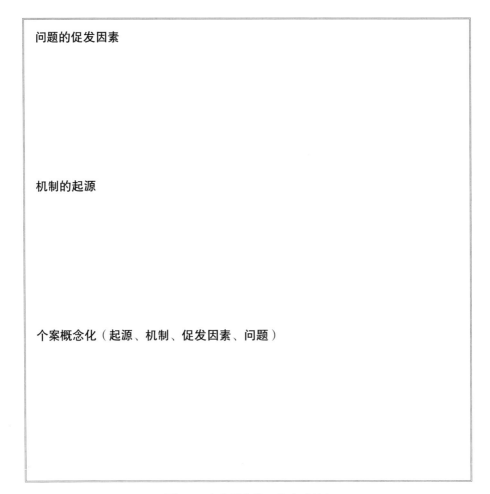

问题的促发因素

机制的起源

个案概念化（起源、机制、促发因素、问题）

图 5.6　个案概念化工作表（续）

有关她在《症状清单-90——修订版》中给了肯定回答且与愤怒相关的条目，我请她告诉我更多信息。安吉拉称，同事和上司对其创伤的反应让她感到非常愤怒和气愤。她还说，她每周都会对孩子和丈夫发几次脾气，她对此感到非常烦。除了最近遭遇的攻击外，她否认有过任何躯体暴力经历，无论是现在还是过去。

工作是一个大问题。安吉拉说，她以前很喜欢工作，工作也很成功，但现在觉得根本无法在那里工作，于是就请了假。她计划在 90 天内回去工作。她说，同事对其处境表现出的态度让她感到气愤和沮丧，在公司她会感到不安、害怕和紧张。当有刺激让她想起那次袭击及结果时，她也会出现"小惊恐发作"，特别是遇到曾在她被袭击后还"在背后捅她"的同事时。

安吉拉和丈夫的关系也很紧张。她的丈夫是一名工程师，在硅谷的一家初创公司工作。他通勤时间长，工作时间也长。安吉拉报告说，当她向丈夫施压要求他给家里更多支持和照顾时，丈夫会勃然大怒地说："我别无选择。在创业公司工作就是这样，当初我找到这份工作的时候你就知道。"

在家，安吉拉也有难应付的麻烦，她感到不知所措、意志消沉。家里的屋顶漏水给房子局部造成了明显的破坏，而房屋修缮又被保险纠纷中断。此外，她的两个孩子中有一个被诊断出患有糖尿病，安吉拉努力控制女儿的病情，但这令她感到筋疲力尽和懊恼，尤其是她承担了所有事情却得不到丈夫的支持。她报告说她是以"少做事来应付"的。

我向安吉拉多问了些她在《功能与满意度问卷》中反映的经济压力问题。经济问题是很敏感的话题，心理健康专业人员常常不容易靠近。不过，我明白（来之不易地）对这个问题的忽视会给治疗带来干扰甚至破坏。安吉拉说，虽然她在休息期间获得了一些短期残疾补助，劳工赔付也报销了她的治疗费用，但这些收入没有达到她平常的收入水平，所以她家有点经济拮据。我核实了一下以确认她能负担得起治疗费用，她说劳工赔偿将支付治疗账单。我向她讲解了涉及劳工赔偿和残疾救助制度的保密限制条件。

除了通过首次访谈问卷、转介的精神科医生和访谈收集的信息外，我还特别关注安吉拉与我的互动过程。她曾因与客户发生口角而精神受创，她在工作和家庭中都存在人际关系问题，这一事实引发了一个疑问：她是否有社交技能缺陷从而导致她被攻击。在会谈中，我没有在与安吉拉的交流中发现任何问题。她和蔼可亲、善于合作和乐于配合。当然，我也意识到，与心理治疗师的单独会谈和她曾遇到困难的会谈（与客户冲突）是非常不同的。在这个点上，我选择不问她关于这个话题的问题，因为我知道她因这个创伤事件而感到被他人责备，我当然不想让她觉得我在责怪她。我做了一个标记，以便日后当我们的治疗关系比较牢固，而安吉拉也准备好要解决这个难题时，再跟进这个话题。

我询问安吉拉有关她对治疗的质疑。我们讨论了这个问题，我们认为对治疗抱有怀疑至少部分源自她长期的困惑、无力、无意义感和绝望感，这些似乎是她的创伤后应激障碍和抑郁症的症状。她被这些症状和问题压倒而不知所措，不知道如何解决。我直接问她，她是否觉得这种怀疑会影响她投入治疗。她说不会的，她说在治疗师的办公室里会感到如释重负，和我在一起感觉很舒服，她渴望得到一些指导，告诉她需要做些什么来解决她的问题。这种陈述告诉我，她的怀疑并不是治疗的主要妨碍。

我和安吉拉一起回顾了我们制订的问题清单。我确认了七个问题：抑郁症状、创伤后应激障碍症状、愤怒和易激惹、工作问题、婚姻问题、家庭应对困难和经济问题。尽管问题清单很长，但安吉拉回应我说，它似乎是可以解决的。事实上，她为开始重新恢复生活感到欣慰。

我转而开始对有些问题进行更详细的信息收集。我专注在抑郁症上，我指出，她口头报告称自己绝望、极端悲惨和迟滞、痛哭和严重痛苦、需要休假，但这些和她在《贝克抑郁量表》上得分 14 分，也就是轻度到中度的抑郁水平不一致。安吉拉起初无法解释这个问题，但是当我们展开讨论时，她承认她的家人曾多次指出，无论多么痛苦，她一向倾向于最小化自己所遇到的困难和痛苦，表现得"泰然自若"，却只顾沉重缓慢地前进。她推测，忽视自己的感受是她应对不愉快情绪和问题的一种（回避型）策略。我借此机会发表了自己的看法，回避和退缩似乎是一个贯穿她许多问题的主题，也是她目前主要的应对策略之一。她同意，并且接受了我的建议，将治疗的一个重点放在帮助她学习更有效的策略上，以管理情绪和现实生活中的问题。

形成诊断

到了会谈的这个阶段，我开始尝试进行诊断。进行诊断的一种策略是安排时间进行正式诊断会谈。诊断会谈有两个最著名的工具可以使用：DSM-IV 终生版的《焦虑障碍访谈表》（Anxiety Disorder Interview Schedule, ADIS; T.A. Brown, DiNardo, & Barlow, 1994）和基于 DSM-IV-TR 的结构化临床访谈（First, Spitzer, Gibbon, & Williams, 2002）。《焦虑障碍访谈表》是一个半结构化的诊断访谈问卷，用于诊断 DSM-IV 的焦虑障碍、心境障碍、躯体形式障碍以及与物质相关的精神障碍。这个工具可以从牛津大学出版社官网获取。基于 DSM-IV-TR 的结构化临床访谈则可以让临床医生识别现在和终生罹患的轴 I 和轴 II 障碍。美国精神病学出版社提供了一个优化的临床医生版本的结构化临床访谈。该研究版本可从纽约州精神病研究所的官方网站上获得它的散页纸版或电子版，临床医生可以用与他的临床环境最相关的那部分诊断模块来进行评估。这些诊断会谈每次需要 60 到 90 分钟才能完成。

　　进行诊断的另一种策略，也是我用于安吉拉的策略，是从建立问题清单开始，然后用《焦虑障碍访谈表》诊断模块（结构化临床访谈也可以这样使用）来校正调整由问题清单建立的诊断假设。无论采用哪种方法，最好是能与患者合作，透明地进行诊断和评估。向患者告知诊断可能是这个过程中特别有挑战性的部分。心理健康专业人员通常没有接受过向患者告知诊断的培训。我鼓励读者们反思一下，如果他们知道自己的医生正在对一种他们还没有被告知的疾病进行治疗，他们会有什么感觉。

　　也就是说，告知诊断的过程必须谨慎处理。治疗师可以通过有技巧的访谈、心理教育和放慢进度节奏等，以一种有益的方式告知患者他的诊断。许多人格障碍的名称具有轻蔑性，为了解决这个问题，治疗师可以选择不说出诊断名称而只是描述人格障碍的概念和患者正在经历的症状。这种方法的优点是，与认知行为治疗以症状为目标的方式相一致。偶尔，临床医生会断定，告知患者诊断结果会比不告知更有害。

　　通过告诉安吉拉我怀疑她可能满足了创伤后应激障碍的诊断标准，我们一起开始了诊断过程，然后使用《焦虑障碍访谈表》（T. A. Brown et al., 1994）验证了她确实符合创伤后应激障碍的诊断标准。她所经历的攻击符合 DSM 的创伤标准，创伤后应激障碍的三类症状（再体验、逃避或麻木以及过度警觉）她都有。我让安吉拉知道，她似乎有某种心境障碍，可能是重度抑郁障碍，我将在下次会谈时详细了解她的抑郁症诊断细节。我没有发现任何轴 II 障碍的明显证据，所以当时我没有对轴 II 诊断进行任何正式的评估。如果患者有严重的轴 I 障碍，会很难区分轴 II 障碍是否存在，直到轴 I 障碍（特别是严重的障碍）得到至少部分缓解后，才能区分。

总结第一次预备性会谈

我与安吉拉的首次会谈结束时，我获得了一份我觉得几乎是完整的问题清单、两份暂定的 DSM 诊断（重度抑郁障碍和创伤后应激障碍）以及有关个案概念化要素的信息（见图 5.7）。我也有了一个积极治疗关系的良好开端。安吉拉的风格是直接、坦率和直率的，我很欣赏这种风格，我们很快就喜欢上了对方，似乎志同道合。我们同意进行下一次咨询会谈。

第一次会谈结束时，我给安吉拉布置的家庭作业是让她为下一次会谈做准备。在预备性会谈中布置作业有多种目的。这可以让治疗师（和患者！）获得某些问题的详细评估数据，包括患者对家庭作业的依从性。即使只是收集更多关于他们的信息，家庭作业也会让患者开始着手解决他的问题。它告诉患者治疗是怎么进行的，即治疗会有家庭作业和如何在此时此刻解决问题的方法。治疗也包括一些心理教育，心理教育开始于教患者了解他的症状和认知行为治疗法。

最好让患者从第一次会谈开始，就对某个或多个问题行为，以及治疗师怀疑可能起主要作用的机制进行自我监测。治疗师希望获得这些信息来辅助识别问题和建立初始个案概念化假设。第 2—4 章阐述了有助于自我监测目的的工具，包括活动记录表（图 2.2）、思维记录表（图 2.3）、事件日志（图 3.5）、每日日志（图 9.5）和心境图（图 4.3），以及其他可以从图 5.5 提供的资源中获取的工具。我还要求患者重复测量在首次访谈问卷中得分较高的抑郁、焦虑或强迫量表。我可能会布置的其他家庭作业包括，阅读一些心理教育资料或者花 15 分钟写下想要在治疗中实现的目标清单。

我让安吉拉阅读《伯恩斯情绪疗法》（*Feeling Good*; Burns, 1999）的

前三章。我向安吉拉推荐这本书的目的之一是，通过向她传递一些信息让她明白，她的问题是可以解决的，以此来减少她对治疗的怀疑。此外，因为我的初始假设认为安吉拉的回避行为是其问题的核心，这种回避行为可以被视为创伤后应激障碍或抑郁症或二者的症状，或者被视为一种机制，我要求她完成一个活动记录表（图 2.2）。我还让她提前 5 分钟来，这样她就可以在候诊室完成《贝克抑郁量表》和《伯恩斯焦虑量表》，我就可以追踪她的抑郁和焦虑症状。

在第一次会谈结束时最好询问患者以获得她对会谈的反馈。安吉拉说，她感觉会谈很顺利，她也很受鼓舞，我也很高兴地听到她对治疗的希望。

构建问题清单的技巧

问题清单长度要有限制

一个好的问题清单是全面的。然而，清单列表长度要保持在可控范围内也很重要：最多 5~8 个条目。安吉拉的问题清单（见图 5.7）有 7 个条目。如果清单太长，治疗师可以将一些问题组合在一起以缩短列表（如不自信是社交焦虑问题中的一个侧面）。

姓名　安吉拉　　　　　　　　　　　　　　　日期　＿＿＿＿＿

问题清单

1. 抑郁症状（《贝克抑郁量表》= 14 ）。对未来感到沮丧，对过去喜欢的事情不再喜欢；感觉自己可能会受惩罚，对自己感到失望，比平时更爱哭，对其他人不感兴趣，担心自己看起来老了或没有吸引力，行动启动困难，早醒，疲惫，性欲丧失。否认自杀倾向。认知包括"我不知道从哪里开始找回我的生活""抱怨没用""没人会帮我"。她的行为包括睡眠过多、缺乏锻炼、回避上班或和老板对话。情绪包括易激惹、快感缺失、悲伤和内疚。

图 5.7　第一次会谈后安吉拉的个案概念化工作表

2. 创伤后应激障碍症状。患者遭受攻击后出现强烈恐惧反应，随后出现创伤再体验症状（当她遇到同事或创伤事件的其他线索时，出现惊恐和极度痛苦）、逃避（睡得过多、请假不去上班）以及高度警觉（易激惹、失眠）。认知包括"我应付不了""老板在背后捅我"。行为包括回避工作和睡觉。情绪包括恐慌和易怒。

3. 愤怒和易激惹。她对于同事和主管责怪自己导致暴力发生感到愤怒和不满。管孩子时控制不住地发脾气。对"从不在家"的丈夫怨恨。她每周大约会对孩子发三次脾气，对丈夫大约发两次脾气。

4. 工作问题。近期休了病假，工作中出现太多再体验症状和怨恨，以致她觉得无法工作。对失去以前那种有价值的职业生活感到非常难过。她说："我对工作再次恢复活力和热情没有任何信心。"

5. 婚姻问题。婚姻是"紧张的"。问题是长期的，并被最近的问题恶化。她的丈夫在一家初创公司工作，工作时间很长，工作压力也很大，赚钱不多。"他是个好人，但他从不在家，他在家的时候就会吵架。"

6. 持家困难。与房屋修缮公司持续冲突，女儿患有糖尿病。"事情太多了，我做不过来。"应对方式是"能不做就不做，只做最需要的事情，得过且过。"

7. 经济压力。由于安吉拉离职导致收入减少，以及丈夫的低薪。

机制

问题的促发因素

在工作中被攻击

图 5.7　第一次会谈后安吉拉的个案概念化工作表（续）

机制的起源

个案概念化（起源、机制、促发因素、问题）

图 5.7　第一次会谈后安吉拉的个案概念化工作表（续）

对问题进行分类是很复杂的。例如，如果患者害怕在公共场合讲话并因此影响了工作表现，那么最好是把这个列为焦虑症状还是工作问题的一部分？这个问题的最佳答案是，根据对治疗最有利的方式将问题进行分类（S. C. Hayes et al., 1987）。治疗师甚至可以选择用多种方式来描述同一个问题。这种策略对那些高优先级的问题尤其有用。因此，自杀可能在问题清单上出现两次：一次作为抑郁问题的一部分，一次作为自杀问题本身。

用认知行为术语描述问题

除了对问题命名外，用一些典型的行为、认知和情绪来对问题进行描述很有用。例如，用行为（如逃课）、认知（如"我是个没用的废物"）和情绪（如悲伤、快感缺失和绝望）来描述抑郁症状。用这些术语描述问题有助于从认知行为的角度进行概念化和治疗。当然，有些问题（如癌症或法律问题）是不容易用认知、行为和情感等术语来描述的。

争取达成协议

显然，如果患者和治疗师在问题清单上达成一致，这是最理想的。然而，并不是总能完全达成一致意见。有分歧的常见领域包括物质滥用、自杀和自残（治疗师倾向于将这些视为问题，而患者却否认）。当无法获得一份全面而让双方都同意的问题清单时，全面性比达成共识更重要。因此，如果治疗师发现患者否认物质滥用是个问题，那么他就要把物质滥用列入问题清单中，标记备注患者和治疗师对该问题存在分歧，并将此作为问题的一个方面，甚至是一个明显的问题。

当存在分歧时，治疗师可能会想要采用动机会谈和第 7 章中描述的其他策略来试图达成一致。到了需要制订治疗方案时，治疗师要做出判断，看治疗师和患者对问题清单的分歧是否会大到阻碍患者接受充分治疗或成功的治疗。

仔细观察

治疗师收集问题清单时，不能只是简单地问患者他有什么问题，然后写下来。他还必须留意听到的其他所有信息。仔细观察可以让治疗师注意到患者可能不承认、没意识到或不愿意说出来的事情，比如凌乱的外表、混乱的思维、妄想，或者如较少的眼神接触、无法参与互动对话，或者不真诚等社交技能缺陷。这些行为和现象带来很多有价值的信息，甚至会给潜在的机制假设带来启发。

这些行为和现象（如蓬乱的外表）中有许多讨论起来会很尴尬，所以治疗师可能会把对这些问题的讨论往后推。在建立信任的治疗关系之前，推迟敏感问题的讨论有时是有意义的。不过，有时我会强调要在预备性会谈评估中提出这类问题，原因有几个。第一，我越是回避谈论客厅里的大象，就越难以谈论它。第二，我想让患者知道，我不会忽略客厅里的大象，我也会让患者知道关于我将如何处理大象的一些信息，这样当患者决定他是否想和我一起来努力时就获得了这个信息。第三，我需要知道患者对我提出大象这个话题的反应，这便于我了解我是否能很好地与患者合作和帮助患者，以及需要什么样的治疗方案。

当提及一个微妙的话题时，我会尝试用一段真诚的支持或认可的表达来避免让患者感到羞耻，例如，"我看到你确实在努力回答我的问题。不过，我也注意到，一旦你开始说话，你就很难停下来，别人会很难打断你或与你进行互动的对话。你注意到了吗？"同样地，用实事求是、不带偏见的语气也有帮助："你知道，当我试图理解你的处境时，我注意到你现在遇到的一个麻烦就是保持衣服干净和清洗衣服。我们能谈一下吗？"

按优先顺序排列清单的问题

对清单中的问题按优先顺序排序，这可以帮助患者和治疗师决定处理问题的顺序。考虑以下问题将有助于对清单上的问题进行优先排序。

- 是否对患者或他人的生命和身体构成威胁？
- 是否存在什么问题会破坏或危及治疗本身？
- 是否存在某个问题，如果它没有得到解决，将阻碍任何其他问题的解决？
- 患者情感投入最多、最想解决的问题是什么？
- 对患者的功能扰乱最严重的问题是什么？
- 有什么问题一旦能得到解决，患者的许多或绝大部分其他问题就都能得到解决的？
- 治疗什么问题可能会让患者病情波动（这是优先度较低的问题，可以稍后处理）？
- 是否有问题可以很快且很容易解决？

下面我将依次介绍这些标准。

是否对患者或他人的生命和身体构成威胁？

自杀干预总是最优先的治疗目标，原因很简单，心理治疗对死人没有帮助（Linehan, 1993a, p. 124, 引自 Mintz, 1968）。即使没有迫在眉睫的威胁，自杀行为始终是首选的治疗靶。相关的准自杀行为（非致命的自残行为，包括自杀未遂和无死亡意愿的自残行为）也在优先考虑之列，因为即使他们不想死，这些做法也可能导致死亡。同样地，如果患者正在伤害或威胁要伤害另一个人，也要列为最优先考虑。

将致死或自残行为列为治疗最首要的治疗靶这一事实似乎很明显而无须讨论。然而，存在这些问题的患者经常不愿意关注这些问题，他们擅长回避这些话题，甚至会因为治疗师问到这些话题而对治疗师进行处罚。患者通常不认为自杀和准自杀行为是问题。事实上，他们把它们看作是解决方法。并且当有多重问题的患者一股脑儿地呈现一堆问题时，自杀话题在这一堆里可能会被搞丢。

是否存在什么问题会破坏或危及治疗本身？

莱恩汉（1993a）建议将危及或破坏治疗的问题作为第二优先考虑的问题，理由是如果治疗时间被浪费或治疗完全崩溃的话，其他问题是无从解决的。这类问题（莱恩汉称之为干扰治疗或破坏治疗行为）包括：严重的广场恐惧症使患者无法前去治疗会谈，人际关系问题令患者无法和治疗师协同工作，强烈渴望离开本地去外地开始新生活，或干扰评估过程的问题。有时，患者现在的问题会干扰收集评估数据，使无法确定治疗目标和任务。例如，患者太过于羞愧以致无法提供准确的问题清单，患者太过优柔寡断以致决定不了治疗目标，或者患者非常不信任他人并担心别人会伤害他因而拒绝完成首次访谈问卷，也不能与医生形成温暖和信任的治疗关系。

是否存在某个问题，如果它没有得到解决，将阻碍任何其他问题的解决？

莱恩汉（1993a）建议将其称之为"干扰生活质量行为"的问题排在第三位。这些例子包括无家可归、失业、严重的物质滥用、谋杀、可能导致入狱的犯罪行为、高风险的性行为以及与虐待的伴侣一起生活。原因是，除非这些问题得到解决，否则患者不可能解决其他问题。治疗师注意到，这些问题同样至关重要，而患者常常想忽视它们。例如，一位营销经理来治疗抑郁症，他长期以来的一个习惯是每周都会有几个晚上要喝一瓶葡萄酒，尽管这事实上已经影响了他的工作。他说这样做是为了减少他的心境恶劣。这不仅是一种干扰生活质量行为，也是一种干扰治疗行为，因为难以区分酒精相关障碍的症状和心境障碍的症状，会导致无法确定诊断。一位记者有惊恐障碍和广场恐惧症，这使她无法坐飞机，她也有愤怒的问题，她经常因为愤怒问题而被解雇。虽然患者更想克服飞机恐惧以便能和朋友一起去欧洲旅行，但治疗师认为，愤怒的优先等级更高，因为它导致患者和治疗师之间的治疗关系经常破裂。此外，这也导致她会反复被炒鱿鱼而危及她支付房租和治疗费用的能力。

患者情感投入最多、最想解决的问题是什么？

关注那些对患者来说是情感上扣人心弦的和重要的问题会有助于治疗成功。一位学者来治疗抑郁症，他的目标是提高学术成就和改善婚姻关系。我猜想他的工作问题最重要，我倾向于关注它们。但事实上，人际关系的目标对他来说更重要，当我优先它时，治疗更成功，因为他更愿意努力实现它。

对患者的功能扰乱最严重的问题是什么？

一个强迫症患者有清洗和检查的症状。她每天晚上要花 5 小时洗澡，结果是睡眠不足和第二天工作很辛苦。晚上睡觉前，她还要花半小时来检查家里的门窗。清洗问题对她生活功能的干扰比检查大得多，因此应该优先处理。有时一个问题会导致另一个问题恶化，当这种情况发生时，第一个问题就是高优先的治疗目标。例如患者在强迫检查仪式上花费了太多的时间以至于扰乱了睡眠，而睡眠问题又加剧了她的双相情感障碍。在这个病例中，强迫检查仪式应最优先考虑，因为这个问题的解决将同时有助于强迫症和双相情感障碍的治疗。

有什么问题一旦能得到解决，患者的许多或绝大部分其他问题就都能得到解决的？

要回答这个问题，治疗师必须假设（概念化）患者的各种问题是如何相互关联的（Haynes, 1992）。例如，安妮塔有三个问题。她的主诉是，对自己的平面设计生意失败的担心和灾难化的恐惧。她的第二个问题是她的生意已经开始失败：她的电话没有响过，几乎没有顾客。第三个问题是她的被动,她没有采取有效的行动来解决业务问题。相反,她把时间花在看报纸、上健身房锻炼、网上聊天和等待电话等事情上。

为了制订一个初步的治疗计划,我依靠我的假设(概念化)——安妮塔的被动是关键问题,如果这个问题解决了,就能解决所有其他问题。我的概念化假设是,如果安妮塔变得更积极些,她就能解决生意问题,这就能减轻她的担忧,因为她会做一些与担忧对立的活动(解决生意问题),因而她也不需要那么担心了!安妮塔接受了这个方案和计划,她开始专注于解决自己的被动问题。我帮助她制订和实施她的商业计划。正如预料的那样,当她变得更活跃时,她的生意变好了,她的忧虑也减轻了。

治疗什么问题可能会让患者病情波动?

有些问题的治疗会让事情在好转之前变得更糟。例如,焦虑症的暴露疗法在短期内会加重患者的焦虑(Foa, Zoellner, Feeny, Hembree, & Alvarez-Conrad, 2002)。在这种情况下,治疗师可以选择在处理棘手问题之前,先增加患者的应对工具装备。或者治疗师可以在处理具有挑战性的问题之前选择先解决其他更容易解决的问题,以增强患者的应对能力。例如,如果创伤后应激障碍患者有一个非常小甚至可能是虐待性的社会支持网络,那么治疗师可能会选择在处理创伤后应激障碍症状之前,先巩固加强患者的社会支持网络(Kimble, Riggs, & Keane, 1998)。

是否有问题可以很快且很容易解决?

有时,快速成功地解决一个问题,甚至即使不是主要问题,也可以帮助患者建立信心和动机去解决更大的问题。例如,对惊恐症状或某种特定恐惧的干预通常能快速见效,并且会给患者带来动力去解决更大的问题。这一概念还可以帮助治疗师抵制一上来就对那些可能比较难解决的问题进行治疗的冲动,例如严重抑郁的人想要设定戒烟的目标。

☆　☆　☆

　　本章描述了预备性会谈过程的第一步，即开始建立关系、形成问题清单和诊断。下一章将展开下一步的工作，包括用第 2—4 章所述的理论来建立患者问题的机制假设；确定当前问题的促发因素和问题机制的起源；把概念化的所有要素整合一起；并用概念化来设定治疗目标。

第6章

发展初步的个案概念化并设定治疗目标

本章继续讨论预备性会谈，描述如何通过问题清单进行初始的个案概念化，以及如何根据概念化来设定治疗目标。治疗师在聚焦这些任务时，可以充分利用会谈中出现的机会来完成其他预备性会谈的任务，包括建立治疗关系以及让患者了解治疗师的概念化、诊断假设和干预想法。

个案概念化

回顾一下，个案水平的概念化提出关于导致患者问题的机制、激活这些机制的促发因素以及关于机制起源的假设，并将所有这些因素联系起来形成一个一致的整体模型。我在第 5 章讨论了建立问题清单的策略。在这里，我将讨论如何建立关于机制、促发因素和起源的假设的策略，以及如何将这些因素整合形成个案概念化。我还将描述我为安吉拉制订初始个案概念化的过程，安吉拉案例在上一章中已经介绍过。

形成机制假设

个案概念化的核心是对引起和维持患者问题和症状的心理机制的描述。概念化可能还包括一些生物学机制（例如，甲状腺功能低下可能导致抑郁症状），但这里我主要关注的是心理学层面。

我描述两种形成概念化机制假设的策略。第一种策略是，使用某种循证治疗所依据的特定障碍的概念化，比如暴露治疗和反应阻止所依据的强迫症概念化，或者行为激活所依据的抑郁症概念化。第二种策略是，使用更一般的心理学理论，如第 2—4 章中描述的认知、学习或情绪理论。

使用某种循证治疗所依据的特定障碍的概念化

这一策略的突出优点是，它与循证治疗紧密相连。治疗师辨识出循证治疗所依据的通用概念化，可以将其作为手头案例的概念化模板。然后，治疗师就可以把循证治疗手册（Wilson，1996a）作为该患者的认知行为治疗计划模板。

可以通过三步来建立机制假设。因为大多数循证治疗针对的是 DSM 障碍，所以治疗师的第一步是确定 DSM 障碍诊断，这相当于个案概念化的"锚"。第二步，临床医生根据锚定的 DSM 障碍选择一种循证治疗，并将循证治疗所依据的概念化假设作为当前个案的概念化模板。第三步，治疗师对模板概念化进行个体化调整使其适合当前个案，据此推演解释患者问题清单上的所有问题。

选择锚定的障碍

如果患者只罹患的一种 DSM 障碍，并且有相对应的循证治疗方法，那么就比较容易选择锚定的障碍。而当患者有不止一种障碍时，治疗师必须决定选择哪种障碍作为锚定的障碍。选择的主要标准是治疗效用（S. C. Hayes et al., 1987），也就是说，选择哪个能产生有效的治疗方案。当然，这个问题很难回答。我强调这一点是想说，治疗师并不是在寻求一个正确的概念化，而是一个有用的概念化。

通常最起作用的锚定障碍是在问题清单中引起问题数量最多或者对患者功能影响最大的那个障碍。因此，像双相障碍、精神分裂症和边缘性人格障碍（这些障碍可能能解释许多目前的问题）这样的障碍通常是锚定诊断的好选择。选择锚定诊断的另一种方法是，选择能最简单或能最好地解释问题之间如何关联的，或者是能为患者最想治疗解决的问题提供概念化模型的。

即使患者患有的主要或唯一障碍没有相应可用的循证治疗，从选择锚定障碍开始来制订概念化的策略也是有用的。任何情况下，治疗师都可以选择有循证治疗支持的 DSM 障碍作为锚定障碍，即使患者可能不符合该障碍的诊断标准也可以。治疗师可以选择某个包括患者一些主要症状的 DSM 障碍作为锚定障碍。或者治疗师也可以选择与患者的主要障碍为同一类别的障碍（例如，另一种冲动控制障碍可以作为抠皮症患者的锚定障碍）。同样地，选择锚定诊断的主要标准是治疗效用。

选择针对锚定障碍的循证治疗，采用循证治疗的概念化假设作为模板

根据锚定诊断选定对应的循证治疗，然后识别支撑循证治疗的通用障碍概念化假设。例如，针对创伤后应激障碍有多种循证治疗技术可用，包括认知疗法（Ehlers & Clark, 2000）、延迟暴露疗法（Foa et al., 2007）和认知再加工疗法（Resick & Schnicke, 1993）。所有这些循证治疗都是在创伤后应激障碍的通用概念化假设基础上发展出来的，任一种循证治疗的概念化假设都可以作为模板应用于符合创伤后应激障碍标准的患者。

对概念化模板进行个体化调整和推演

要对概念化模板进行个体化首先需要识别通用模板概念化假设的关键要素。例如，贝克用于治疗抑郁症的循证治疗所依据的概念化假设认为，个体的早期事件（**起源**）造成患者学会了特定类型的功能不良图式（**机制**）。当这些图式现在被触发（**促发因素**）时，就会引发痛苦的情绪、自动思维和适应不良行为（**问题**）。下一步是将概念化中的关键要素具体化来解释当前的个案。换句话说，基于贝克模型的特定患者的概念化将确定是哪些早期事件（**起源**）导致了哪些图式，这些图式现在又被哪些促发因素激活，引发了哪些自动思维、情感和适应不良行为（**问题**）。

之后，治疗师要推演解释患者所有的问题。要做到这一点，治疗师要首先确定问题清单上那些可以用锚定障碍本身解释的问题，然后再构建能解释其他问题的最简单的故事。

比如，玛丽亚的案例。玛丽亚是一个 35 岁的已婚研究生，她因为以下问题来寻求治疗：抑郁、情绪化反应、婚姻痛苦、人际关系混乱以及职业定向困难。她当时正在攻读生物学博士学位，但想放弃攻读学位转向从事演艺事业。她的许多问题都长期存在，随着玛丽亚即将进行综合考试、又面临职业选择困境以及她丈夫对她情绪不稳定越来越不满意，这些问题一并爆发了。

玛丽亚符合抑郁症和非特异人格障碍的诊断标准。她有边缘性人格障碍的一些症状，但并不完全符合边缘性人格障碍的标准。我选择了边缘性人格障碍作为锚定障碍，因为它能解释列在她问题清单上的大多数问题。我选择对莱恩汉（1993a, 1993b）的辩证行为治疗所依据的概念化进行修订以用于玛丽亚个案。莱恩汉认为，边缘性人格障碍的症状源自核心情绪系统（对环境刺激的高度敏感，情绪反应强烈，及激活后的情绪平复缓慢）和控制系统（没有学会和使用良性策略来调节情绪）的缺陷。用这个通用概念化假设作为模板，形成玛丽亚的个案概念化。概念化的要素用黑体字表示。

玛丽亚在一个充满暴力的家庭中长大，小时候，当她合理表达自己的痛苦时会受到惩罚或忽视，只有当她夸张地、强烈地表达自己的痛苦时（例如，通过击打墙壁）才会受到关注。她的父亲似乎患有躁郁症但未接受过治疗，在她的记忆里，父母的冲突就像"猫狗大战"。他们塑造了玛丽亚的非适应性情绪调节策略而没有教给她适应性的策略，玛丽亚可能遗传了双相情感障碍的生物学特质（**起源**）。因此，玛丽亚的情绪敏感性较高并且惯常使用非适应性情绪调节策略。玛丽亚倾向于否定、贬低、忽视和压抑自己的情绪反应，直至情绪反应变得极端以致她无法控制自己的行为（**机制**）。例如，她无视朋友们的无礼或刻薄行为，直到她勃然大怒并与他们断绝来往。她体验到自己的情绪反应（**问题**），尤其是情绪失控和愤怒（**问题**），并且她与生活中所有重要他人的关系都很混乱紧张（**问题**），包括她的丈夫、女性朋友和学位论文答辩主席。她倾向于否定和忽视自己的情感经验，这也阻碍她获得信息来确定职业兴趣和目标。她真不知道是当生物学家好还是当女演员好（**问题**）。这些机制一直长期维系着，直到她即将进行综合考试，以及丈夫对她的情绪不稳越来越不满（**促发因素**），这两件事触发了这些机制引起了更强烈的反应。这两件事都趋向于让玛丽亚更加努力地压抑自己的情绪，而这导致了更大的情绪反复无常。她觉得自己的情绪已经失控了。所有这些问题的累加和她为解决这些问题所做的努力失败使她感到痛苦和沮丧（**问题**）。

这个概念化是对边缘性人格障碍的辩证行为治疗概念化（Linehan, 1993a）的个体化和扩展，以适应玛丽亚个案的细节。这个概念化也将帮助治疗师计划和指引玛丽亚的治疗。辩证行为治疗概念化确定的主要治疗靶是情绪敏感性、适应不良的情绪调节策略（回避、逃避等不良策略）以及适应性情绪调节策略的缺失。玛丽亚的治疗师会在后续治疗中瞄向这些情况，并可能会增加一些干预来解决玛丽亚的婚姻问题，比如伴侣治疗。

运用认知、学习和情绪理论

除了刚才提到的锚定诊断策略，还有一种方法就是我所说的基本理论策略，也就是使用第 2—4 章中描述的基本认知、学习和情绪理论中的一种作为个案概念化的基础。本书中采用这种策略的范例包括根据学习理论对青年男人的心因性呕吐问题的个案概念化（见第 3 章），或用趋向与回避理论对个案苏珊的概念化（见第 4 章）。正如已经指出的那样，锚定诊断策略的作用是锚定诊断与循证治疗技术的紧密结合。不过，我在此描述的基本理论策略也有其优势。一是它与认知行为治疗的治疗靶（Persons, 1986a）（症状、行为、认知和情绪）有更直接的关联。因此，以基本理论的方法进行概念化让治疗师更容易进行理论驱动的假设检验和决策。此外，有些障碍和问题没有现成可用的基于循证治疗的概念化，此时治疗师可以采用这种策略对此类障碍和问题进行概念化。当循证治疗所依据的概念化单一模型适用于多种障碍时，采用基本理论策略也是有用的。现在已有基于贝克认知理论和学习理论的循证概念化模型可用于许多症状和障碍的概念化，因此这两种理论方法特别适合于多问题案例的概念化。

建立以基本的认知、学习或情绪理论为基础的机制假设有三个步骤。第一步，临床医生要选择一个症状（如第 3 章学习理论所述的呕吐案例）或一组症状（如第 4 章情绪理论中苏珊的案例）作为靶点。第二步，临床医生选择一个能够解释症状或症状群的基本理论。第三步，以基础理论为基础进行个体化和问题推演。

治疗师怎样决定用哪种理论或模型？同样，这里的指导原则是治疗效用：哪种模型最有可能导出帮助患者实现目标的有效治疗计划？选择的根据包括：有强大的证据基础，看起来最适合该个案的模型（Haynes et al., 1999），能最简洁地解释患者的问题，患者最可能接受，以及治疗师最熟悉的。

治疗师选择一个模型后，必须细化所提机制假设的具体内容细节，并概念化推演解释这些机制是如何导致患者的所有症状、障碍和问题的。在这里，我将讨论贝克认知模型、学习模型和情绪理论的策略。

贝克的认知理论

如第 2 章所述，贝克的认知理论认为症状是由一系列自动思维、行为和情绪组成的，这些都是由紧张的生活事件所激活的图式引起的。因此，在贝克的模型中，图式及其关联的自动思维、行为和情绪是引起患者问题的机制。在基于贝克模型进行个案水平概念化的个体化过程中，临床医生需要识别患者特定的图式，图式可能的起源，激活图式的特定促发因素，和由此导致的症状和问题，可能要识别构成这些问题的一些典型自动思维、行为和情绪。这里我用贝克的模型来对莎伦个案进行概念化，我也阐述了第 2 章中收集信息进行概念化的一些策略。

莎伦是一位 52 岁的白人家庭主妇，她和邮递员丈夫以及她的母亲住在一起，她的母亲近期中风半瘫。莎伦发现自己越来越无法照顾中风后的母亲，于是来寻求治疗。

莎伦和我一起制订了针对这个个案的以下问题清单。我首先确定了每个问题的典型行为、情绪和认知，这些可以帮助我建立莎伦的问题机制假设。

1. 抑郁症状（《贝克抑郁量表》= 25）。行为上，她不活跃和退缩。情绪上，她悲伤、内疚和易怒。认知包括"我不如别人好""我和妈妈相处得不好"和"我自私，自我放纵"。

2. 焦虑症状（《伯恩斯焦虑量表》= 20）也是一个问题，尤其是在许多场合下有社交焦虑。她的认知倾向于"我既无聊又无趣""没人愿意和我在一起"和"我不能应付社交场合"。她非常回避并在社交孤立。

3. 担忧是一个主要问题。莎伦经常担心社交（"我说错了"）和其他潜在的负面事件。例如，如果她的丈夫下班回家晚了，她会担心"他出了什么坏事"，于是打电话给他询问情况。最令她担心的是她的母亲。莎伦每天都会产生大约 10 个关于她母亲的可怕想法或画面，她担心她会摔断髋骨或发生其他医疗灾难。这些担忧有一个主题就是"我必须确保没有什么坏事发生，因为如果发生了什么事，我将无法应对。"她的情绪包括焦虑、紧张和易怒。

4. 愤怒和易激惹本身就是一个问题。莎伦对此非常苦恼（"我应该能够控制自己！"）。尤其令她烦恼的是，当她面对母亲的恐惧、无助和不断寻求安全保证等情况而感到不知所措和沮丧时，她就会对母亲发脾气。"她不应该这么无助和被动！""我应该更有耐心，更大度。"

5. 莎伦的婚姻是痛苦的。她说丈夫是个工作狂，她多次要求他做出改变，但都没有结果，她决定接受这种情况。"他和他的工作结婚了，对此我无能为力"。情绪包括无助和无望。

6. 没有喜欢的工作。莎伦没有工作，也没有做任何志愿者工作，也没有参加任何令她愉快和感到有意义的活动。"我无法应对全职工作，我什么都不喜欢"。她以前是一名教师，几年前，当她的母亲开始出现健康问题并搬来和他们一起居住时，她辞掉了工作。

　　莎伦符合抑郁症、心境恶劣、社交恐惧症、广泛性焦虑障碍和回避型人格障碍的诊断标准。她的许多问题都是长期存在的，但莎伦极度痛苦的主要促发因素是大约 6 个月前她母亲中风。

　　我之所以选择贝克的理论作为莎伦案例概念化假设的基础，是因为它在莎伦遭受的焦虑和抑郁症状方面的临床应用有多方文献曾详细地阐述过，有着很好的证据基础。我以贝克模型作为模板（见图 2.4）制订了莎伦案例的概念化（图 6.1）。为了建立图 6.1 中描述的图式（机制）假设，我用了多种策略。

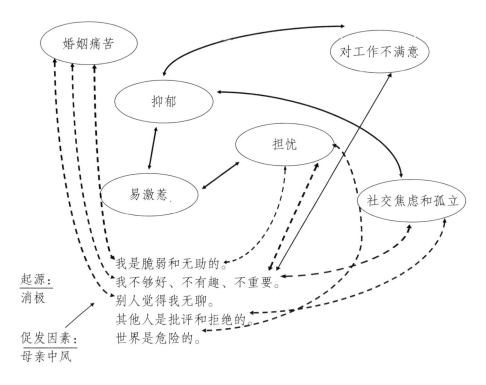

图 6.1　莎伦个案基于贝克理论的概念化

　　第一，贝克的著作帮助我提出了一些图式假设。贝克等人（1985）提出，焦虑者认为自己软弱、脆弱和无助，认为世界是充满危险和威胁的。贝克（A.T. Beck et al., 1979）的抑郁概念化提出的自我图式假设与我从莎伦案例中得到的信息吻合，即她认为自己不胜任、不重要、没有吸引力。

第二，我从莎伦的问题清单中概括出一些共性要素。我发现了几个同类的自动思维，包括"我是脆弱和易受伤害的""我不能胜任和不够好"和"世界是充满危险和威胁的"。这些思维提示的图式假设与上述我已有的想法是一致的。她在多个问题上表现出来的共性行为包括退缩和逃避。

第三，我用思维记录表解析了莎伦最近遇到的一个问题情境。这有助于识别她的一些自动思维、行为和情绪，并进一步了解是什么情境引发了她的痛苦。当时的情况是，她"考虑邀请邻居一起喝杯咖啡"。这一情境引发了她的一连串自动思维，包括"她不想和我一起喝咖啡""她会觉得我很无聊""她不会回我的电话""她会认为我提的问题很烂"和"我以后再邀请吧"。这种情况下的情绪是焦虑和尴尬。在这种情境下，莎伦的行为反应是推迟打电话。莎伦的自动思维为我已提出的图式假设提供了支持。当然，我基于单个思维记录得出的图式假设肯定是初步的，在这种情境下能引发痛苦的图式在其他情境下可能不会被激活。然而，从思维记录表中获得的信息为这个案例的机制假设提供了一个极好的起点。

第四，当我了解了莎伦的成长经历时，我获得了与我提出的图式假设一致的信息，这些信息也进一步支持了该图式假设。（我将在本章后面介绍更多关于机制起源的内容。）莎伦在六个兄弟姐妹中排行中间，她有一个重度智力发育迟滞的妹妹，父母要花大量时间和精力照顾这个妹妹。结果，莎伦总觉得自己在家里是"隐形的"。莎伦被忽视的经历让我明白了她是如何形成"自己是乏味、不重要和他人对自己不感兴趣"的观点的。

学习理论

学习理论认为靶行为（B）受前因变量（A）和结果变量（C）的控制。我们在第 3 章中已用学习理论对患者问题的发生机制和维持机制做过详细阐述。条件反射理论认为行为主要受前因控制，操作理论则认为行为主要受其结果控制。

要发展基于学习理论的个案概念化，治疗师首先要确定靶行为，然后收集关于该行为的前因和结果信息。相关策略在第 3 章中曾简要描述过，包括：获取引起患者症状和问题的事件时间线；让患者进行自我监测来追踪前因、行为和结果；进行行为链分析，将与特定实例中的行为相关的前因和结果进行具体化。从重要他人的临床访谈和报告中获得关于问题行为的前因和结果也是有用的。在本章后面，我将阐述如何用这些策略来形成安吉拉案例的学习理论机制假设。

情绪理论

如第 4 章所述，有几种基本情绪模型可用于概念化和治疗心理病理。我在这里以彼得·兰的生物信息学理论以及基于该理论的情绪加工模型为例，展开对佐伊案例的概念化，情绪加工模型是由 Foa 和 Kozak（1986）提出的。

佐伊是一位 50 岁的离异女性，在一家软件开发公司担任项目经理。她为自己所谓的"离家恐惧"前来就诊治疗。佐伊符合惊恐障碍和广场恐惧症的诊断标准。她几乎没有出现过焦虑和恐慌的症状，因为她过去一直在努力回避引发她焦虑和恐慌的情况。然而，她的生活越来越受到限制，她不敢过桥、不敢上拥挤的高速公路、不敢乘坐公共巴士或飞机旅行，也不敢坐电梯。佐伊报告有创伤史。有一天她在一个客户的办公室里独自工作到很晚，然后被强奸了。她没有达到创伤后应激障碍的所有标准，她只报告了有回避症状，没有再体验或过度警觉症状。她承认自己回避那些会让她想起强奸的情境（晚上的大型露天场所，男人们穿着特定类型的保管员制服），但她坚称很少需要这种回避行为，被强奸的创伤经历目前并没有困扰她。

我使用第 5 章的方法制订了佐伊的问题清单。她患有广场恐惧症，并存在阈下创伤后应激障碍症状。她在工作中遇到了一些困难，因为她一直拒绝涉及旅行的项目。另一个问题是她和前夫的关系。大约两年前，佐伊终于鼓起勇气离开了丈夫，丈夫的言语虐待和酗酒毁了他们的关系。然而，她仍然要和他打交道，因为他们共同拥有儿子的监护权。

我的任务是制订佐伊案例的概念化，概念化可以帮助我理解她的广场恐惧症和创伤后应激障碍症状、她的工作和家庭问题以及它们之间的关系。虽然佐伊很清楚她想要治疗广场恐惧症症状，并且她认为被强奸的经历和婚姻史对她来说不是问题，但我担心这些问题是相互关联的，广场恐惧症症状的治疗可能会引发一些创伤后应激障碍症状。因此，我没有使用基于广场恐惧症诊断的概念化，而是选择了一个更通用的模型，这个模型更容易把佐伊的各种焦虑和回避症状整合在一起。我选择了彼得·兰的模型，它将病理性恐惧视为关联命题在记忆中的表达，这些关联命题反映了恐惧网络的刺激要素、反应要素和意义要素。概念化模型认为这些与低级大脑的防御动机系统有关。

要用这个模型建立佐伊案例的概念化，我需要收集关于其恐惧的刺激要素、反应要素和意义要素的信息。为此，我使用了从《成人首次访谈问卷》、临床访谈和一些自评量表中获得的信息。我使用《机动性量表》（Mobility Inventory; Chambless et al., 1985）来确定佐伊所回避的情境，用《躯体感觉问卷》（Body Sensation Questionnaire; Chambless et al., 1984）来识别她的恐惧感觉，以及用《广场恐惧症认知问卷》（Chambless et al., 1984）来了解一些关于她恐惧意义的初步信息。她恐惧的刺激因素包括开阔的空间、桥梁、拥挤的高速公路、飞机、公共交通和电梯；天黑后当她独自一人在那些地方时，她会感到特别害怕。佐伊对这些情境的主要反应是逃跑和回避。后来，我在实施 Zuercher-White（1995）的内感受性暴露练习中了解到，佐伊还有更多具体的焦虑反应要素，包括心悸、出汗和头晕。其恐惧的主要意义要素是"我要疯了"。这里特别有意思的是，佐伊的广场恐惧症和亚创伤后应激障碍症状的认知网络要素重叠。大型开放的空间、独处和黑暗等刺激要素，逃跑和回避的反应要素在这两个网络中都常见。

现在我面临的挑战是，考虑佐伊的家庭问题是否与她焦虑症状的形成有关。佐伊和我推测，多年来，她以避而不见的方式应对丈夫酗酒和虐待行为的刺激情境。当她还是个孩子的时候，她就学会了这样做，她观察到母亲对父亲酗酒和暴力表现出被动和无助。然而，当她注意到丈夫的行为对孩子的影响时，她开始逐渐改变，最终她离婚了。她的假设是，她自己学会了融入新的反应要素以应对婚姻中的刺激情境（并不需要更多的帮助），这与她鼓起勇气离开婚姻时焦虑症状有所改善的观察结果是一致的。佐伊成功地解决了婚姻中的问题后，她准备好面对她的广场恐惧症症状了。

这个概念化对我是有价值的，并且显然，佐伊很清楚她希望治疗聚焦在她的广场恐惧症症状上。因此，我就她的情况提出了一个概念化假设，它以广场恐惧症症状为重点并以彼得·兰模型视角看待广场恐惧症症状。这个概念化假设与图 4.1 所示的概念化类似，只是它还包含了与创伤后应激障碍症状相关的刺激要素和反应要素。我向佐伊指出，其广场恐惧症的刺激要素和反应要素，同其创伤后应激障碍相关恐惧的刺激要素和反应要素之间存在重叠，并警示她，广场恐惧症的治疗可能会激活一些创伤后应激障碍的恐惧，我们在治疗过程中会仔细监察这些。

如上所述，彼得·兰模型的治疗靶是恐惧的刺激要素、反应要素和意义要素。佐伊的治疗所涉及的机制改变需要激活她的恐惧网络，通过这种方式让她能够对恐惧刺激要素习得新的反应要素和意义要素。我们经过协商达成一致意见，将治疗重点放在消除广场恐惧症上，这样她就可以在旧金山湾区自由旅行，也可以飞往欧洲了。

佐伊和我对她恐惧的情境进行了现场和想象暴露，并试图在不逃避或不使用安全行为（例如抓着一瓶水）的情况下应对它们。根据我们的概念化，我们决定在晚上天黑和她独处的时候进行暴露练习。不出所料，在这些暴露训练过程中，一些与强奸有关的记忆和情绪出现了。不过，因为出现的记忆和情绪并不强烈，也可能是因为我们为此做好了准备，佐伊很容易就度过并掌控了它们。配合着暴露治疗，我也做了一些认知重组来帮助佐伊巩固她从暴露治疗中获得的新反应和意义信息。佐伊在治疗上很努力，很快就完成了她的目标。当我询问她时，她说她觉得她与前夫的沟通互动更有效了，这是她新获自信的结果。

应用多个机制假设

在上述描述中，治疗师的个案概念化基础建立在单一的机制假设上。不过，治疗师也可以选择多个机制假设来解释单一障碍或一系列症状。例如，治疗师治疗抑郁症患者所持有的抑郁症状概念化可能会同时认为：（基于贝克的模型）抑郁症状是图式被激活的结果，以及（基于卢因森的模型）抑郁症状是缺乏积极强化物的结果。这些模型之间并没有冲突。两者可能同时成立。治疗师可以在治疗中采用来自两个概念化模型的干预方法。

或者治疗师也可以在一个个案概念化中采用两个模型来解释不同的症状。例如，治疗师可能会使用贝克的理论来解释患者的焦虑源自图式的激活（例如，认为自己是虚弱和脆弱的及世界是危险的和有威胁的），同时使用操作条件反射理论来解释患者的酒精滥用是酒精可以让个体摆脱焦虑而形成的负强化结果。事实上，这种方法与循证治疗依赖的一些通用概念化所用的方法是一致的。例如，辩证行为治疗用条件反射理论、情绪理论和认知理论（以及其他来源，包括禅宗哲学！）来概念化症状并导出干预。

治疗师也可能会在治疗的不同阶段使用不同的机制假设。对于边缘性人格障碍共病创伤后应激障碍的患者来说，在治疗早期使用辩证行为治疗概念化是有用的，因为在治疗早期，主要的靶目标是边缘性人格障碍的自杀冲动和自我伤害行为。但当这些行为得到控制时，治疗重点就转移到创伤后应激障碍症状上了，这时某种或多种循证治疗所依赖的针对创伤后应激障碍的机制假设可能更有用。

正如第 1 章所指出的，使用多个机制假设作为个案概念化的基础，可能会导致思路混乱或者应用了相互冲突的模型和干预措施。不过，多机制假设也有优势。其一是灵活（当基于第一个模型的治疗失败时，能转换到另一个匹配患者观点或能产生新干预的模型）。另一个是，从多种机制模型出来的干预比从单一模型出来的干预可能更有效力。对于这种方法，最终的智慧仲裁者就是治疗效用。也就是说，多机制假设的使用是否为患者带来了有效的干预方案？为了回答这个问题，治疗师要依靠假设-检验的方法来治疗才能有答案，这样的治疗需要通过对治疗过程和结果的仔细监测来指引，第 9 章中对此有阐述。

关于接下来要讨论的促发因素信息通常有助于引出并检验问题的机制假设，并有助于制订一个一致的概念化模型。

确定问题的促发因素

大多数认知行为概念化都秉承了素质-应激模型。其中概念化的机制部分是素质，这里要讨论的促发因素部分是那些激发素质的应激源。促发因素可能是内在的（糖尿病发作）、外在的（地震）、生物的（艾滋病）、心理的（对父亲生病的愧疚）或者以上所有。

促发因素和问题经常重叠。例如，安吉拉的婚姻问题既是另外一个问题（例如，她的抑郁和易怒导致丈夫疏远她）的结果，也是促使她的症状和使症状恶化的因素。例如，在安吉拉的个案中，基于贝克模型的概念化认为，丈夫的疏远和不投入激活了她的信念，没有人关心她，她必须自己解决所有问题，这让她感到悲伤、不知所措和孤立无援。"易感因素"这个词也常指慢性应激源，会引发障碍或症状，比如安吉拉的婚姻压力。

促发因素信息在许多方面都很有用。首先，促发因素的信息有助于治疗师形成机制假设。例如，贝克（1983）认为，涉及人际失败和拒绝的事件可能会激发那些持有"自己是不可爱的，他人都会拒绝和放弃自己"图式的患者的抑郁，而失败经历则会引发持有"自己是无能和不完美的"图式的患者的抑郁。因此，如果患者在妻子决定与他离婚后发生抑郁，那么这些促发因素信息可能有助于治疗师做出假设，推测患者有一个核心图式，即他不可爱而其他人会拒绝和放弃他。促发因素信息也常常被用来检验治疗师最初的图式假设。如果图式和促发因素"不匹配"，那就可能需要调整图式假设或对促发因素的理解，或者两者都需要调整。

促发因素信息也可以指向治疗靶。例如，如果患者的症状是因为不靠谱和不讲道理的老板在绩效评估上过于苛刻引起的，那么患者可能会考虑换工作。

有时，促发因素是显而易见的，比如一个女人在被解雇后变得抑郁了。不过，即使是这种情况，也需要进行评估以准确辨识具体是什么引发了她的抑郁症状。是因为她的生活节奏被打破了吗？是因为她失去社会支持吗？是因为她失去了从自己喜欢的工作中获得的强化吗？

而通常，促发因素不会那么直接地摆在那儿。有时会有多个促发因素累积数周、数月甚至数年才会引发疾病发作。为了获得有关促发因素的信息，治疗师可以开始询问患者，可能是什么外部事件引发她当前的问题。不过，患者往往不擅长报告这些信息。治疗师与患者合作共同构建推动症状发展的事件详细时间表，这样做常常有助于对促发因素的识别。发展这样一个时间表最好的方法是首先询问患者第一次注意到症状是什么时候，然后问"那时候你的生活发生了什么事情？"这个问题通常比"是什么原因导致了这些症状？"更具建设性，因为通常情况下，患者（包括我们所有人）都不太善于注意到症状的原因。在构建详细的时间表前，患者通常无法确定事件和症状之间的联系。这个过程是评估过程和干预过程之间非常有意思的重叠，因为患者通常意识不到事件和症状之间的关联，他们会发现了解这些对他们非常有用。另一个有价值的信息来源是患者的家庭成员，不过他们有时不了解事件而无法提供有关促发环境的有用信息。

当患者有多个问题和障碍时，要评估每个问题的促发因素可能会非常烦琐和难以执行。这时不需要评估所有问题的促发因素，相反治疗师可以只确定主要的 DSM 障碍、主要症状或患者决定来治疗的促发因素。例如，一位长期有抑郁症状、强迫症、广泛性焦虑障碍（GAD）和社交恐惧症的老师找到了一份行政管理工作，这个岗位要经常公开讲话，而公开演讲会非常容易引发她的紧张焦虑，她为此来寻求治疗。

确定机制的起源

概念化的起源部分是建立一个假设，患者是如何学会或获得引起其症状的机制的。概念化的起源不同于促发因素，起源是较久远的（时间上的久远），促发因素是临近的（时间上临近）。概念化的起源可以是外部环境事件或经历（例如，父母去世，早期虐待或忽视），文化因素（Hays & Iwamasa, 2006），生物学因素（例如，身高异常矮可能会引起同龄人嘲笑）和遗传因素。

例如，如果按照贝克理论，机制起源就是推测患者是如何学会引发症状的图式的。如果用学习理论概念化焦虑症状，起源要素就需要描述最初的条件化事件，如可能导致情绪条件化的创伤事件或惊恐发作。技能缺陷的机制起源可能包括适应不良技能的示范（例如，通过肢体暴力解决分歧的父母），没有机会接触到适应性技能范例，或两者兼而有之。而如果使用情绪理论来概念化，可以这样来描述，例如，患者是如何学习不适应或不充分的情绪调节策略的，以至于导致其当前的症状。

认知行为治疗倾向于关注当下。那为什么治疗师在概念化过程中要寻求关于起源的信息呢？第一，起源是机制假设的来源。特定类型的起源与特定机制有关，如早期虐待与情绪障碍之间的关联（Deblinger, Thakkar-Kolar, & Ryan, 2006）。第二，起源资料可以检验机制或概念化的其他要素。如果起源与概念化的其他要素不匹配，那么概念化就缺乏整合，可能需要修改。第三，了解起源有助于治疗。创伤后应激障碍的治疗就是一个例子，它经常涉及创伤记忆和刺激的暴露。有时，患者对问题起因的了解会带来显著的治疗效果。例如，一位要自杀的年轻母亲，意识到她的许多问题源于母亲对她的抛弃，这成了她没有自杀的强大动力（这样她的孩子就不会经历她所遭受的抛弃）。

起源的资料有若干个来源。一个是来自患者早期成长经历的报告，特别是患者与父母或照料者的关系，和其他重要童年事件，尤其是创伤、忽视和虐待。血缘亲属中的精神疾病史可以揭示生物学和心理社会的起源。对可能造成患者问题的种族或民族因素展开讨论也能给确定起源带来启发。

实证文献可以指导对起源的评估。例如，Barlow 和 Chorpita（1998）对研究发现的综述指出，焦虑与无助感有关，而缺乏反应和过度控制这两种育儿方式似乎助长了孩子形成无助感。例如，即使是婴儿也能通过非语言的方式（比如转头或哭泣）表达自己被刺激过强的环境吓到了。而对婴儿的这些线索没有做出反应的父母，其实等于在告诉孩子，没有人会帮助他，而且他对这种情况是无能为力的。而过度控制的父母则阻止孩子探索新的挑战环境，阻碍孩子学习处理它们的技巧，从而使孩子觉得自己没有能力应对困难的环境。因此，在探寻焦虑的起源时，临床医生对父母缺乏反应和过度控制进行评估可能会有所收获。

整合概念化的各个要素

治疗师在收集个案概念化的每一个要素信息时，会检查这些要素是否能够整合在一起。例如，莎伦"我不重要"的自我图式在她小时候被忽视的情况下是合乎逻辑的。检查概念化要素看它们是否彼此一致的过程，检验了治疗师的概念化假设（Turkat & Maisto, 1985），提高了概念化的整体一致性。

个案水平的概念化发挥作用的一个主要途径就是，提供了关于患者各种问题和障碍是如何相互关联的假设。问题可以通过多种方式关联。同一机制可能导致多个问题。例如，认为自己无能和无助的图式通常会导致焦虑、逃避行为和无法履行主要生活角色。治疗师应努力用尽可能少的机制来解释所有问题（Persons, 1989），以便概念化在指导临床决策时简单易用。不过，有时只有一套单一的机制是不够的。例如，患者可能既有肺炎又有骨折，但这些疾病是由非常不同的机制引起的。

有些问题会直接导致另一些问题的出现。例如，易激惹导致婚姻破裂，暴饮暴食导致肥胖。问题之间经常互为因果关系：焦虑导致拖延，拖延又导致更多的焦虑。

有些问题是由对其他问题的不良应对导致的。例如，使用酒精和药物来应对压力会导致上瘾、健康问题或交通事故，而且可能无法解决甚至恶化本来要解决的压力问题。

尽管概念化力求整合所有的问题和机制，但真的完全这样做的话可能会导致冗长的叙述和烦琐的图表，而太过复杂的概念化对临床没有帮助。所以治疗师应力求简洁的概念化，只有当一个简单的概念化不能满足临床需要时才增加其复杂性。

初始个案概念化的过程：安吉拉个案

在我与安吉拉的第一次会谈结束时（如第 5 章所述），我建立了一个问题清单并获得了关于促发因素的部分资料（攻击；见图5.7）。会谈结束后，我检查了一开始完成的安吉拉个案概念化工作表，看是否能让它更充实。我在脑海中回顾了初次访谈中了解到的内容，我假设这次袭击导致了创伤后应激障碍症状，而安吉拉以回避和退缩的方式应对这些症状，这导致了从平常来源（如工作）获得愉悦满足感的强化丧失，从而导致了抑郁症状。我计划在第二次预备性会谈时收集更多信息来检验和评价这个概念化假设。

我总是在第二次会谈开始时提醒患者，我们仍处于评估和做治疗建议的预备性会谈阶段。如果我在第一次会谈结束时没有征求反馈意见的话，我一定会在第二次会谈开始时征求患者的反馈。随后我会进行会谈议程设置。我通常会提议对患者自上次会谈后的进展做一个简短的登记，然后继续进行数据收集以帮助我们了解患者的情况从而能制订出一个治疗计划。虽然我也会邀请患者提供议程内容，但实际上，在预备性会谈的任务完成之前，我不会尝试开始积极治疗。这有时意味着，我会要求患者推迟涉及积极治疗的议程项目，直到我们完成预备性会谈的任务。

在第一次会谈结束时，我让安吉拉知道她可能患有某种情绪障碍，可能是抑郁症。不过，我要在这次会谈中完成诊断评估。我也想了解一些关于她的问题的起源信息，并想收集一些信息来检验和细化我最初的机制假设。我想追踪她的活动记录表的家庭作业情况，这既是部分地为了让她了解治疗是如何开展的，也是为了获得她更多的行为信息以添加到我的诊断和概念化假设中。

安吉拉报告说，她这一周过得好些了。从第一次与我会谈后，她已得到改善。她报告感觉好些，但她的《贝克抑郁量表》得分却相反，17分比她最初的14分略高一些。当我与她讨论这个不一致的情况时，她告诉我，作为对我们在上一次会谈讨论的响应，她"重新调整"了她对量表的反应以抵消她轻视症状的倾向。安吉拉主动这样做的事实表明，她已经开始投入治疗并开始从中获益。这也让我明白了，我们在第一次会谈中确定的最小限度的过程是重要的（它有很好的治疗效用），我想确保以某种方式将它纳入概念化中。

我想检验一下最初的个案概念化假说，即创伤导致了她的症状，而她以回避（包括经验回避）来应对，这导致了强化因素的缺失进而导致抑郁。这个假设很大程度上取决于这些事件的时间顺序。为了检验这个假设，我和安吉拉一起列出了她的症状发展时间表。

我的工作从创伤开始。她说，创伤事件后，她在工作和照顾家庭的同时一直在努力控制自己的症状。然而，上司和同事对这件事的态度反应最终让她感到非常愤怒，她在工作时感到恐慌，在家里不堪重负，因此她申请了暂时休假。虽然暂停工作确实减轻了她的焦虑，但她指出，随着时间的推移，她变得越来越退缩和抑郁。她通过回避能激发焦虑的情境来应对焦虑，结果产生了抑郁，这与我最初的机制假设是一致的。

我对机制假设做了另一个检验，我向安吉拉描述了这个假设，并询问她对此的反馈。她说我的概念化假设有道理。她承认，失去工作对她是一个重大打击，因为她一直处于"事业的巅峰"，从客户和同事那里得到了很多积极的反馈，从工作中获得了很多满足感。她曾期望成为公司合伙人，在公司里获得长期和成功的职业发展。现在一切似乎都失去了。

这是一个很重要的信息，因为它支持我的机制假设，即抑郁是由于安吉拉失去了之前在工作中获得的强化刺激造成的。此外，它也否定了我想要验证的另一种假设，即获得残疾补助和劳工赔偿能支付治疗费用的情况可能会加重安吉拉的症状。其他一些资料也否定了残疾补助加重症状的假设。安吉拉报告说，领取残疾抚恤金让她觉得自己很糟糕，她所获得的收入也不足以满足家庭的需要，她憎恨卷入麻烦。

我们还详细回溯了安吉拉被袭击前的情况。当我详细询问她在被袭击前的生活时，安吉拉意识到，尽管她当时没有意识到这一点，但她可能在几年前就已经变得抑郁了，因为她的丈夫长时间在工作和通勤，在家的时间越来越少。我提出她抑郁的情绪和低效能促使她用回避的方式来应对被袭击后的这些痛苦，安吉拉同意这个观点。

在讨论她的抑郁症状时，我对第一次会谈提出的诊断假设进行了微调并获得了安吉拉的同意。我使用了《焦虑障碍访谈表》（T. A. Brown et al., 1994）的相应模块来评估重度抑郁障碍、心境恶劣和双相情感障碍的症状。我认为安吉拉可能有"双重抑郁",因为她符合重度抑郁障碍和心境恶劣的诊断标准,她似乎没有双相情感障碍,我也让安吉拉了解了这些。由于焦虑障碍的共病率很高,我也使用《焦虑障碍访谈表》中的焦虑障碍模块来评估她是否有其他的焦虑障碍。安吉拉符合创伤后应激障碍的标准,但没有其他任何焦虑症。

现在我把重点转到对安吉拉问题的起源的信息收集上。她在首次访谈问卷的一个条目中指出,曾因为被父母惩罚而受伤,我对此做了更多的探索。安吉拉报告说,她一直认为自己有一个快乐的童年,直到几年前她和同胞们讨论后才意识到,她和她的兄弟姐妹在童年时曾遭受过身体虐待。安吉拉和她的兄弟姐妹们在屋子里走动都是小心翼翼的,因为她的父亲时不时地发脾气,会对离他最近的孩子大打出手。安吉拉的兄弟们是其父亲最常见的暴力对象。有一次,父亲要安吉拉关掉电视而她没有听,父亲狠狠地打了她,结果她的鼓膜破裂了。他们家并没有直接承认这件事,而事实上,有一个流传已久的家庭笑话更说明问题:经常被打是典型、幸福的美国家庭生活的一部分。我们一致认为,她小时候长期的不安全感、她和她的兄弟姐妹遭受的虐待,以及父母对这些问题的忽视,都是造成安吉拉目前症状的重要因素。实际上,我们把安吉拉在《贝克抑郁量表》上对自己症状的低报和她在家庭中学会的如何低估受到的虐待和虐待带来的痛苦的做法联系了起来。

我们回顾了安吉拉的活动时间表,我了解到,虽然她每天早上都会鼓励自己去照顾孩子们上学,下午又去学校接他们放学,但她白天花大量时间在床上。因此,活动时间表的信息支持了我最初的机制假设,即不活动是一个关键的问题行为。

因此,我在第二次会谈收集的信息支持并充实了最初的机制假设。学习理论似乎为安吉拉所有的症状和问题提供了最优雅和最简单的解释。默瑞尔的二因素理论解释了她的创伤后应激障碍症状,而卢因森的操作理论解释了她的抑郁症状并将其与创伤后应激障碍症状联系起来。这些思考引出了安吉拉个案的概念化,如下。个案概念化的要素我用了黑体字标识。

被客户攻击（**促发因素**）是一个非条件刺激，它通过反应性条件反射作用导致了创伤后应激障碍症状（**问题**），包括愤怒和易激惹（**问题**）（这是由她所在环境中的条件刺激触发的条件反射），还通过操作条件反射导致了逃跑和回避行为。回避行为包括停止工作（**问题**）和停止与配偶及孩子的互动（**问题**）。这些逃跑和回避行为因为有减轻焦虑的效应（**机制**）而获得负强化。先前存在的抑郁症状（**问题**）也强化了对被攻击及其结果使用回避策略。安吉拉童年期的虐待经历和学会了以回避和忽视来应对虐待的经验，很可能促进了这些条件化过程（**起源**）。逃避导致安吉拉停止了工作（**问题**）和家庭照料困难（**问题**）。这引起了婚姻问题（**问题**）和积极强化因素的缺失（**机制**），导致了抑郁症状（**问题**）。逃避工作也会导致经济问题（**问题**）和婚姻问题（**问题**）。

我将此概念化添加到安吉拉案例的概念化工作表中（图 6.2）。

姓名 _____　日期 _____

问题清单

　　1. 抑郁症状（《贝克抑郁量表》= 14），对未来感到沮丧，对过去喜欢的事情不再喜欢；感觉自己可能会受惩罚，对自己感到失望，比平时更爱哭，对其他人不感兴趣，担心自己看起来老了或没有吸引力，行动启动困难，早醒，疲惫，性欲丧失。否认自杀倾向。认知包括："我不知道从哪里开始找回我的生活"，"抱怨没用"，"没人会帮我"。她的行为包括睡眠过多、缺乏锻炼、回避上班或和老板对话。情绪包括易激惹、快感缺失、悲伤和内疚。

　　2. 创伤后应激障碍症状。患者遭受攻击后出现强烈恐惧反应，随后出现创伤再体验症状（当她遇到同事或创伤事件的其他线索时，出现惊恐和极度痛苦）、逃避（睡得过多和离职病休）以及高度警觉（易激惹和失眠）。认知包括"我应付不了""老板在背后捅刀"。行为包括回避工作和睡觉，情绪包括恐慌和易怒。

图 6.2　安吉拉的个案概念化工作表

3. 愤怒和易激惹。由于在她身上发生了暴力，因而她受到同事和主管的责怪，对此她感到愤怒和不满。管孩子时控制不住地发脾气。对"从不在家"的丈夫怨恨。她每周大约会对孩子发三次脾气，对丈夫大约发两次脾气。

4. 工作问题。近期休了病假，工作中出现太多再体验症状和怨恨以致她觉得无法工作。对失去以前那种有价值的职业生活感到非常难过。她说："我对工作再次恢复活力和热情没有任何信心。"

5. 婚姻问题。婚姻是"紧张的"。慢性问题被最近的问题恶化。她的丈夫在一家初创公司工作，工作时间很长，工作压力也很大，赚钱不多。"他是个好人，但他从不在家，他在家的时候，我们就会吵架。"

6. 持家困难。与房屋修缮公司持续冲突，女儿患有糖尿病。"事情太多了，我做不过来。"应对方式是"能不做就不做，只做最需要的事情，得过且过。"

7. 经济压力，安吉拉离职而使收入减少，以及丈夫的低薪工作。

机制

被攻击→创伤后应激障碍症状→回避→正强化缺失→抑郁

问题的促发因素

工作过程中被攻击

机制的起源

父亲的虐待和对家庭虐待的否认

个案概念化（起源、机制、促发因素、问题）

被客户攻击（**促发因素**）是一个非条件刺激，它通过反应性条件反射作用导致了创伤后应激障碍症状（**问题**），包括愤怒和易激惹（**问题**）（这是由她所在环境中的条件刺激触发的条件反射），还通过操作条件反射导致了逃跑和回避行为。回避行为包括停止工作（**问题**）和停止与配偶及孩子的互动（**问题**）。这些逃跑和回避行为因为有减轻焦虑的效应（**机制**）而获得负强化。先前存在的抑郁症状（**问题**）也强化了对被攻击及其结果使用回避策略。安吉拉童年期的虐待经历和学会了以回避和忽视来应对虐待的经验，很可能促进了这些条件化过程（**起源**）。逃避导致安吉拉停止了工作（**问题**）和家庭照料困难（**问题**）。这引起了婚姻问题（**问题**）和积极强化因素的缺失（**机制**），导致了抑郁症状（**问题**）。逃避工作也会导致经济问题（**问题**）和婚姻问题（**问题**）。

图 6.2　安吉拉的个案概念化工作表（续）

在临床记录中写个案概念化

可以用一个段落在临床记录中写下个案概念化，就像上述的文字形式，也可以用如图 6.1 的图表形式记录。用段落或图表写出详细的个案概念化比较耗时。速记策略则只需要确定治疗师用来个案概念化的通用概念化模板，而不用写个体化案例中涉及的细节（Zayfert & Becker, 2007）。如果治疗师使用这个方式来进行安吉拉个案的概念化，那么只需要简单列出默瑞尔的二因素理论和卢因森的抑郁条件反射模型即可。

哪种策略最好？不幸的是，没有数据可以回答这个问题。我建议治疗师选择对临床最有帮助的策略。按照这一原则，治疗师可以用速记策略完成那些简单案例的概念化，而花时间对复杂案例进行详细的个案概念化记录（Haynes et al., 1997）或将该策略用于培训训练。

设定治疗目标

虽然这一章先讨论了发展概念化，然后才讨论设定治疗目标，但是这些任务是密不可分的。事实上，患者和治疗师很可能在还没有完成个案概念化之前就开始设定治疗目标了。这在某种程度上是因为治疗目标能促进概念化。也就是说，当患者患有双相障碍和惊恐障碍，其双相障碍病情稳定，并因为惊恐障碍来求治时，以惊恐症状为重点的概念化可以指引治疗计划。此外，设定治疗目标的过程可以检验患者和治疗师是否能良好协作工作以及能否合作达成治疗计划。例如，治疗师可能会要求患者同意，把停止自杀行为作为治疗目标并以此为开始治疗的前提条件。

治疗目标是正式书面治疗计划的第一要素（见图 6.3）。其他要素包括治疗方式（例如，个人或团体）、治疗频率和治疗辅助内容。在下一章中，我将描述如何使用概念化来指导这些要素的决策。这一章的重点是如何设定治疗目标。

姓名＿＿＿＿＿＿＿＿＿＿＿＿＿＿＿＿＿＿＿＿＿＿＿＿ 日期＿＿＿＿＿＿＿＿＿＿＿

目标

1.

2.

3.

4.

5.

6.

形式

频率

联合治疗

图 6.3　治疗计划表

好的治疗目标的品质

好的治疗目标是由患者和治疗师明确商定的，治疗目标的重点是减少症状和问题，增加期望的行为或结果，好的治疗目标应该在情绪上对患者有吸引力，现实可操作，可衡量，而且应具体地指出这些目标什么候能实现，并且能以优先顺序列出来。当然不可能所有目标都满足全部标准。例如，根据定义，聚焦于减轻症状的治疗目标不太可能关注期望行为或结果的增加。

患者和治疗师协商制订

通常患者来寻求治疗是因为他们自己没法达到重要的目标。想通过治疗实现这些目标，重要的是，患者和治疗师得明确地同意这些目标。不过，一开始未能达成一致的治疗目标或优先次序的情况并不少见。常见的分歧领域包括药物滥用、自杀和自残。患者通常将这些行为视为解决问题的方法，而治疗师则往往将其视为问题。有时双方可以达成妥协。例如，一个患者不同意把停止自我伤害行为作为治疗目标，但他同意记录自伤行为，并同意将学习其他方法来作为治疗目标，以减少情绪痛苦而不必进行自残。下一章要谈的动机会谈和其他一些策略，可能有助于和患者达成那些他们最初不愿意认同的治疗目标。

聚焦于减少症状和问题

治疗目标通常就是问题清单上项目的镜像（例如，问题是抑郁症状，目标就是减少抑郁症状）。因此，典型的治疗目标是减少抑郁和焦虑症状，消除暴饮暴食，减少与配偶的争吵，或者减轻幻听引起的痛苦。不过，试图解决患者的所有问题通常是不现实的。大多数患者并不希望解决问题清单上的所有问题（通常他们只想解决其中一两个问题）。因此，治疗目标清单通常比问题清单要短。

聚焦于增加期望行为或结果

众多行为治疗师（Kazdin, 2001; Watson & Tharp, 2002）已经注意到，聚焦于增加期望的行为（例如，撰写论文）比减少不良行为（例如，看电视）更为有效。这个说法很有道理，原因很明显，即使不良行为真的减少了（例如，人们看电视的时间更少），期望的行为不一定会增加（患者可能不会用撰写论文或其他期望的行为来代替看电视）。增加期望行为的目标包括提升快乐和乐趣，按时上班，花更多时间和朋友待在一起。

在情绪上对患者有吸引力

在目标设定这个方面，治疗师要利用情绪理论的内容，即情绪会怎样俘虏人的注意力并提供动力。例如，有位老师说她的目标是能够开始约会并建立长久的异性关系。对她进行评估后，治疗师认为这位老师的症状符合社交恐惧症的标准，而她对约会的回避实际上就是社交恐惧症的一个症状。这一诊断和概念化给出了克服社交恐惧症症状的目标。不过，与克服社交恐惧相比，与命中的白马王子约会的目标在情感上更能吸引患者，因此，至少在这方面，能够约会是一个更好的目标。

现实可操作

治愈精神分裂症或双相情感障碍不是一个现实的治疗目标。更现实的目标是消除或减轻由某些症状（如幻觉、快感缺失）引起的痛苦，或改善功能（如获得一份全职工作并能很好地工作或防止再次住院治疗）。同样地，心境恶劣的患者把消除抑郁心境作为治疗目标肯定也是不现实的。更现实的目标是降低抑郁心境的严重程度和频率，增加积极的心境和乐趣。

可测量的

好的治疗目标是可测量的。例子包括，减少抑郁症状至正常水平（《贝克抑郁量表》< 10），消除惊恐发作，戒可卡因。好的角色功能目标例如，按时支付所有账单、按时赴约和上课、花更多时间和丈夫一起做

有趣的事。为了强化一个模糊的目标，治疗师可以问患者："如果你实现了这个目标，你的行为将有什么不同吗？"

明确实现目标的时间

好的治疗目标会明确指出何时要实现目标（Mash & Hunsley, 1993）。也就是说，与其把目标说成"消除自杀倾向"，不如把目标定为"自杀闪念减少到每周一次"。确定实现特定目标具体意味着什么，这个过程本身就具有治疗作用，患者可能自己并没有想清楚。

按优先次序排列

确定治疗目标的优先次序，治疗师可以参考第 5 章所述问题清单的优先次序表。没有必要将每个目标都进行优先顺序排序，重要的是要明确确定一或两个或三个最优先的治疗目标并就此达成一致意见。确定治疗目标的优先顺序不是一次性的事情。在某种意义上，治疗师必须在每次治疗会谈时（议程设置过程，见第 10 章）检查治疗目标优先顺序。不过，治疗计划的过程提供了一个重要的机会来仔细考虑这个问题以及与患者讨论。

设定治疗目标的过程

在开始设定治疗目标时，下列的做法会有帮助。这曾在第 5 章讲到过，就是在第一次或第二次预备性会谈结束时给患者布置一个家庭作业，要求患者回去花 15 分钟时间列一个治疗目标清单，下一次治疗时他要带上这个清单。还有一个做法是在治疗会谈中与患者一起设定目标。

安吉拉和我在第二次预备性会谈中一起制订了如图 6.4 所示的目标清单。安吉拉用非常行为学的角度来思考她的治疗目标，和她一起工作形成一份行为清单描述可测量且具体的行为是非常容易的。在我的纸质临床记录中（我希望能很快升级成为在线医疗记录），我在包含了治疗目标的治疗计划表上放了一个彩色的纸夹，这样我能很容易在表格中找到它，也可以经常参考它。

姓名：安吉拉 _____ 日期：_____

目标

1. 减少抑郁症状，将《贝克抑郁量表》分数下降到 10 分以下。
2. 恢复全职工作并享受工作。
3. 在工作中遇到"麻烦的人"不会太痛苦、胸闷、气短。
4. 以一个亲吻和拥抱欢迎丈夫下班回家。
5. 每周平均做爱 1.5 次并享受它。
6. 能不发脾气地管教孩子。

形式

频率

联合治疗

图 6.4 安吉拉的治疗计划，"目标"部分已确定

安吉拉和我已经开始每周进行监测（她在每周一次的会谈前做一次《贝克抑郁量表》）来追踪第一个目标的进度。稍晚些时候，在我们正式达成合作协议后，我就会和她一起建一个日志来记录追踪其他治疗目标的进度（比如，管教孩子的时候对他们大发脾气）。

通常情况下，个案概念化的问题清单能直接产生治疗目标。不过，在有些情况下，概念化机制假设还能帮助患者和治疗师选择好的治疗目标。埃琳娜的例子说明了这一点。

埃琳娜，39 岁女性，她的受孕生物钟正滴答作响。她两年前和吉姆结婚。然而，在她和吉姆开始谈论要孩子的事不久之后，她开始担心和

吉姆生孩子可能会是一个可怕的错误。埃琳娜承认没有什么危险信号。吉姆既不酗酒也不是虐待狂，他渴望成为一名父亲。但是埃琳娜被怀疑和犹豫不决折磨着。她每天至少要花一两个小时冥思苦想以及监视吉姆的行为和她自己的感受以及他们之间的互动，她问自己，"他会成为一个好父亲吗？如果我和他有了孩子，我就会陷入婚姻的泥潭；我不能收拾东西说走就走。从长远来看，我和他在一起能开心吗？他的这种行为会让我痛苦吗？我能忍受吗？我们的家庭会幸福吗？"每当吉姆做了什么令她感到害怕的事情（比如，下班回家比他说的晚了几分钟），埃琳娜就会和他讨论这件事。这种情况每周发生两三次，浪费相当多他们共处的时间。埃琳娜还花了几个小时在电话里和女性朋友们谈论她的担心和担忧。

虽然埃琳娜没有达到广泛性焦虑的标准，因为她只有一个担忧而且已经有 6 个月没有出现过了，但埃琳娜的治疗师仍然将担忧作为回避行为进行概念化（Borkovec, Alcaine, & Behar, 2004; Orsillo & Roemer, 2005; Roemer & Orsillo, 2002），以了解埃琳娜的问题。这一概念化认为，埃琳娜的担忧以及她与丈夫和女性朋友们讨论疑虑的做法让她可以逃脱和回避夫妻关系中的情绪体验。这一概念化提出了一个矛盾的观点，那就是埃琳娜为避免将来的痛苦而采取的策略（担忧）是她现在痛苦的主要原因。她过的日子是"未来生活对抗现在生活"（Borkovec, 2002）。

概念化中确定的治疗靶是埃琳娜的担忧行为，她与丈夫和女性朋友讨论她的疑虑，以及她与丈夫的关系疏远。通过概念化确定的机制改变目标是，帮助埃琳娜终止担忧行为和对她的怀疑的讨论，让她更充分地投入现在和她的婚姻中。

埃琳娜的治疗（一会儿再描述）很成功。治疗目标的确立在很大程度上促成了成功。治疗师使用了刚才描述的概念化，引导埃琳娜设定了一个结局目标：减少她的担忧，减少她与丈夫和朋友关于其疑虑的徒劳无果的讨论，减少她正在经历的痛苦。如果埃琳娜坚持要做出"正确"的决定，这可能会让治疗变得非常困难。事实上是，当埃琳娜试图找出问题的"正确"答案时，这可能会加重她的担忧行为。与此相反，这一概念化提示治疗师，要以鼓励埃琳娜减少她在担忧上花时间为目标。埃琳娜努力实现这一目标的过程，将带动埃琳娜做出机制的改变，而机制改变恰恰是实现这一目标所必需的。

埃琳娜同意治疗师提出的目标和干预措施。她同意停止与丈夫和朋友讨论自己的忧愁，也停止在心里反复想这些问题，取而代之的做法是脱离担忧，让自己充分投入到关系和婚姻生活中去，接受和拥抱由此带来的任何感觉。当然，完成这些任务是相当困难的。尽管如此，埃琳娜还是很努力地去做并取得了很大的成功。在大约 8 周的时间里，埃琳娜的担心大大减轻了，她发现自己能轻松地与丈夫相处了，他们的生活也变轻松了，她和丈夫的联系也比以前更紧密了。事实上，埃琳娜对夫妻关系有了更多的投入，这让她了解了需要知道的信息以决定是否要孩子。

埃琳娜决定要生孩子，她很快就怀孕了。她对自己的怀孕一度感到焦虑，她通过让自己重拾减少担忧行为的策略和专注于当下情绪体验成功地控制了她的焦虑。

目标设定的复杂性

有时，患者寻求帮助的问题本身会干扰治疗目标的设定过程。当这种情况发生时，治疗师可以使用初期的个案概念化假设来概念化现在的问题，并引导他对此做出反应。例如，有些患者在识别问题的过程里（设定目标的第一步）会觉得有压力。他们会变得防御、对抗和回避任务。在这种特殊的情况下，概念化可能会提出，对问题的关注会触发一个人关于缺陷和可能被拒绝的图式，而这会引发恐惧、羞愧和愤怒。使用这个概念化作为指引，治疗师可以做两件事。首先，治疗师要以一种传递接纳和关怀的方式来建立问题清单，语气温和、缓慢推进、大量支持、时常强调患者的优势，并声明（如果是真的）自己希望能和患者达成协议、一起工作，并且自己也愿意与他一起工作。此外，治疗师可以在会谈中处理患者的情绪，将其作为一个机会来教授患者认知行为模型，告知患者治疗的信息，并处理治疗-干扰的行为模式。这样做的时候，如果患者变得情绪化，治疗师可以暂停，聚焦患者的情绪反应，并让患者关注她的情绪反应，例如，可以这样说，"你知道，现在发生的情况真的是一个非常好的机会，我们可以一起工作，让我教你如何用认知行为治疗解决你的情况。我们是否可以来研究一下你现在的情绪感受？"

还有一个复杂的问题。绝大多数针对特定障碍的循证治疗以缓解该DSM障碍为治疗目标。然而，患者常常不会有这样的目的。东就是一个例子，他患有强迫症，他来寻求治疗的目的是解决他的一部分——不是全部——的恐惧和仪式。东在家里和办公室里都对污染存在着恐惧和仪式。他的目标是解决在家里的恐惧问题，让他在家里能感到更放松和停止进行费时的清洁仪式。然而，他不想解决在工作场所的恐惧和仪式问题。在工作场所，他有特定的回避行为和仪式，这让他可以没太多压力地度过一天，他不想破坏他小心翼翼形成的平衡。

为了解决这种（常见的）问题，如下做法提供了较好的指引，包括判断非首选治疗方案是否合理，及获得患者对治疗的知情同意。这些将在下一章详细讨论。在东的案例中，我花了一些时间向他解释，如果我们只治疗他在家里的强迫症症状而不管在工作场所的强迫症，那他的问题很容易复发，因为这两个地方的恐惧和仪式是类似的，只治疗在家的强迫症症状，不会改变症状背后的潜在机制，从而为复发提供了充足的力量（Foa, Steketee, Turner, & Fischer, 1980）。我们讨论了其想法的利弊。东没有改变他的主意。我不情愿地同意了他只想解决在家里的恐惧的计划。我们做到了，东成功地实现了他的目标。五年后，他的病情部分复发了，他又返回来进一步治疗。即使在那时，他并没有对自己的选择感到有问题——事实上，他又做出了同样的选择。

☆　☆　☆

在预备性会谈这个节点上，治疗师已经与患者合作制订了问题清单、形成了诊断、建立了初始个案概念化和治疗目标清单。现在是第二次或第三次会谈了，要开始治疗的压力越来越大。然而，仍有两项预备性会谈的任务未完成：完成治疗计划和获得患者的知情同意。这些任务将在下一章中描述。

第 7 章

用概念化来制订治疗计划并获得患者对它的同意

为完成预备性会谈，治疗师必须制订一个初步的治疗计划并获得患者对它的同意。这章描述怎样使用在前一章讨论的个案概念化，帮助指导这些步骤。

制订治疗计划

循证治疗是有价值的治疗计划信息来源。它们的作用是作为治疗计划的默认选项。然而，随机对照试验数据所提供的关于最佳治疗效果的有用信息是对参加随机试验的一般患者来说的。他们没有为当时正在治疗师办公室的特定患者提供最佳治疗信息（Howard, Moras, Brill, Martinovich, & Lutz, 1996）。个体化的个案概念化有助于为个别患者指导治疗计划。

个案概念化的机制假设有助于治疗师识别治疗的机制改变目标和补偿策略目标。关于这些过程目标的信息有助于治疗师选择干预，决定从哪里开始治疗多个问题，预测妨碍成功的障碍，并对治疗计划的要素做出决定，如形式、治疗会谈频率和联合治疗。

治疗的机制改变目标是指治疗试图去改变的心理过程。例如，基于贝克认知模型的概念化指导的治疗，其机制改变目标是改变患者的图式，并修改患者问题元素中的适应不良行为和自动思维。

治疗的补偿技能目标是教授患者策略，可以减少症状和痛苦，但不会改变引起症状的核心机理。在基于贝克认知模型的治疗中，补偿策略目标可能包括教授患者回避可能激活其图式的情境。

"过程目标"一词用来描述机制改变目标和教授补偿策略的目标。过程目标与可能被称为结果目标的不同，也就是，它们是患者和治疗师共同制订并写在治疗计划上的治疗目标（图6.3）。

我所说的结果目标是 Mash 和 Hunsley（1993）及 Haynes 和 O'Brien（2000）称之为的最终结果。我所说的过程目标包括这些作者所称的中间结果。我更喜欢"过程目标"这个术语，因为它清楚地指出是心理机制和过程的变化。然而，中间目标这个术语抓住了过程目标是中间的，或者在通向结果目标的路上。

然而，重要的是记住，在预治疗这个时候，指导治疗计划的概念化只是一个粗略的概念化。因此，在这个点上制订的治疗计划也是临时的。治疗开始后，患者和治疗师使用第9章中描述的策略来收集数据，以监测治疗的过程和结果，并进行任何需要的修改。

使用概念化来确定治疗的过程目标

有两种类型的过程目标：机制改变目标和教授补偿策略的目标。

识别机制改变目标

机制改变目标是改变某些心理机制的目标。治疗的机制改变目标直接从概念化来，并帮助治疗师做出治疗计划决策。举例来说，在玛吉的案例中，她担心过度脸红，可以为此制订两种不同方式的概念化。每个概念化导致不同的治疗计划，不同的治疗计划有着不同的机制改变目标。

一个概念化是，玛吉的问题是由于错误的信念（"我脸红得像甜菜；我的约会对象会注意到这一点，并会因为我奇怪而拒绝我"），过分关注她认为自己会呈现出来的形象，以及安全行为（比如穿高领毛衣来掩盖脸红）。这一概念化指向了一个认知行为治疗计划，致力于实现的机制改变目标是：改变玛吉的功能不良信念，将她关注的焦点从她的内部意象转移到外部情境，并让她放弃安全行为（Clark, 2001）。

第二个概念化提出玛吉的问题是由于血管功能缺陷（Malmivaara, Kuukasjaarvi, Autti-Ramo, Kovanen, & Makela, 2007）。这一概念化指向的治疗计划是外科手术，机制改变目标是纠正血管缺陷。

治疗计划通常需要一个以上的机制改变目标。下面是安吉拉个案的情况。以条件化理论为基础的概念化，提出了三个机制改变目标：消退条件化的恐惧反应，消除回避行为，恢复旧的和获得新的正强化物。

确定目标以教授补偿策略

不是所有的治疗都为了或取得了机制上的改变。事实上，关于贝克认知疗法对抑郁症的治疗是否实现了它寻求的机制改变（即改变导致症状的图式、自动思维和适应不良行为），存在着激烈的争论（Balber & DeRubeis, 1989; Brewin, 1989）。另一种观点认为，认知疗法教授患者技能（如认知重组和活动安排），可以让他们在图式被激活时用来管理所经历的痛苦情绪。刺激控制干预可以被看作是一种教授补偿策略。刺激控制干预通过移除触发行为的前因，改变了问题行为。通过停止购买薯片和把它们放在厨房的柜台上（前因），我停止了吃薯片（行为）。这种干预并没有改变前因和行为之间的联系，它保持原封不动（正如我在野餐时发现的，野餐会供应薯片）。但这种干预确实帮我完成了不吃薯片的目标。

减少伤害策略是一种补偿策略。例如，为瘾君子提供干净的针头有助于实现减少艾滋病新病例的最终目标。然而，这并不会改变任何导致静脉注射毒品的机制，也不会改变将静脉注射药物与人类免疫缺陷病毒和艾滋病联系起来的机制。

改变机制和教授补偿策略之间的区别是模糊的。有人可能会说，我购买薯片的行为改变可能是由一些机制改变引起的。重复使用补偿策略可能导致机制变化。因此，学习用分心（一种补偿策略）来忍受惊恐症状的女性，可能会经历导致了症状的某些机制的变化，这些机制可能包括"如果我不立即采取行动来缓解惊恐症状，我就会发疯"的信念。

当我们没有技术可以改变引起症状的机制或患者不愿意或无法改变机制时，强调教授补偿策略的治疗计划可能是有用的。玛菈的案例说明了这一点。

玛菈是一位上了年纪的妇女，她丈夫正在住院治疗一种危及生命的疾病，因此她在医院里待了很长时间。她因使用公共卫生间极度不舒服而寻求帮助。她担心别人会听到她发出声音，闻到她散发的气味，这让她感到尴尬和羞辱。玛菈符合社交恐惧症的标准。然而，她并不想克服她的社交恐惧症。她只是想在丈夫住院期间减轻一些痛苦，这可能会持续几个星期。为了达到她的目标，我设计了一种强调教授补偿策略的疗法。

经过一番头脑风暴之后，我们确定，如果卫生间离她丈夫的病房很远，玛菈会觉得舒服些，因为这样，她在病房里遇到在卫生间遇到过的人的机会就会减少。她还制订了一个简单的计划，如果她非常尴尬，就待在蹲位，直到其他人离开卫生间。她发现把收音机放进卫生间能掩盖她发出的一些噪音。在使用卫生间时可以用手机交谈来分散自己的注意力，也能减轻她的不适感。正如我向她解释的那样，这些回避和安全行为并不能缓解玛菈的社交恐惧症（甚至可能使情况变得更糟）。然而，它们确实帮助她实现了在医院更舒适地使用公共卫生间的目标。

识别治疗靶

治疗靶是治疗所聚焦的现象。概念化确定治疗目标。例如，在玛吉的案例中，认知行为治疗靶是：关于脸红的信念、注意的焦点和安全行为。

一些治疗方法具有相同的治疗靶，但有不同的机制改变目标。例如，贝克的认知疗法和基于正念的认知疗法都以扭曲的认知为靶。但贝克认知疗法的机制改变目标会改变认知内容，而正念认知疗法的机制改变目标会降低患者受认知影响的程度。

使用概念化指导治疗计划

用过程目标来选择干预措施

关于治疗过程目标的信息有助于治疗师选择干预方法。玛菈的案例说明了这一点。因为治疗的过程目标是为了教授补偿策略，所以我使用的干预与我曾试图改变导致玛菈痛苦的机制的治疗方法截然不同。再举另一个例子，如果机制改变目标是习惯化或消退，干预将包括暴露。如果机制改变的目标是减少患者受消极思维的影响程度，干预可以包括教授正念技能。

然而，在过程目标和干预之间没有一对一的关系。过程目标就像目的地，可以通过各种途径（干预）到达。许多不同的干预可以完成相同的过程目标。例如，认知重构、行为实验和暴露可以用来实现改变信念的机制改变目标。如果第一个干预失败或患者不能接受，过程目标有助于治疗师形成新的干预想法。为了促进治疗的过程目标，治疗师可以从多个循证治疗和其他来源借用干预。因此，个案概念化驱动的认知行为治疗涉及"干预折中主义"。是过程目标将治疗连在了一起并使其连贯，特别是机制改变目标，它直接源自个案概念化的机制假设。

用概念化预测障碍

意识到潜在障碍的治疗师可能能够制订一个绕过它们的治疗计划，或者最坏的情况是，当障碍出现时迅速使用监测（第 9 章中描述的）来识别和解决。对个案概念化的机制假设和问题清单的注意在识别潜在障碍中是有用的。

例如，我从经验（Jeffrey Young, 1999）中学到，有时，有"抑制"图式的患者在充分利用治疗上会遇到好几个障碍。首先，他们认为自己的需求不重要（为了别人抑制自己的需要），所以直到陷入危机时，他们才寻求治疗。然后，他们与治疗师建立关系，却通常对治疗师压制自己的需求和愿望。结果，他们对治疗师非常不满，觉得自己是在做治疗师想要的事，但没有满足自己的需要。他们也容易过早终止治疗，因为在他们学会任何为了做出根本改变而需要的技能之前，一旦他们的痛苦减轻了，他们就放弃了。他们对情绪健康或舒适没有足够重视，以至于无法留在治疗中足够久至有所帮助。那些能用个案概念化来预测这些障碍的治疗师可以采取措施来预防这些障碍（例如，在治疗的开始或者一旦出现早期迹象时与患者讨论过早终止的可能性）。治疗师还可以监测抑制的证据，包括对治疗师的怨恨和过度顺从，尽早发现并迅速处理。

有时，问题清单上的条目，如财务问题、重大的人际冲突或与他人合作困难，可以提醒治疗师潜在的障碍。例如，如果治疗目的是帮助患者对父母采取坚决主张的态度，那么该年轻人对父母的经济依赖会成为一个障碍。患者和治疗师需要意识到，患者的坚决主张可能危及父母支付治疗的意愿。或者，如果患者有被解雇的历史，那么治疗师需要提前思考，甚至可能需要与患者讨论，如果患者再次被解雇而负担不起治疗费用，治疗师将采取什么步骤（免费给患者治疗？降低费用？转介出去？）。

在治疗多个问题时决定从何处着手

当有多个问题时，治疗师必须决定先解决哪一个。问题清单的优先顺序（在第 5 章中讨论了）在决定先处理什么时是有帮助的。第一优先级的问题是危及生命的问题，第二优先级的是危害治疗本身的，第三优先级的是"生活质量-干扰问题"（例如无家可归或严重的药物滥用），这将干扰解决其他问题。治疗师不只需要治疗现在的问题，也要注意不优先就有风险的问题。特别是，当患者有混乱的失控行为时，最好是在解决其他问题之前先让那些行为在控制之下。尤其当治疗患者的其他问题会有压力时，更是如此。由于这些原因，莱恩汉（1993）提出，分阶段治疗符合边缘性人格障碍的个体。第一阶段的治疗致力于教授管理情绪失调和冲动行为的技能，之后的阶段致力于暴露和其他针对创伤后应激障碍的治疗。

在治疗师处理了这三种最优先的行为之后，其他因素会引导决定首先解决什么问题。一个考虑是，对某一特定问题的治疗是否可能对其他问题产生积极影响（Haynes, 1992）。我用这个概念化来指导我决定从哪里开始对安吉拉进行治疗。因为在安吉拉的问题清单中，几乎所有的问题都表现出不活跃的行为模式，所以我把它作为需要最先改变的目标，我的理由是，增加投入会对她生活中的许多领域都产生积极影响。在针对抑郁症的贝克认知疗法方案中（A. T. Beck et al., 1979），也存在着首先聚焦于解决行为不活跃的。该方案在针对扭曲的思维之前，先针对抑郁症患者的行为不活跃。这一顺序似乎有很好的临床意义，因为我发现，不动的患者似乎不能采取和充分利用认知重组干预。

类似地，在对患者进行有帮助但增加痛苦的治疗（例如基于暴露的治疗）之前，花一些时间来提升患者的积极性，强化患者的社会、环境支持和舒适度可能有用（Kimble et al., 1998）。

通常患者没有高危行为，这些行为也没有明显的起点可以自己表现出来。在这些情况下，治疗师可以与患者协同工作，以决定从何处开始，并仔细监测过程和结果，以指导决策从哪到哪。

使用个案的个体化细节

到目前为止的讨论已经描述了，概念化如何帮助治疗师识别治疗的过程目标、选择干预措施、预见障碍，及决定治疗多个问题时从何处开始。概念化还提供个案的具体细节帮助治疗的计划过程。有关患者之前为解决问题做的努力、优势与资产、价值观与偏好的信息都会有帮助。

患者之前为解决问题做的努力

在做治疗决定时，知道患者是否曾经有过这个问题总是有帮助的，如果有，那么什么策略对解决这个问题有帮助或没有帮助。一位因社交焦虑症而寻求帮助的历史系研究生报告说，他的前一位治疗师教她"专注于现在，而不是自己的头脑"，并用平静的自我陈述来吸引她的灵性，提醒她上帝对她无条件的爱。帮助她重建这些策略的治疗计划迅速产生了效果。

同样，与我的一位患者讨论她是如何成功戒烟，帮助她解决了她来治疗时想要解决的时间管理问题。解决这两个问题的关键在于仔细审视利弊，弄清楚为什么对她的价值观和人生目标来说解决问题是重要的。一旦她采取了这一步，患者就可以自己实施一些创造性的策略来改善她的时间管理。她设定了明确的最后期限，并公开地承诺它们，坚决拒绝承担别人希望她做但她不想花时间的任务，并修改前因（例如，在员工会议后立即安排与下属的会议，这样对他们来说更容易准时到达）。

解决问题失败的细节也可以指导治疗计划，帮助防止重复以前的失败。《成人首次访谈问卷》（图 5.4）可以帮助治疗师获得先前治疗的基本事实。有时家庭成员或以前的治疗师甚至是比患者更好的信息来源。

优势与资本

有效的干预利用患者的优势和资本。因此，对强迫症患者来说，如果他的妻子渴望参与和理解暴露与反应预防（exposure and response prevention, ERP），那么同未婚的或者配偶不能或不愿意参与的患者相比，两者的治疗是不同的。

价值观与偏好

Sackett、Haynes、Guyatt 和 Tugwell（1991）指出了考虑患者在治疗计划中的价值观和偏好的重要性。因此，例如，许多患者更偏好心理治疗而不是药理学的解决方案，偏好渐进而不是过度的暴露治疗，更倾向认知疗法而不是基于暴露疗法来治疗焦虑症。文化价值观在这里也起着关键作用。用干预来帮助一位日裔美籍大学生，让她坚决地对父母提出要求和改变父母的行为，这是如此直接违背她的文化，而不太可能被接受或有帮助，甚至可能导致患者过早终止治疗。

用概念化指导治疗计划的要素决策

在第 6 章中，我讨论了概念化如何指导目标的设定。概念化也有助于治疗师对治疗计划的其他元素做出决定，即形式、频率和辅助治疗。

形式

在预备性会谈阶段，治疗师需要对形式进行决策。也就是说，患者能从个体治疗中受益吗，或者是否需要另一种方式，如住院或者夫妻、团体或家庭治疗？个案概念化可以帮助治疗师做出这些决定。例如，我评估过一个女性，她因为焦虑、抑郁，以及与照顾其残疾孩子有关的长期担忧而来寻求治疗。她也有婚姻问题。她怨恨丈夫没有给她提供任何支持以应付她巨大的困难，反而通过网上赌博和尽可能多地出差来应对家庭的苦恼状况。概念化表明，婚姻治疗将比个人治疗更有帮助，因为它可以同时解决所有问题。她同意这种概念化和干预策略。我和她一起工作了三次，帮助她把这个想法有效地传达给她的丈夫，并过渡到婚姻治疗。

什么时候需要住院？当然，当患者想自杀时，治疗师往往急着让他住院。患者和他的家人可能也这样想。有时住院是个好主意。然而，对个案概念化的注意可以指导住院治疗自杀倾向的决策。事实上，没有证据表明住院为自杀倾向提供了有效的治疗（Goldsmith, Pellmar, Kleinman, Bunney, 2002）。事实上，如果自杀行为是患者逃避压力生活环境的一种适应不良的策略，那么住院治疗可能是起反作用的，因为它可以强化患者适应不良的逃避冲动，并阻碍他学习更多的适应性策略来管理压力源（Chile & Strosahl, 1995）。

频率

门诊治疗通常每周一次。例外包括：贝克的认知疗法对抑郁症的前几星期的治疗程序（每周两次）；对强迫症的暴露及反应预防（每周三到五次）。关于手头个案的信息细节（例如，在治疗会谈外有家庭成员帮助患者实践反应预防）和治疗的机制改变目标（习惯化要求重复的延长暴露）可以帮助治疗师决定治疗会谈频率。

联合治疗

对个体的认知行为治疗常见辅助包括：药物治疗、伴侣治疗、团体治疗和12步计划或其他自助项目。发表的疗效研究和个案概念化的信息有助于治疗师做出有关联合治疗的决定。例如，心理治疗加药物治疗是治疗Ⅰ型双相情感障碍的首选方法。然而，手头个案的具体细节可以指导治疗师进行不同的治疗计划。例如，如果一个患者符合Ⅰ型双相情感障碍标准，他特别想单独进行心理治疗，他有良好的支持网络，曾多次药物治疗试验失败，而且他同意在治疗中努力学习替代策略来管理其症状，同意仔细地监测结果，并同意如果这次治疗失败就采用备份治疗计划，那么治疗师可能会同意对他进行单独的心理治疗。

有一个由个案概念化指导的联合治疗决策的例子，她是一位年轻女性，其双相情感障碍的症状经常被家庭成员的批评所触发。这个概念化假设促使我建议将家庭治疗添加到她的治疗计划中。

在制订初始治疗计划后，治疗师必须在实施前获得患者的知情同意。

获得治疗的知情同意

想象一下，你有一个严重的甚至危及生命的医疗问题。在你决定开始治疗方案之前，你想要什么信息？我建议精神卫生专业人员，在努力获得患者对治疗的知情同意时思考这个问题。在正式的知情同意过程中，治疗师要。

- 提供评估，包括对患者病情的诊断和概念化。
- 推荐一个治疗计划，描述它，并提供推荐的理由。
- 描述可提供的治疗方案。
- 获得患者对推进所推荐的治疗计划或折中治疗计划的同意。

这里列出的前三项是治疗师给患者提供的东西，而最后一项是患者给治疗师的东西。

提供诊断和概念化的信息

患者有权获得有关诊断和概念化的信息。与患者分享概念化是特别重要的。当治疗师和患者共享概念化，患者觉得治疗师"真的抓住了它"时，他更可能接受并遵守治疗师提出的治疗计划（Addi & Cabpter, 2000）。

正如已经在第 5 章和第 6 章中所描述的，向患者提供概念化信息的最佳方式是以引导、渐进的方式，作为相互发现过程的一部分。然而，作为知情同意过程的一部分，治疗师会提供某些概述性的概念化。但只是简单地回顾概念化（例如，在第 6 章中提供了安吉拉案例的概念化的概述），通常不太有帮助。在我的经验中，这个信息是如此枯燥和复杂，患者通常不想要它或不能发现它有用。相反，有帮助的是，提供概念化的一个或两个关键片段，特别是有关治疗师接下来的治疗计划的基本原理。

因此，当我向安吉拉呈现概念化时，我呈现的是关于驱动其症状的关键机制假设。我解释说，她被袭击的经历是一种导致了条件恐惧反应的创伤。我解释了条件反射的概念，我们回顾了巴甫洛夫的实验，他将铃声和食物反复配对，训练狗对铃声反应。我解释说，对她来说，创伤经历是一种条件反射经历，在那次事件之后，创伤发生时存在的许多刺激或与这些刺激相关的刺激现在诱发了条件恐惧和其他情绪反应。这些刺激包括她的办公室、她的同事、她的工作，以及她在创伤期间经历的情绪和躯体反应。我解释说，因为她一直在使用回避，包括回避她的恐惧和其他条件化感觉的经验（S. C. Hayes, Luoma, Bond, Masuda, & Lillis, 2006），她失去了曾对她是相当有益的活动及人际联系，这导致了她变得抑郁。事实上，因为在创伤发生之前，她一直有点抑郁，她特别容易用回避应对。她甚至回避体验，避免注意到她的感觉多么糟糕，就如一开始，她在完成《贝克抑郁量表》作为我们一起工作的一部分时所注意到的。

推荐一个治疗计划

下一步是向患者推荐一个治疗计划。治疗计划需要明确地与刚刚提出的概念化联系起来。可以从描述治疗的机制改变目标和干预措施开始，这是不错的方法。例如，"正如我们在评估过程中发现的，你的抑郁情绪似乎与你的大量负面、扭曲想法有关。在治疗中，我会教你识别、远离和修改这些想法，这样它们就不会对你有那么大的影响，让你情绪低落了。"

治疗师也会描述治疗的循证基础，它的益处和风险，治疗师将扮演的角色，对患者的期待，治疗师会推荐的任何联合治疗，以及治疗师建议首先解决的问题或症状。当然，如果治疗师建议患者在别处寻求治疗，那他就不能提供所有细节。然而，他必须提供足够的信息来说服患者，转诊是合适的。

我鼓励治疗师从推荐一个他们相信会有帮助的强有力的治疗计划开始。然后，他们可以看患者如何反应，如果合适的话，开始谈判的过程（下面描述），以达成一个双方同意的计划。治疗师经常因为担心患者拒绝或负担不起，而建议一个较弱的治疗计划（如每月治疗两次）。然而，这种策略的不足是，如果他们从提出一个妥协的治疗计划开始，那么他们正在剥夺患者从咨询过程获得全部好处的可能。他们没有告诉患者他们相信对患者最有利的完整故事。当提出治疗建议时，不妨问自己一个问题：如果这个患者是我的家庭成员，我想让另一位治疗师推荐什么治疗方案？

治疗师告知患者关于提议的概念化和治疗方案的循证基础，以及对所提议的循证疗法的任何重大修改，例如，"在你的情况下，为了同时治疗心境障碍和物质障碍，我将对已经被研究证明有效的治疗方法进行修改。"如果某个问题没有循证治疗可用，而治疗师要提供的是一个新的、实验性的治疗，那么治疗师必须告知患者这一点。例如，治疗师可能会说，"为了针对你的偷窃行为发展一个治疗，我将从相关问题和障碍（包括双相情感障碍和边缘性人格障碍）的干预和治疗着手，因为尚未开发出针对偷窃行为这一领域的循证治疗。治疗计划的主要内容包括，你要收集数据来监控行为的细节，我要教你预测和管理偷窃冲动的技巧。你需要在治疗后做作业以监控行为和练习新技能。我们将制订明确的治疗目标，并仔细监测进展，以确保我们所做的对你有所帮助。如果我们没有取得进展，我们将努力找出治疗计划中需要改变的地方和需要改变的原因，以实现我们设定的目标。"

患者常常想知道治疗要持续的时间。这个问题很难回答。有一种方法可以回答这个问题，依据所提议治疗基于的循证治疗，以该循证治疗中提供的治疗持续时间为起点。治疗师可以根据患者的治疗目标、共病的情况，以及其他可能缩短或延长治疗的因素来调整治疗持续时间。回答持续时间问题的另一种方法是，关注预期何时发生改善。那些对认知行为治疗有反应的抑郁症患者，其症状一般会在治疗开始的 4~6 周表现出显著变化（Ilardi & Craighead, 1994）；已在贪食症（Wilson, 1996b）和药物滥用（Breslin, Sobell, Sobell, Buchan, & Cunningham, 1997）发现类似结果的报告。治疗师可以告知患者这个，如果患者在 4 周到 6 周或 8 周内没有获益，建议对治疗计划进行审查。

描述可提供的治疗方案

临床医生有责任告知患者所有可用的治疗方法（即使是他们无法提供的），包括药物治疗、电痉挛治疗和全部的心理社会治疗，这样患者就有需要的信息来确定追求什么样的治疗是明智的选择。认知行为治疗师可能不擅长详细描述这些疗法。然而，她确实有责任让患者知道它们是可用的，并对它们是否可能有助于患者提供一些信息。要做到这一点，治疗师必须对她常常评估的问题和障碍的相关疗效和有效性文献进行跟进。

获得患者对进行治疗的同意

在治疗师提出建议并提供上述所有信息之后，他会要求患者来决定。

治疗师会问以下问题："这一切对你来说怎么样？我提出的治疗计划有意义吗？你有问题吗？你想继续这个计划吗？"这时，正式的停顿是有帮助的。我经常鼓励患者离开办公室，回家考虑这个提议，和家人讨论，然后再做决定。否则，他们可能只是因为房间里的人际关系和情感牵扯而同意我提出的建议，而不是因为一个合理的决策过程。直到与患者就拟议的治疗计划达成明确协议后，治疗才继续进行。

　　与患者协商他对治疗的同意，这涉及平衡。如果治疗师设置门槛低（提供一个没有要求的治疗计划），那么他可能能够诱导患者开始治疗，但治疗计划可能太弱而不是很有帮助。如果治疗师把门槛设置得很高，坚持他所需要的一切以最大限度地提高治疗成功率，患者可能无法越过门槛。Trevose 行为纠正项目是非常高门槛的一个例子（见图 5.1）。如何设置门槛是一个复杂决策，它基于证据、个案的细节，及治疗师和患者容忍失败或危机情况的意愿。有时患者急于开始医生所描述的治疗。然而，有时需要采取干预措施以获得患者进行治疗的同意。有时患者和治疗师不能就治疗计划达成一致。

有助于获得同意的干预措施

　　有时，患者寻求帮助的问题会干扰他同意优良治疗计划的能力。例如，躁狂症状会妨碍患者察觉到他们有严重问题或任何问题！在这样的情况下，需要采取干预措施来帮助患者同意适当的治疗计划。让患者的家庭成员或配偶在某次治疗中告知患者其行为的影响，这可能是有益的。我曾经治疗过一个丈夫，他不愿意为自己的强迫症症状接受治疗，直到他的妻子告诉他，如果他不愿意，她会和他离婚。她给我打电话安排了一个咨询会谈。就在会谈之前，她给了他最后通牒，他们一起参加了咨询会谈。一旦丈夫明白了自己的症状让妻子多么痛苦，以及她的最后通牒是认真的，他同意了接受治疗（并迅速恢复！）。

　　当患者不愿意接受治疗师的治疗建议时，治疗师可以发起协作式的讨论，以确定患者的保留意见并试图解决这些问题。个案概念化在这里可能是有帮助的，因为有时治疗遇到的障碍也就是导致患者寻求治疗的问题，如抑郁症患者的个案，他们认为未来是无望的，没有治疗能够有帮助。治疗师或许可以使用思维记录表或有指导的苏格拉底式探索来处理这个问题，甚至建议一个行为实验来检验患者的信念。在这种情况，一个简短、限时的治疗合同，甚至只有六次会谈，也可以评估治疗是否有用或是否是浪费时间和金钱的（正如患者担心的）。

假如是针对某个严重的抑郁症患者，一个常发生的情况是，当治疗师建议的计划是认知行为治疗和药物的联合治疗时，患者会拒绝接受有药物治疗成分的治疗计划。虽然证据（Friedman et al., 2004）表明，联合治疗重度抑郁症优于单独的心理治疗或药物治疗，但许多患者确实不愿意服药。在这种情况下，我有时会同意患者的计划，并知道如果治疗 6~8 周 [宽松地根据 Ilardi 和 Craighead（1994）提供的数据建议]，患者没有显示出实质性的改善，我们将重新讨论这个问题。在治疗开始时我会警告患者，当治疗进行到 6~8 周时，如果不增加药物治疗或对治疗计划进行其他重要改变，那我可能不愿意继续进行。这种安排的一个优点是，它可以激励患者在认知行为治疗中努力，以防止需要服药。

动机访谈的目的是帮助患者克服对改变的矛盾（W. R. Miller & Rollnick, 2002），并强调使用共情倾听帮助患者思考他们的目标和价值观，了解他们的问题如何阻碍他们实现这些目标，治疗可能会怎样产生帮助。它还帮助患者增强对成功实现目标的信心。动机访谈策略可以帮助患者接受一个具有挑战性的治疗计划。

为诱导患者接受治疗计划而进行干预和谈判的过程可能会引起伦理问题。治疗师在获得患者对治疗的知情同意之前会提供一些治疗。此外，通过获得患者对进行治疗的同意，治疗师（至少私人执业治疗师）也从中获得了一些东西（费用）（W. R. Miller & Rollnick, 2002）。这些事实强调了治疗师有责任对这些问题仔细思考，以确保他们正在以患者的最大利益行事。在这些情况下，与同事协商会有所帮助。

折中的治疗计划

不少患者要求改变治疗师建议的治疗计划。然后，患者和治疗师可以进行谈判，达成一个相互同意的治疗计划。向患者提供一个不同于文献中记载的最受实证支持的治疗计划是有理由的，原因有两个。第一，正如上面已经提到的，对于任何特定的患者而言，随机对照试验的数据没有提供什么治疗计划是最好的明确信息（Howard et al., 1996）。

第二，患者将受益于什么治疗计划的问题最终是一个实证的问题。这就是为什么结果监测（在第 9 章中描述）如此重要。例如，马丁寻求抑郁症治疗。评估表明，他患有重度抑郁障碍，他每天下班后和伙伴们一起喝一瓶葡萄酒，并且在周末喝得更多。我建议治疗要聚焦在他的抑郁症和酒精使用上。马丁坚持认为对他来说酒精不是问题，确实，他每天都在完成一项富有挑战性的工作。为了解决这个僵局，我建议在治疗抑郁症的同时使用《贝克抑郁量表》每周监控他的进展。如果 10 周后，我们在《贝克抑郁量表》上测得抑郁症状没有取得任何实质性进展，那到时他就要同意和我一起工作来减少酒精摄入，或者我会把他转到另一个服务提供者那里。马丁同意这个计划。在 10 周的最后，我们回顾了他在《贝克抑郁量表》上的得分，结果表明他没有取得任何进展（除了有一个星期，他因为得了流感而没有喝酒，当时他也就没有那么抑郁了）。尽管有这些证据，马丁还是不愿意解决他的酗酒问题，我只好无奈地把他转介给另一位临床医生。

在什么时候，同意一个非首选或折中的治疗计划是合理的？在下列情况下，一个妥协的治疗计划可以变成是合理的选择（Gruber & Persons, 2008）。第一，患者没有迫近的死亡危险（如自杀）或因疾病遭受严重的危险（如在工作中被解雇而变成无家可归者）。第二，没有危险即将来临。第三，患者被告知治疗是非最佳的，并且知道风险。第四，已经建立并同意了一个备份计划。也就是说，患者和治疗师已经达成一致，如果妥协计划失败会在什么时候开始治疗计划。第五，患者同意对进展进行仔细监测，如果治疗失败，将开始备用计划。第六，患者同意治疗师可以在任何时候开始备用计划。在开始妥协治疗计划之前，治疗师会想要记录他推荐的治疗方案，患者对推荐建议的拒绝，以及进行妥协计划的理由和条件。

决定停止治疗

有时，患者和治疗师就是无法在治疗计划上达成一致。有时，治疗师未能劝导患者接受联合治疗（如药物治疗）或目标（停止自杀行为），或治疗师认为对充分治疗是必要的那些靶（酒精滥用）。有时评估显示，对患者的主要问题治疗师没有治疗的专业知识，或者患者的问题需要比治疗师提供的治疗更强的治疗。例如，患者可能有严重的自杀倾向，而治疗师已经承担了太多这样的个案而不能很容易地管理，或者她没有所需要的社团支持来管理一个危险的病例。

如果在治疗计划上没达成一致，而似乎可以通过更多的讨论来解决，那么治疗师可以考虑将预备性会谈阶段扩展到另一个会谈。或者，建立只有监测的计划，或者是转介给另一位治疗提供者。

我的一个同事（迈克尔·汤普金斯）使用只有监测的策略来维持与青少年的接触，青少年的父母希望他们接受治疗，但他们自己未准备好同意任何治疗计划。对于社区精神卫生诊所，或临床医生无权拒绝提供服务的其他环境而言，这一概念化也可能有所帮助。在只有监测的计划中，患者和临床医生定期（如每月）进行评估和监测进展。临床医生可以使用监测会话来实施一些干预措施，以增加患者参与主动治疗的动机，例如通过向患者强调一些未经治疗的症状干扰他完成重要个人目标。当然，只有监测的计划是有风险的。如果患者的情况恶化，临床医生必须向前迈进，提供积极的治疗，直到危机得以转变。

当患者和临床医生在治疗计划上无法达成一致时，将患者转介给另一位服务提供者，会引起复杂的议题。第一个议题是抛弃。临床医生不能抛弃患者。因此，临床医生可能需要花费数周的时间对患者进行工作，以成功地将她转介给另一位服务提供者。第二，如果临床医生只给患者提供一份可以预约的电话号码列表，而另一位服务提供者可能也只是重复患者和临床医生刚刚经历过的过程，那么临床医生就没有好好地服务患者（或建立良好的职业关系）。相反，临床医生必须（可以做到这一点而不说出患者的名字）给潜在的服务提供者打电话，坦率地描述情况，并询问他是否愿意与患者会面，商讨治疗的可能性。临床医生必须继续这个过程，直到找到一个同意与患者会面的治疗提供者。

简因惊恐障碍和广场恐惧症的严重症状来寻求治疗。简也有其他问题。她有 4 万美元的信用卡债务，她与一个对她进行身体虐待的男人一起生活，并在经济上依赖于他。尽管多次讨论，简不愿意在治疗中解决她的财务和关系问题。我们同意把她推荐给另外一位接受只关注她广场恐惧症症状愿望的治疗师。我打了几个电话，找到了一位同意接受她现在情况的医生。

治疗师往往难以拒绝一个不接受充分治疗计划的患者。例如，临床医生可能会选择拒绝治疗一个患有严重双相情感障碍并拒绝药物治疗的患者（药物治疗通常被认为是双相情感障碍循证治疗的基本要素）。这位临床医生可能会选择将患者转交给另一位服务提供者。这是一个有效合理的策略吗？读者可能会问，"如果来访者不同意这个治疗师的治疗计划，不肯用药物治疗，那凭什么当她面对另一位临床医生时会有不同的行为？"

这个问题有四个答案。一，如上（在使用干预获得同意的部分）所述，患者同意特定治疗的意愿是一个动态过程（W. R. Miller & Rollnink, 2002）。另一个临床医生可能比第一个临床医生在劝导患者接受药物治疗方面更成功。二，不同的临床医生对风险的耐受性不同。即使一个临床医生不愿意在没有药物治疗的情况下提供治疗，也不是所有的临床医生都持这种立场。三，患者拒绝接受适当的治疗计划并不意味着临床医生必须向前迈出一步，提供一个不充足的治疗计划。这里有一个有用的概念化是 Grosso（2002）所说的："寻求标准下的治疗是来访者的选择；提供标准下的治疗是临床医生的选择。"

四，有时治疗师会被诱惑接受标准下的治疗。例如，霍华德长期患有严重的抑郁。他不同意每周治疗，相反，他想在需要的时候打电话来。治疗师可能会想："如果我拒绝治疗霍华德，他只会找到另一位同意他的治疗师。"这种想法很可能是对的。帮助我在这些情况下保持坚定的一个观点是，在霍华德同意一个充分的治疗计划之前，他很有可能需要会见四个或五个或六个治疗师，他们都会向他描述他需要什么，并拒绝同意他的治疗计划。我可以是这些治疗师中的第一位。如果我同意霍华德的治疗计划，我可能不仅不能帮助他，还可能妨碍他得到他需要的能实现其目标的治疗。

此处描述的用于获得患者知情同意的方法，最适合临床医生可以选择不提供治疗的情况。许多治疗师所在的机构是不能拒绝提供治疗的。在这个具有挑战性的情况下有几种选择。我已经提到过只监测的干预。另一种方法是，对那些拒绝充分治疗的患者提供不太理想的治疗（例如，小组而不是个体治疗）。另一种选择是，设定与患者能够接受的最小干预相一致的最小目标（例如，快速识别和干预以处理精神病症状爆发的目标，而不是防止爆发的目标）。

获得安吉拉的知情同意

在我们的第三次治疗会谈结束时，我与安吉拉进行了知情同意的程序。我总结了我在第二次访谈中提供给她的诊断信息（创伤后应激障碍、重度抑郁障碍和心境恶劣）。正如本章前面所解释的，我花了一段时间来描述我对她的问题的概念化，特别是个案概念化的核心——机制假设。总而言之，这些机制是：条件化的恐惧反射，应对恐惧的回避方式，以及由于回避而失去了正强化的活动。安吉拉发现，对问题的解释给了她抚慰和确定，这对她来说是有意义的。

从概念化出发，我推荐了一个治疗计划，旨在帮助安吉拉恢复以前几个重要的强化来源，也消退她所学到的恐惧反应。我们在治疗中将要做的关键是帮助她重新投入生活。我们会逐渐地这样做，并使用标准认知行为干预，如行为活动安排，学习处理扭曲思维，以及其他工具，如将任务分解成部分等。我们将以一种此时此地，聚焦当下的方式工作，教会她克服症状，达到她设定的目标。

因为行为不活跃是创伤后应激障碍和抑郁症状常见的原因，而且因为我的概念化把没投入看作一个关键的机制，所以我建议安吉拉先解决这个问题。我告诫她，当她变得更加活跃，尤其是在接近其工作情境的某些方面时，她可能会经历一些焦虑症状。当这种情况发生时，我会教她如何应对它们，但我告诉她，治疗包括她的意愿，即她想要学习容忍和管理这些症状而不退缩或变得不活跃。家庭作业将是治疗的一个关键部分，她将在治疗之外练习治疗中学习的技能和工具。

我确实让安吉拉知道，我的治疗计划涉及了对重度抑郁障碍和创伤后应激障碍的循证治疗的一些修改，我将把用于抑郁症和创伤后应激障碍的认知行为干预措施结合起来，解决她实际存在的两个问题。我们会仔细地监控她的进展，如果她没有取得好的进展，我们会审查治疗，以做出任何调整来克服任何阻碍。

我给出了我推荐的理由。我告诉她，我推荐认知行为治疗，因为它是受对照研究支持的，它对治疗创伤后应激障碍和重度抑郁障碍都有效，转介她的精神病医生推荐过它，她似乎对《伯恩斯情绪疗法》有很好的反应，我受训于认知行为治疗，而且我们似乎有了一个好的联结，并有了一个良好的开端。我还描述了其他选择，指出在旧金山湾区有多种多样的心理疗法，尤其是以洞察力为导向的治疗和心理动力学心理治疗。其他这些心理治疗可能对她也很有帮助，但通常它们没得到随机对照试验证据的支持。然而，如果我建议的方法对她没有意义，或者看起来对她很不合适，我当然乐意把她推荐给另一位可以采取不同方法的治疗师。

当我想到治疗方式时，安吉拉问题清单中的婚姻问题让我考虑到她有从伴侣治疗中获益的可能。当我和她讨论这个问题时，安吉拉同意伴侣治疗可能会有帮助，但她觉得现在她需要个别治疗，让她的生活回到正轨。我觉得这种想法有道理。我们同意保留与我进行夫妻会谈或将伴侣治疗作为辅助的想法。安吉拉的困难的严重性似乎在每周的治疗方式中可以控制，而且根据安吉拉的报告以及其精神病医生的看法（他认为她受益于药物治疗），我建议她继续下去。

我问安吉拉是否喜欢我提出的治疗计划（见图7.1）并愿意继续。在此时等待着患者的明确答复是很好的。不要假设答案是肯定的！事实上，有时，尤其是如果我感觉到患者是矛盾的或根本没有考虑清楚所牵涉的事情，或者在说"不"上有困难，我就会叫患者回家，让其与家人讨论治疗计划，在做出决定前仔细考虑她是否想向前走。

姓名：安吉拉＿＿＿＿＿＿＿＿＿＿＿＿＿＿＿　日期：＿＿＿＿＿＿＿＿＿＿

目标
1. 缓减抑郁症状，使《贝克抑郁量表》得分降到 10 分以下。
2. 回到全职工作并且喜欢它。
3. 在工作中遇到"有问题的人"的时候没有过多的痛苦、胸痛及气短。
4. 用一个吻和拥抱欢迎丈夫回来。
5. 每周有 1.5 次性生活，并享受它。
6. 能够在不喊叫的情况下教育孩子。

形式
个体认知行为治疗
行为上的活动日程表和认知重建，特别是聚焦增加投入和减少回避

频率
每周一次

联合治疗
药物治疗
后面的伴侣治疗或会谈

图 7.1　安吉拉的完整治疗计划

在安吉拉的情况下，我没有发现任何保留意见或矛盾。她说她喜欢我提出的计划，并渴望开始。我们约定在周二下午 2 点见面。在她离开前，我给她布置了一份家庭作业，让她继续记录活动、阅读《伯恩斯情绪疗法》，并在每次治疗前在候诊室先完成《贝克抑郁量表》和《伯恩斯焦虑量表》。

总结预备性会谈

当患者和治疗师就治疗计划达成一致时，治疗师要完成个案概念化工作表和治疗计划表，如图 6.2 和图 7.1 中安吉拉的案例所示。在我的纸笔临床记录（我希望马上转换为网上记录！）中，我用彩色的纸夹将个案概念化工作表和治疗计划表进行标记突出，这让我容易检索和用它们来指导我与患者的工作。当然，如果患者和治疗师同意不一起工作，那么治疗师要记录所做的处置及这样做的理由，比如转介给了另一个临床医生，他有患者所需的技能而正在咨询的医生没有。

当预备性会谈任务已经协商成功，通常在两到四次会议之后，那患者和治疗师就可以开始工作联盟了。治疗师已经发展了诊断、初始个案概念化和治疗计划，并且患者和治疗师已经同意治疗计划。治疗现在开始。

☆　☆　☆

下一章描述认知行为治疗个案概念化方法中的治疗关系。本章的位置是恰当的，因为正如 Bordin（1979）指出的，治疗目标和任务的一致（在这些预备性会谈章节中详细描述）是良好治疗联盟的重要组成部分。

第 8 章

治疗关系

本章讨论了个案概念化驱动的认知行为治疗的治疗关系。我描述了这种关系在治疗中的作用，并提出在治疗中使用这种关系的策略，以及使用这种关系来处理关系中的问题的策略。

治疗关系在认知行为治疗中的作用

个案概念化驱动的认知行为治疗中的治疗关系是两种观点的综合：认知行为治疗中的传统观点认为这种关系对改变而言是"必要但不充分"的；更新的观点则认为，关系本身就是评估和干预的工具。

"必要但不充分"观点

在"必要但不充分"观点中，良好的治疗关系是必要的，但这并不足以保证取得良好的治疗结果（A.T. Beck et al., 1979）。这种观点认为，患者与治疗师之间的关系，其主要功能是促进治疗的技术干预。技术干预被认为是促进治疗改变的关键因素。"必要但不充分"观点认为这种关系是一种合作。在这种观点下，治疗师的关系任务是建立协作关系，这样患者和治疗师就能作为一个有效的团队来进行治疗的技术干预。

　　将这一观点展开一些，也就是说一种温暖、信任、尊重、合作的关系将帮助患者接受治疗师的建议，与治疗师就治疗的目标和任务达成一致，努力遵守治疗的技术干预，与治疗师讨论治疗中出现的任何问题。"必要但不充分"观点与 Bordin（1979）提出的关系是一致的。他提出，治疗联盟有三个要素：纽带（患者和治疗师之间的喜爱、信任和依恋），在治疗任务上的一致（治疗师需要的干预措施与患者需要的活动），以及在治疗目标上的一致。

　　治疗师可以根据个案概念化来确定，对每位患者来说什么样的关系对他最有帮助和令其感到最舒适（Turkat & Brantley, 1981）。贝克（1983）讨论了抑郁症患者的这个话题。他描述，核心图式是不可爱（依赖类型）的抑郁症患者，比那些核心图式是能力不足和注定要失败（自主类型）的患者，需要从心理治疗师那获得更多的人际支持和关怀。自主类型的患者在距离更远的治疗关系中感觉更舒适，在这种关系中，治疗师的重点是教会患者治疗的技术。同样，Karno 和 Longabaugh（2005）也表明，对于反应性患者（那些认为直接要求改变行为是侵犯其自主的人），当治疗师的指导程度更低时会有更好的治疗结局，这点与因酗酒而接受治疗的患者相似。

　　"必要但不充分"观点预测，当治疗师和患者在良好的关系下进行治疗技术干预时才会有良好的治疗结局。对"必要但不充分"观点的研究为该模型提供了混合支持。支持"必要但不充分"观点的有：Morris 和 Suckerman（1974）的研究表明，由热情的治疗师进行系统脱敏，比由冷漠的治疗师进行脱敏更有效；Rector、Zuroff 和 Segal（1999）的研究表明，功能不良的认知改变只有在紧密的治疗纽带的支持下才可能发生。Castonguay 等人（1996）获得了新的证据支持，当治疗师不顾治疗关系障碍坚持推行治疗的技术干预时，结果会很差。研究者 Burns 和 Nolen-Hoeksema（1992），Persons 和 Burns（1985），及 Santiago 等人（2005）报告了与"必要但不充分"观点不一致的证据，技术干预和治疗关系质量对治疗结局有各自独立的贡献。

　　"必要但不充分"观点在临床上是有帮助的。它提醒治疗师，当治疗关系不佳时，要在进行技术干预之前花时间进行修复，这比简单地向前推进治疗进程更能取得好的结果（Huppert, Barlow, Gorman, Shear, & Woods, 2006）。当患者有良好的人际技能，并且治疗关系进展顺利或易于修复时，"必要但不充分"的观点尤其有用。在这种情况下，治疗师可以把大部分精力集中在治疗的技术干预上。

然而，"必要但不充分"观点有时是不足够的。尤其当患者的问题——通常是他们寻求治疗的问题——使治疗师很难与之建立一种温暖、信任、协作的治疗关系时，情况就会如此。例如，Rector 等人（1999）提出，在治疗开始时，有严重认知扭曲的抑郁症患者，其扭曲的认知会严重干扰其与认知治疗师形成密切纽带的能力。在这种情况下，要求治疗师建立积极协作的工作关系，以便进行治疗的技术干预，似乎是将治疗师置于"第二十二条军规*"的困境中，因为他必须治愈了患者才能实施治疗！在这些情况下，"必要但不充分"观点有不足，需要另一种观点。

"关系是治疗"观点

另一种观点是，关系本身就是一种评估和干预工具。这是治疗关系中的"关系是治疗"观点。认知行为治疗的"关系是治疗"观点的基础是，患者在会谈中的行为是其在会谈之外会出现的行为范例。因此，在治疗会谈中存在的这些行为为评估、概念化和干预提供了机会。此外，在一些以这种模式为指导的疗法［例如，功能行为分析治疗（FAP; Kohlenberg & Tsai, 1991）和心理治疗的认知行为分析系统（CBASP; McCullough, 2000）］中，治疗师积极激发那些不激发就不出现在治疗中的问题行为。在一种完全基于这种模型的治疗方法中，除了用来处理患者和治疗师关系的技术干预，没有别的技术干预。

---

* "第二十二条军规"出自 Joseph Heller 的同名小说《第二十二条军规》（*Catch-22*），在小说里第二十二条军规规定，只有疯子才能不执行飞行任务，但必须自己提交自己是疯子的申明，可一旦提交了申明就证明了你不是疯子，因此此必须去执行命令。文中用这个词指代了类似的处境。——译者注

　　"关系是治疗"观点解决了上文提到的"第二十二条军规"困境。事实上，从关系是治疗的角度来看，患者与治疗师之间有问题的人际互动并不是治疗的障碍（如"必要但不充分"观点），事实上，反而是治疗必不可少的部分，因为他们提供了对患者的问题行为进行概念化和干预的机会。

　　治疗关系作为一种评估和干预工具的观点源于精神动力学理论，特别是这样一种建议：成功的治疗需要在治疗中获得矫正的经验（Alexander & French, 1946）。许多认知行为治疗都使用了这一观点。这是支持"关爱日"干预（Stuart, 1980）的观点之一，它的基础是社会学习理论，"关爱日"是伴侣治疗的开始。"关爱日"期间，夫妻双方表现得"好像"互相关心，以促进积极的情绪反应，并以此激励夫妇进一步修复他们的关系。相似地，巴克利和本顿（1998）*在对对立违抗性儿童的治疗中，建议父母从表扬和奖励孩子的适应行为开始干预，而不管这些行为有多小。这样，父母就会成为孩子的强化物，在接下来的治疗中，他们就能在孩子身上引发行为改变。用莱恩汉（1993a）的话，"治疗时首先发展一种强有力的积极关系，然后用它来'胁迫'患者做出针对性的但极其困难的行为改变目标。"

　　Kohlenberg 和 Tsai（1991）的功能行为分析治疗依赖于"关系是治疗"模式。在功能行为分析治疗中，治疗师使用操作条件反射原理来改变来访者在治疗中的行为。治疗师借助即时和真切的人际奖励（例如增加注意力）来促进患者的适应性行为，通过忽略和惩罚来减少他们不适应的行为，再一次结合了治疗师在会谈中给的人际结果。CBASP在很大程度上依赖于治疗师对慢性抑郁症患者的不适应性行为的反应（McCullough, 2006）。

　　对于"关系是治疗"观点的疗效，很难找到实证支持。对于功能行

---

　　* 指巴克利博士和本顿女士合著的《如何养育叛逆孩子》（*Your Defiant Child*）一书，其中文简体版已经由中国轻工业出版社于 2019 年出版；巴克利博士另著有《如何养育多动症孩子》等书。——译者注

分析治疗也找不到可用的结果数据。（有些结果数据可用于说明功能行为分析治疗增强了认知行为治疗治疗抑郁症的作用，我稍后会讲到。）虽然CBASP（Keller et al., 2000）和辩证行为治疗（综述 Scheel, 2000; Koerner & Dimeff, 2000）能提供一些有效的数据，但治疗关系对这些治疗效果的贡献还不得而知。对治疗关系的治疗作用的一些支持在 Lambert 和 Barley（2002），以及 Wampold（2001）的综述中可以看到：治疗联盟较技术干预对治疗结局的影响更为显著。然而，这些研究大多是既有技术干预又有关系干预的疗法。其中一个例外是 Elliott（2002）的综述，它表明由卡尔·罗杰斯开创的以来访者为中心的疗法是有效的，这个疗法主要是由治疗师在会谈中向患者表达共情。

虽然它有优势（特别是它解决了"第二十二条军规"困境），但是"关系是治疗"观点（至少在功能行为分析治疗中描述的版本）也有它的不足。如果患者的问题行为不发生在功能行为分析治疗会话中，那么治疗师就无法矫正它们。例如，如果患者的问题只出现在与下属或在性关系的背景下，那么这些问题就不会出现在治疗会谈中。另一个问题是，以这种方式完成的行为改变发生得很慢，并且不容易泛化到治疗关系之外的情况。

两种观点的综合

个案概念化驱动的认知行为治疗有赖于"必要但不充分"和"关系是治疗"的观点。这些观点的综合可以发挥各自的优势并弥补各自的不足。在综合视角中，治疗师利用良好的人际关系和其他技能（例如动机访谈）建立和维持一种强有力的治疗关系，以促进治疗的技术干预（"必要但不充分"）。

治疗师还把患者与治疗师的互动作为评估、概念化和干预的机会（"关系是治疗"）。干预包括治疗师的行为（例如，治疗师向前倾，很热情，以及支持性地奖励患者改善的行为）和技术干预（例如，专注于患者和治疗师之间相互作用的思维记录）。

在一个案例中，艾尔伯托因为抑郁症和工作中的问题来寻求治疗。最近，他从上司那收到了一次不好的绩效评价，上司批评艾尔伯托与下属间的人际冲突。艾尔伯托是一位经理，经常和他的下属发生冲突，他们认为艾尔伯托对他们的工作成绩和贡献表现得冷淡、固执和不懂得欣赏。艾尔伯托非常看重自己的工作表现，他收到的糟糕绩效评价促发了他的抑郁症状和毫无价值与能力不足的感觉。此外，他对所发生的事情感到困惑，因为他觉得自己工作努力，对待下属既公平又公正。

我开始评估艾尔伯托的抑郁症和其他问题。开始，我们似乎有了一个良好的工作关系。他正在监测自己的活动，并在一些令他焦虑的情境下写下自己的一些想法。我还不明白工作中发生了什么，我要求他监测在工作中与同事们的一些互动，以便提供更多的信息。在这里，对于关系我使用的是"必要但不充分"观点。

我也会观察艾尔伯托在与我互动时的行为，以及我对其行为的情感反应。这些观察的结果促成了我对他的个案概念化。在这，我使用治疗关系本身就是治疗的观点。在一段我认为很顺利的早期治疗会谈之后，我们安排了下一次会谈。为此，我答应了（而且我让艾尔伯托知道我这样做了）在我并不太方便但对他来说方便的时候见他。第二天，我收到了艾尔伯托一则粗鲁的电话留言，他说："我们昨天约定的时间对我来说不方便了。请给我回电话重新安排时间。"

我注意到了我对艾尔伯托的留言的情绪反应，有一点生气和受挫。我回顾了该信息的细节，想知道我的感觉从何而起。他让我改时间而带给我不方便，但他没有向我道歉；他也没有承认或感谢我，因为我为了他方便而把时间安排在我不方便的时间里；他也没有向我说明要求改动的理由，虽然那样会让我感觉好受一点（"哎呀，我忘记了我几个月前跟医生有了预约"）；而且他的语气是冷漠和不友好的。

艾尔伯托和我的互动细节以及我对此的情绪反应，让我对艾尔伯托的工作困难产生了一些假设。我推测艾尔伯托可能有一种主观权利感（如果人们为我工作，他们就应该做我希望他们做的，而我不必考虑他们的感受）；对自己的行为不能很好地觉察（例如：他可能并不知道自己的语气是冷漠的）；也不能很好地觉察其行为对别人的影响。为了收集信息来确定这些假设中哪一个最准确，我可以通过角色扮演或思维记录技术来搞清楚，艾尔伯托让我重新安排治疗的细节。因此，在这种情况下，我对艾尔伯托的行为的概念化依赖于将"必要但不充分"和"关系是治疗"观点合用。

这种关系的综合观点也有助于干预。我有了一个计划，并开始着手在电话中调整我和艾尔伯托下次治疗的时间。我可以用思维记录表或优势与劣势练习，解决他出现的任何权利信念，或者如果评估表明这是问题的一部分，我可以使用角色扮演来帮助艾尔伯托提高他对其行为的意识和其行为对他人的影响的意识。我可以用苏格拉底式的提问来探索，我们之间在治疗预约上的互动与他在工作中的一些经历是否相关。

我也可以用我自己的行为来干预艾尔伯托重新安排会谈的请求。我考虑过通过推迟回电话的行为来对他的笨拙请求施于自然的厌恶性结果，比如只给他一个或两个治疗时间即使我知道这两个时间对他来说都很不方便，或者语气表现得冷淡一点。然而，因为目前治疗仍处在早期，所以我没有把握艾尔伯托已经依恋于我，我担心这方面的行为可能会阻碍我们建立信任纽带。所以我决定，当我给他回电话时，要用一种温暖愉快的语气来促进我们之间的积极纽带，当我们在治疗会谈中坐在一起讨论重新安排治疗时间的困难话题时，这将促成富有成效的谈话结果。这个语气也能为他打电话给我时需要用到的语气提供示范。

事实上，治疗师可以使用技术也可以通过现实的人际互动来促进患者的变化，用一种切实又优雅的方式来思考上述事实就是聚焦于机制改变（Goodfried & Davila, 2005）。因此，作为艾尔伯托的治疗师，我正努力通过技术干预和人际交往来教他，他的行为和支撑它的信念给他带来了问题，他可能想要改变它们，这样才能让他有更成功的关系。

这种将"必要但不充分"和"关系是治疗"综合起来的观点提出，治疗发生在两个渠道：一是技术干预，二是患者和治疗师之间的人际互动。这一概念开辟了一种可能性，干预可能在一个方面是治疗，而在另外一个方面则不是。例如，治疗师可能会以一种过于积极的方式教被动的患者问题解决技术，而强化了患者的被动性。比如我可以教艾尔伯托社交技能来改善他在工作中的行为，对他无尽地温暖和有反应，即使他与我的互动行为是笨拙的以及他可能会疏远与他交往的其他人。这一策略可能对艾尔伯托来说就不是那么有效和有帮助，如果我努力在两个渠道上传达相同的信息，那就是他的哪些行为是有效的，哪些行为不是，情况可能就好很多。

因此，在关系的组合视角中，治疗师使用关系的"必要但不充分"视角来建立和维持一种牢固的关系，以支持技术干预。治疗师也使用"关系是治疗"的关系视角，将患者-治疗师在治疗中的互动方式作为患者行为的样本。治疗师努力在这两个渠道传达相同的信息。

许多患者都有很好的人际关系和人际交往技能，他们几乎不需要模型中的"关系是治疗"部分，而"必要但不充分"模型要进行很长的一段甚至要完成整个治疗过程。这些都是最容易简单的案例。

安吉拉是其中一个简单的案例。然而，即使在她的情况下，联合观点也是有帮助的。安吉拉在治疗中表现出的一种方式是，她倾向于尽量看低自己的困难，从而妨碍了她在需要注意的问题上寻求帮助。例如，有一次，我只是偶然和她老板见了面，那时我就知道，他并不支持她，这对我来说很明显。然而，安吉拉根本没有注意到这一点，并声称她从他那得到了需要的支持。因为她没有注意到他并不支持她，所以她也没有向我求助。安吉拉对我的最初看法（幸运的是短暂的）对她不太有帮助，这是她在我们的关系中表现出人际关系困难（她的图式是别人是不可靠和我无法从别人那里获得帮助）的另一个例子。因此，即使"关系是治疗"视角在更简单的个案中没那么重要，但记住这一点总是有用的。

综合观点得到了研究者们的支持，他们发现在对抑郁症的认知治疗中，技术干预因素和关系质量对治疗效果的影响是相互独立的。一些支持治疗关系作用的实证研究来源于使用了这种治疗关系的认知行为治疗效力研究数据，这些研究本身也是建立在这两种观点之上的（治疗关系是必要但不充分的，以及治疗关系本身是一种干预和评估工具），这类认知行为治疗包括辩证行为治疗，功能分析治疗改进后的认知行为治疗以及心理治疗的认知行为分析系统。

　　小结：在关系的综合视角中，治疗师使用"必要但不充分"构建和维持协作关系以支持治疗的技术干预。个体化的个案概念化在这个过程中是有益的。治疗师将患者与治疗师在治疗中的互动行为视为患者行为的样本，为评估、概念化和干预这些行为提供了机会。治疗师使用他自己的行为和技术干预来评估和干预。在这一章的其余部分（实际上是贯穿本书），当我讨论治疗关系时，我指的都是这种关系的综合观点。

在治疗中使用治疗关系

　　治疗关系有助于评估和概念化，也有助于干预。我在这里都要讨论。我还会讨论关系造成伤害的潜在可能。

帮助评估和概念化

　　阿黛勒在治疗方面没有取得进展。失去工作使她变得情绪不稳定，她又回到了从危机走向危机的模式。我们讨论了她的退步，并在她需要更强的治疗上达成了一致意见。她同意每周来做两次治疗。她需要这么多治疗的一个原因是她没有支持网络。

　　阿黛勒没有遵守我们要会见更多的治疗计划。在新计划的第一周，她在第一次治疗后打电话取消了她的第二次治疗。当我打电话催促她重新安排时，她同意了，她说她觉得自己的问题压垮了她，以致她难以安排好治疗时间。但是，她还是同意设法安排一个时间，她说，如果她可以的话，她会打电话告诉我。结果她没有打电话给我。

　　我感到沮丧和失望。当我思考这种情况时，我意识到，阿黛勒与我互动的行为方式也是她在治疗之外的模式。因为她是在一个虐待的环境中长大的，所以她已经学会：当那些她依赖的或者比她更强大的人要求她做一些她不想做或者感觉自己做不到的事情时，她会对他们说些安抚的话。她已经学会给足了这些人他们想要的（我会努力解决），抚慰他们，同时得到她想要的。她已经学会不直接说出她想要什么，因为当她这样做时，她经常被攻击或抛弃甚至两者兼而有之。因此，她对我的行为是在她成长的虐待环境中学习来的。然而，在她目前的环境中，她的行为是不适应的。事实上，这导致她害怕的。也就是说，她的行为会使我疏远她，尽管我是她生活中少数能给予她支持的人之一。从学习理论方面来看，阿黛勒的行为是在消退我帮助她的努力。

虽然我与阿黛勒的互动令人沮丧（坏消息），好消息是它帮助我完善了我对她的个案概念化。特别是它帮助我理解到了为什么阿黛勒没有支持网络！此外，将她的行为概念化为是她学习的历史结果，也是她更广泛的问题的一个例子而不仅仅与我，这降低了我的挫折感。

干预

我对阿黛勒行为的概念化也指导了我的干预。概念化向我提供了一些信息，有关我需要教给阿黛勒的一些想法（把虐待她的人和其他人区分开）和技能（坚决主张和强化那些为她提供帮助的人），以帮助她建立一个支持网络。除了使用这些技术干预外，我还可以利用我与她的互动进行干预。这样做的一个办法就是在事情发生的当时告诉她行为的结果。我可能会对她说，"当你这样做的时候，它确实给了我一个好的感觉，我想帮助你更多"或者"当你这样做的时候，它使我沮丧，让我没有更多的精力去帮助你。"

另一位来访者，桑德拉，打电话留言："在我们约定的时间，我必须带我的儿子格雷戈去旧金山就医。我们可以在电话里会谈吗？我可以在去旧金山的路上跟你说话。"这种行为是桑德拉问题行为的一个例子。事实上，她的主要抱怨就是："我的生活不再是我自己的了。我生活在格雷戈的生活中，而不是我自己的生活中。"我思考着，用淡淡的口气对她说，她的问题此刻正在发生，需要引起注意。然而，由于她听起来很慌乱和紧张，我认为她不可能在感受不到支持的情况下接收到这些信息。

所以我决定通过我自己的行为来传递一些自然结果来进行干预。我打电话给桑德拉，告诉她我不认为我能通过电话帮助她（这是真的）。我建议我们重新安排会谈时间，而不是在电话里进行治疗会谈。这种干预产生了一个自然的结果（选择格雷戈的就医预约导致桑德拉失去她当天的治疗会谈）。它也为桑德拉提供了一个坚决主张的范例，她需要这样的坚决主张，她需要开始实践，以达到她的治疗目标。桑德拉回应了！她回电话说，她会以另一种方式来处理格雷戈的情况，尽管她可能会迟到，但她会来参加会谈。她迟到了五分钟，我们进行了一次富有成效的会谈，我能够把我在上面提出的所有想法摆在桌面上。

在桑德拉的例子中，我用自己的行为（拒绝电话会谈）作为干预，既解决了我们治疗关系中的问题，同时也解决了桑德拉生活中的问题。在这种情况下也可以使用技术干预。当我的一个患者在我迟到 5 分钟而勃然大怒时，我首先向他道歉，并让他知道如果他可以的话，我会延长会谈时间。然后我用一张思维记录表来帮助他识别和处理引起他愤怒的自动思维。他非常愿意和我一起做这个练习，这样做也被证明对患者是很有帮助的。

伤害的可能

如果治疗关系有潜在的帮助，那么在逻辑上它也一定有潜在的危害。艾伦的个案表明原本善意的治疗也可能带来潜在的危害。艾伦来寻求帮助，以克服他的长期拖延症。我的个案概念化表明，他有这样一个中心信念"如果我做出决定，并立即采取行动，我就会做错事，紧接着坏事就会发生，到时候我将无法处理"。艾伦用回避来处理这种信念产生的恐惧和焦虑。被动、拖延和抑郁是他的主要问题。我使用活动安排、思维记录、决策分析（检查好处和坏处），以及把任务分解成几个部分，以帮助他识别被动的原因和找到解决问题的办法。

艾伦的被动在治疗中的一种表现是，他不愿设定治疗议程。当我问他议程项目时，他往往变得被动和优柔寡断。然而，我是如此专注于治疗的技术干预，以至于好几个星期我都没有注意到，艾伦一直没有为治疗议程的设定做出他的贡献。相反，我奋力设定一个议程，以确保我们有一个"富有成效"的会谈。

幸运的是，我终于注意到艾伦没有参与制订议程。事实上，我意识到他在议程设置上表现出来的被动性，正是他被动和回避的典型问题行为的一个实例。在那一刻，我不再跳到设置议程。相反，我用了我自己的行为（等待他采取行动）和一些技术干预。技术干预包括聚焦于当前情况的思维记录："杰基刚刚要求我就治疗议程提出自己的建议"。

开始，我未能识别艾伦对议程设置的回避，这意味着我错过了一个可以帮助他学会管理重要问题行为的机会。更糟糕的是，我积极主动地为他制订议程，从而强化了他的问题行为。像 McCullough（2000）描述得那样，我在治疗被动时陷入了过于积极主动的陷阱。因此，我的治疗实际上伤害了艾伦。McCullough（2006）用"致死"一词来描述这种类型的错误对慢性抑郁症患者的影响。

即使一种治疗不是主动的损害，它也可能是无效的。一个无效的心理治疗通过花费时间和金钱来伤害患者，而如果这些时间和金钱花在另一种治疗上，就可能对患者更有帮助。有着不同从业时间且目前正在临床实践中从事心理治疗的治疗师们均指出，他们有一个以上的患者属于，即使并没有从治疗中受益，也不愿放弃与治疗师的关系的。这些案例对治疗师来说是最具挑战性的。在第 11 章有关治疗失败的讨论中，我提出了一些管理它们的建议。

处理治疗关系中的问题

治疗关系中的问题包括：患者认为治疗师不能胜任或不关心患者、患者对治疗计划不依从、未能有效率地利用会谈、"是的-但"行为、治疗师的沮丧和士气低落。在这里我描述了如何使用上述关系的综合视角来概念化和处理关系中的这些问题。此外，我在第 11 章中详细讨论了不依从问题。

治疗关系中的问题既是福也是祸。说它们是祸，因为它们会干扰治疗师在治疗中想要实施的技术干预，这些干预可以帮助患者解决他们的问题并达成他们的目标。说它们是福，因为正如前面所讨论的那样，治疗会谈中出现的问题行为，提供了宝贵的干预机会。操作性学习理论的原理告诉我们，即刻和自然的强化是最有力的。当行为出现在办公室时，治疗师可以给予行为的自然结果，对适应性行为施于即时的强化（在椅子上向前倾斜并表现出温暖），或者对非适应性行为施于惩罚（例如，身体向后靠在椅子上，并且表现得有点冷淡）。情绪理论还告诉我们，会话中的行为是一种有用的资源，因为如果像 Lang、Foa 和 Kozak 所描述的那样，行为是情感网络中的一部分，那么网络很可能被激活了。而激活是改变的必要前提（Foa & Kozak, 1986）。

对关系中的问题进行识别和概念化

通常我们很难在情境中识别问题行为。相反，治疗师会牵扯进来与患者共舞，并无意中与患者的适应不良行为共谋。情绪理论告诉我们，这是很容易发生的。患者的情绪反应会唤起治疗师相似或互补的情绪反应（Keltner & Kring, 1998）。这正是在艾伦身上发生的部分情况。我屈服于这个拉扯，为他设定了议程，而我最初并没有意识到我在做这件事。

因此，治疗性地处理关系问题的第一步是识别它们。一个有用的一般策略是，将患者在会话中的问题行为与个案概念化中确定的问题行为相匹配。注意治疗师对患者行为及治疗干涉行为的情绪反应，也可以帮助识别关系中的问题。我在这里讨论所有这些策略。治疗关系中存在问题的另一个线索是治疗没有进展，那正是我在艾伦的个案中遇到的部分情况，我会在书的最后一章讨论。

确定患者在会谈中出现的问题行为示例

治疗师可以使用个案概念化来识别患者在会谈中出现的问题行为，特别是当问题清单和治疗目标都是根据个案概念化来确定时。治疗师不断地仔细观察患者的行为，以确定患者在会谈中出现的问题行为与患者在治疗以外的行为相匹配。治疗师寻找问题清单上的问题的示例。例如，患者当前表现出的行为是否示范了其问题清单上的不坚决主张？治疗师还会寻找个案概念化的机制部分所描述的机制和治疗目标。例如，这个行为是否示范了自我批评或扭曲思维，这二者是导致患者抑郁的主要原因？

这一策略帮助我认识到彼得的行为的不适应方面，当他来治疗会谈时，他以一种愉快和轻松的语气说："我没有做我的家庭作业，不过没关系，因为我做了很多其他好东西。"他的语气是如此漫不经心，这将我拉向了他的观点，并且我几乎同意了他的观点！然而，经历了某个时刻的困惑后，我能够抵制这种冲动，因为我认识到彼得在那一刻的行为，正好示范了其个案概念化中确定的问题行为。对于彼得来说，他的一个主要问题行为就是对自己或另一个人做出承诺，然后又不能履行。结果，他的生活陷入停滞，他的职业或个人方面均没有进展。他37岁，没有工作，靠继承来的遗产维持生活。尽管他希望有一段感情，但他没有约会。促使彼得未能持续跟进问题的一个机制是，他倾向于陷入恍惚的不投入状态。他花了很长时间睡觉或在网上神游。彼得对我的陈述示范了他未能履行承诺的问题。这也是"神游"机制的一个例子。我可以从他温和的语气中看出，彼得并没有意识到他的一个问题行为此刻正在进行。

手头有了这些信息，我回答说："我很高兴听到你做了那么多好的事情。完全有可能你是对的，不做家庭作业是可以的。但对此我不能肯定，我正在想，这是否正好示范了我们上次谈到的持续跟进问题。你愿意考虑一下吗？如果我们一起看，我们可能会发现。"彼得很容易地接受了我的意见，我们有了一个很好的讨论，事实上他没有做家庭作业真的是不好的。他也同意他因神游而没有注意到这一点是问题的关键。

关注治疗师的情绪反应

治疗师的情绪反应可以提示患者问题行为的存在。例如，露丝是一位数据处理人员，有过分满足他人需求的倾向，她对此感到愤愤不平，并从人际交往中退出，这使她被孤立。为了解决被孤立的问题，她表示愿意做这样一个家庭作业：在午餐室与同事共进午餐，而不是独自一人待在办公室里吃午餐。她在下一次治疗时报告说，她没有完成家庭作业，并且明确地说她过去的行为模式实际上对她很有效。我的情绪反应是惊讶、沮丧的，并感觉被人推开。这种情绪的激活提醒我，当时可能发生了一个问题行为。稍做考虑后，我很容易就把自己那种被推开的感觉与露丝的社会孤立问题联系起来了。也就是说，我认识到露丝和我直接的行为很可能示范了她寻求治疗的主要问题行为。我的回应就像我对彼得（上文所描述的）做治疗时一样，我建议我们停下来仔细审视一下我们在那一刻正在进行的互动。我细致地利用自我暴露给了露丝一些信息，关于我对她的陈述的反应。这些信息对她来说很惊奇，并因此带来了一场富有成效的讨论，有关她可能无意中把其他人也赶走了。

识别干扰治疗的行为

违反认知行为治疗会谈的标准结构可以揭示患者与治疗师之间适应不良的人际互动。我们已经给出了几个例子，包括艾伦未能参与治疗议程设定、桑德拉取消她的治疗会谈、彼得和露丝的家庭作业不依从，都说明了这一现象。这些问题就像理发师在我的黑发后面举着的白毛巾，它可以揭示发型上的瑕疵。家庭作业是认知行为治疗一个特别强大的部分，因为它使患者和治疗师之间的交流成为必要。过程或结果不佳可能预示着患者与治疗师的关系出岔了。

患者对治疗师的干预建议接受较低，也可能提示着关系中存在问题。专注于这个问题，在个案概念化的指导下，可以提供关于问题的重要细节并帮助修复它。

海伦的髋部疼痛对所有的医疗干预都没有反应，她为此来寻求帮助。我提出放松练习可能可以减轻疼痛。海伦怒气冲冲地对我说："我痛！我不需要放松！"海伦对干预的烦躁和抵制是我们工作关系中存在问题的一个信号。我寻求督导。我的督导加里·埃默里（谢谢你，加里！）认为，我对海伦个案的个案概念化遗漏了一个关键因素。因此，我的干预搞错了，这导致了海伦的怒火。他认为海伦的主要问题不是疼痛。相反，她的主要问题是她拒绝接受疼痛，是她对它的愤怒，是她的信念"我不应该有这种痛"。他建议我瞄准海伦对痛苦的愤怒，而不是痛苦本身。他推测，在海伦改变"不应该有痛苦"的观念之前，她不会接受学习策略来处理疼痛，并会把我的努力当作我不了解其困境的证据。

当我按照加里给我的建议调整了个案概念化，同时改变了我的干预方向，更多地给予海伦理解共情，并认可了海伦的愤怒和痛苦时，她觉得自己的心声被听到了，我们的关系得到了改善。她能够认同我的观点，认为她对疼痛的愤怒是一个关键问题，并且同意学习技巧来减少它。几周后，海伦再次回到治疗会谈时报告说，她在书店找到了一张放松的磁带，并且发现这确实有助于减轻她的疼痛。海伦对干预的阻抗突出了我们的关系中存在的问题，这是由于概念化错误带来的，当它得到修正时，我们的关系和海伦的治疗都得到了改善。

克服关系中的问题

Jeremy Safran 等人（2002）详细地描述了克服联盟破裂的方法，这有助于积极的治疗结果。支持这一观点的证据包括 Strauss 等人（2006）的研究，他们指出，在认知治疗中，破裂-修复事件与抑郁症状和人格障碍症状的改善有关。接下来，我要采取策略来克服治疗关系中的问题。关系中的问题可能来自治疗师的错误。我描述了如何使用同样可以针对其他问题的方法来干预，以处理这些问题。我也强调给治疗-干扰行为优先等级的重要性。

识别和修复治疗师的错误

关系中的问题可能来自治疗师的错误。例如，患者在家庭作业上不依从，可能直接是因为治疗师没有与患者一起协作性地工作，而没有就明确的任务达成一致（Tompkins, 2004）。当患者与治疗师的关系出现问题时，第一步最好是寻找治疗师的错误，并做出任何需要的道歉或补救措施。

治疗师的错误经常会导致有用的治疗互动。一个下午的 4 点 20 分，我突然意识到我忘记了时间，珍妮丝和我约好下午 4 点治疗，她此刻正在等候室里等我。我吓了一大跳，跑到等候室去见她，惊奇地发现她对我的错误丝毫不苦恼，甚至很高兴。为什么呢？因为我的错误对她来说，就像是减轻了她要在我们的互动中保持完美的负担！它也提供了有力的证据，表明错误不是灾难或意味着无价值。珍妮丝从成长的家庭里学到，她犯的任何错误都表明她毫无价值，将会被抛弃。当珍妮丝犯错误时，她的母亲经常会离开她好几天。

即使当患者对治疗师的错误感到不满时，对错误的关注也会导致有用的治疗。治疗师并不完美。就像患者生命中的其他人一样，他们也会犯错误。然而，治疗师所能做的可以不同于患者生活中的其他人：承认自己的错误，为这些错误道歉，并对它们进行补救。治疗师和患者也可以把这个错误当作学习的练习。治疗师可以帮助患者理解，人际关系是由错和修复组成的，还可以教会患者容忍错误并做出和接受修复。

由于患者与治疗师相互作用的动力特点，治疗师的错误可能是对患者适应不良行为的反应。治疗师的错误会带来患者的适应不良行为和对治疗师的注意产生的适应不良的人际互动。例如，我在艾伦的议程上过度活动，这是我对他的被动性的反应。通过注意到自己的错误并努力去理解和解决它，帮助我提高了对艾伦的被动性的认识，并改进了我对他的个案概念化和我对他的治疗。

个案概念化驱动的认知行为治疗中的监测元素（在下一章中详细讨论）有助于防止治疗师的错误，或者有助于早期识别这些错误，因此能够及时纠正。与其他治疗师的合作和咨询也有助于完成这些任务。在莱恩汉（1993）的辩证行为治疗和 Henggeler 等人（1998）的多系统治疗中，治疗团队的一个作用就是帮助治疗师识别和解决错误。

干预与其他问题行为

治疗师用来解决患者-治疗师关系问题的方式与他用来解决其他问题的方式一样。治疗师致力于获得问题的概念化，如果可能就与患者协作，然后使用技术干预和关系本身来解决这些问题。

例如，希拉因为焦虑、抑郁、持续性压力、肠易激综合征、业务问题以及常倾向于从一个危机到另一个危机等问题来寻求治疗。我对她的个案概念化提出，所有这些问题都是因为她一贯倾向于忽视自己的需要，并回应他人的需要和要求。当她为了安抚一位因婚姻破裂而苦恼的员工使自己在治疗会谈中迟到 30 分钟时，我们详细讨论了这个问题。我用淡淡的语气指出："嘿，好消息是，关于你的问题行为，现在我们就有一个现成的例子！"然后，我开始对她的情形进行详细的链分析和解决问题分析，以帮助她思考她是如何不当处理的，以及在将来为了更成功应对这种情况她需要做些什么不同的事。

希拉选择帮助别人而导致治疗迟到的行为在她的生命中反复出现。我发现我不得不在这个问题上对她反复干预。我既使用了技术干预，也使用了关系干预的方法。我利用我们的关系，用一种非评价的方式告诉她，我的情绪反应是失望和担心，担心是因为我似乎比她自己更关心她的健康。我用了一种实事求是、好奇和直接的立场："你是如何决定在要迟到的情况下这样做的呢，而不是在不影响自己的情况下再想办法如何支持员工？"我也使用了技术干预。正如我前面所描述的那样，我使用了行为链分析，我还通过一个思维记录，让希拉列出并核查了那些让她帮助别人却会损害她自己的健康和目标的想法。

偶尔我会遇到一个自己不喜欢的患者。当这种情况发生时，我会努力识别哪些行为让我不喜欢，并努力理解导致这些行为的机制。通常，好好地理解患者为什么像他那样行为，能帮助我更加接受和喜欢患者。另外，如果这些行为真的让人讨厌，我会试着马上开始工作，让这些行为发生改变，这样它们就不会破坏我与患者合作的意愿。

优先"治疗－干扰"和"治疗－破坏"行为

患者与治疗师之间的严重互动困难，例如阿黛勒一再取消治疗会谈的行为，可能会削弱甚至破坏治疗。其他干扰和破坏治疗的行为包括：经常迟到，不做家庭作业，反复责骂治疗师，对治疗师撒谎，不断呼叫治疗师，以及未按处方服药。这些行为直接干扰患者达成治疗目标。其中一些行为也加重治疗之外的问题（例如，迟到的患者不仅仅在治疗会谈时迟到，可能所有的约会都迟到）。一些行为通过导致治疗师耗竭来干扰治疗，让治疗师感到极度受挫甚至不想再为患者治疗。莱恩汉（1993a）认为，这些问题必须放在干预的高优先等级，因为如果它们没有得到解决，治疗终将失败，患者的问题将得不到任何帮助。如果治疗师的治疗目标是破坏行为，那么他可能会面临来自不想关注该问题的患者的惩罚。因此谨记下面这点是有帮助的，治疗师必须对为保护治疗关系所做的事负责。治疗师不能让患者继续做出破坏关系的行为。在治疗这些行为时，治疗师可以使用适用于所有患者问题行为的模型：识别、概念化和使用概念化来指导干预。

琼为了治疗创伤后应激障碍和双相情感障碍而来。她非常依恋我，并说治疗对她很有帮助。与此同时，她非常易怒，情绪反应激烈。当我的行为使她感到失望或感到被拒绝时，她的愤怒和恐惧就会爆发，她经常冲动地放弃治疗。然后几小时或几天后，她会感到惊慌失措，而给我打电话以确保我仍然关心她，想和她一起工作。我们会另安排一次会谈，重新开始一起工作。几周后，我们又重复这个循环。我注意到我已经开始被这个周期消耗殆尽，琼也是如此。

琼冲动地退出关系是一个应该高度优先的治疗靶，不仅因为它有可能破坏她的治疗，还因为它导致了她所有关系中的混乱，而不仅仅是与我的关系。因此，我针对这种行为进行了积极治疗。

我从评估开始。琼反对我们关注这一行为，但我坚持这么做。我有责任保护我们的关系，并持续维持它直到结束，所以我反复向她解释，直到她同意我们一起来核查这个问题。我坚持认为我们不能忽视这种行为。在琼的问题上，我对此非常坚定，比我在生命中对任何其他人在任何其他主题上都更坚定。为了提高她检查行为的动机，我向她解释，她与我之间的行为问题，似乎与她来寻求治疗的困扰有关，因此解决她与我互动的这个问题，也会帮助她在其他方面取得进展。最后她终于同意检查她的行为。她做的那一刻，我热情地让她知道我是多么感激她这样做。

我们对她的循环进行了详细评估，并了解到，每当治疗中的某些东西促发了琼的恐惧时，她就倾向于放弃治疗。然后她就会进入一种与创伤后应激障碍相关的模式，觉得她处于极大的危险中，必须逃跑，否则她可能会死。那些时刻她非常相信她的想法。我们达成一致意见，琼将开始监测这些恐惧状态，并与我一起合作，以识别她脆弱的早期信号，所以她可以在恐惧被激活之前寻求帮助。如果这不奏效，她答应用正念技巧来注意和寻求帮助，而不是让它来驱动她的行为。她同意，当她有放弃治疗的冲动时，她会打电话跟我讨论这个问题，并寻求帮助，而不再只是直接放弃治疗。她同意，如果她真的决定退出治疗，在她这样做之前，她会坐在我的办公室与我一起讨论她的决定。

这些干预措施并没有立即消除琼退出治疗的行为。然而，它们确实立即带来了改善，并且也为继续对这一行为进行工作设定了步骤，并最终完全消除了这一行为。

当我治疗其他病人并遇到治疗干扰行为时，我会用这次困难的经历提醒自己。这些行为都是金子。它们提供了宝贵的机会，通过概念化和干预来改善治疗关系和患者的生活。

☆　☆　☆

本章描述了由个案概念化驱动的认知行为治疗中的治疗关系。如上所述，为了保持良好的关系，治疗师必须持续和仔细地关注患者和治疗师在会谈内外的行为、治疗师的情绪反应，以及患者的依从性和进步。因此，监测对于维持良好关系至关重要。在下一章我会讲述监测治疗关系的策略、治疗过程的其他方面和治疗结果。

第 9 章

监测进程

坐在我办公室的那一刻，珍妮丝不能控制地抽泣着。"我失去了控制，我的生活失去了控制，这个治疗对我没有任何帮助。"珍妮丝的绝望让人窒息，我自己开始感到慌乱。我在想："也许她真的失去了控制，也许我并没有帮到她。"我深吸了一口气，然后像一贯的那样，我开始了她的这次治疗，接过珍妮丝递给我的《贝克抑郁量表》，我开始按分数绘制图表（见图 9.1）。从图表上看，珍妮丝一点也不好（她那天的《贝克抑郁量表》为 29 分，是图表中的第 8 次，这表明她严重抑郁）。图表还显示，她的《贝克抑郁量表》得分倾向于在不同星期里上下波动（难怪她感觉失控）。然而，图表也说明，这种波动变得平缓，波动的峰值也在下降，表明循环中最差时刻的症状已经有所减轻。事实上，图表表明，珍妮丝正在进步。这个意识帮助我冷静下来，为珍妮丝提供一个冷静的呈现，并专注于有成效的会谈（以及有好结果的系列会谈，如图 9.2 所示）。

这个案例的片段说明了监测在治疗中的许多作用之一。在这种情况下，结果监测帮助我意识到，尽管当时在治疗室里珍妮丝和我都感到恐慌，但珍妮丝正在改善。

治疗中发生的许多监测是非正式的，涉及简单的观察。在这一章，我描述了正式监测在治疗中的应用。正式监测涉及在纸上或电脑上随着时间持续追踪治疗进程和治疗结果，以及使用一些评估工具。评估工具可

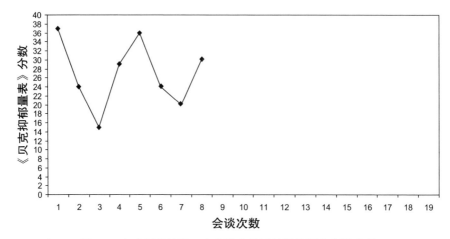

图 9.1 在珍妮丝的第 8 次会谈中使用结果检测来指导决策

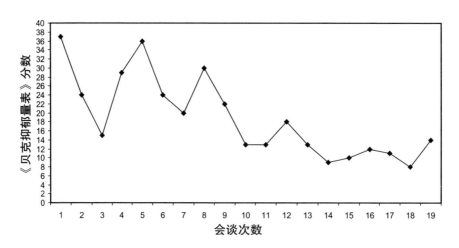

图 9.2 珍妮丝在整个治疗过程中的每周《贝克抑郁量表》得分

以是正式的（如《抑郁症症状速查量表》）或非正式的每日日志或措施，如思维记录表或活动时间表。正式监测不同于随意观察。它需要治疗师和患者的承诺，考虑清楚需要什么样的监测，并始终如一地评估变量或可变因素，收集数据，使用这些数据为概念化和治疗计划提供信息。

本章首先讨论了为什么监测在治疗中如此重要，并继续描述监测什么、何时监测以及如何监测的一些细节。我在本章结尾简要介绍了如何开始监测过程。有关监测的其他讨论，请参见：Bloom 等人（1995）；

Cone（2001）；Haynes 和 O'Brien（2000）；Ogles 等人（1996）；Sederer 和 Dickey（1996）；Woody 等人（2003）。

为什么要监测

当心理治疗师收集数据来监测患者进展时，患者会有更好结果。Michael Lambert 和他的同事（Lambert et al., 2005）的研究表明，对于在治疗早期反应不佳的患者，当治疗师接收到患者正做得不好的反馈时，他们的治疗效果会比治疗师没有接到这种反馈时要好。

治疗师的监测为什么能以及又是怎样改善治疗结果的呢？我在这里提供几个临床例子，这些例子说明监测以多种方式帮助了临床判断和假设检验。

在治疗中应用监测的示例

乔治，优柔寡断的演员

乔治很悲惨。他已经参加每周一次的治疗会谈将近 3 个月了，但感觉比他开始治疗的时候好不了多少。我用贝克的模型来概念化他的案例，提出乔治的图式是"我不够好""我很脆弱，我无法应付富有挑战的情况"和"世界充满威胁和危险"。这些图式已经被他最近的搬家激活了，并引起了焦虑、沮丧。他反复反刍搬家是否是一个好的决定。

经过数周的治疗后，可以很明确，乔治没有好转。乔治的《贝克抑郁量表》分数图（图 9.3）和他的叙述表明了同样的情况。我开始和乔治一起讨论他缺乏进展的情况，并向我的一位同事咨询此事。这些讨论让我对乔治有了一个新的案例概念化，即乔治的消极思维倾向于是一种反刍的、强迫性的类型，是一种适应不良的问题解决策略（Borkovec, 1994; Borkovec et al., 2004; Orsillo & Roemer, 2005; Roemer & Orsillo, 2002）。事实上，这是一种逃避行为，这种行为阻止乔治投入到自己的生活中去检验他的恐惧，他担心在新的城市里不可能幸福。这一提法提出了新的干预思路，即乔治要努力远离烦恼的思维，投入到工作中，着手装修他的公寓，不再考虑其他城市的工作机会，全面投入他现在的生活里。这将检验他认为自己在这里不能幸福的恐惧想法。乔治不愿意尝试这种方法，他担心自己再犯错误。但他最终同意尝试六个星期，看看是否有帮助。一旦乔治致力于新计划，并开始实施它，他的情绪立即戏剧性地发生了转变，如图 9.3 所示的那样。

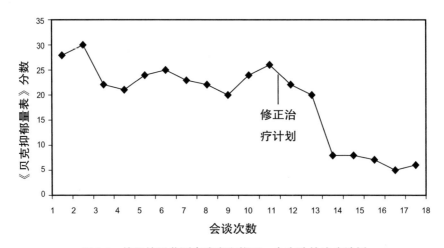

图 9.3　使用结果监测来确定和修正一个失败的治疗计划

在乔治的案例中，监测帮我们两个都确认了治疗在最初没有取得进展，并在视觉上向乔治呈现了他没能改善的情况，帮助他鼓起勇气去尝试一个新的治疗计划，并帮助我们证实新的治疗计划比原来的那个更有帮助。

玛丽，药物与抑郁症

玛丽拒绝服用抗抑郁药物。但她考虑了来自治疗师和家人的压力后，终于同意试试它们。在她开始服用药物后不久，玛丽就说药物对她没有帮助，提出停止服用抗抑郁药物。然而，玛丽的每周《贝克抑郁量表》

得分（见图 9.4）表明，在她开始服用药物 4 周后（如预期的，这是服用药物和获得效果之间的典型延迟），她的抑郁症状明显改善。当然，我们不能确定是药物导致了这种变化，但这些数据确实提供了一些证据，且与她自己的情绪感受相反，事实上她的确从药中获益。这张关于会谈的回顾性图表有助于她同意继续服用药物。

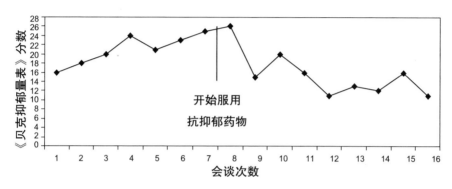

图 9-4　使用结果监测来确定患者对抗抑郁药物的反应

正如乔治的情况，监测数据有助于说服玛丽放弃旧的治疗计划，并尝试一种新的治疗方案。此外，关于其成功的图表也能帮助她坚持新的治疗计划。

压力、头痛和失眠

杰基在照顾患有阿尔茨海默病的丈夫时承受了高压力，她为此来寻求治疗。她还报告了自己经常头痛和一阵阵地失眠。为了建立有关这三样是如何关联起来的假说，第一步是让杰基开始每天记录它们。她记录了压力的严重程度（从 0~10），她是否头痛及痛的严重程度，以及有关睡眠的几个数据（入睡时间、早晨醒来的时间和晚上醒来的次数）。

杰基每周都把她的日志带到治疗会谈中，然后我们一起复习。经过多周的日志记录以及与我的讨论后，杰基发现增加的压力会加重当晚的失眠和隔天的头痛与压力。这些观察结果使她同意了增加锻炼的治疗目标。她讨厌运动，但当她每天步行很长时间的时候，她的压力水平有了很好的降低。她同意尝试，并记录运动对压力、失眠和头痛的影响。当监测数据表明，锻炼有助于解决所有这些问题时，她做这件事的动机急剧增加。

监测数据帮助杰基提高了她对压力、失眠和头痛之间的联系的觉察。逻辑上的觉察是改变过程的第一步。因此，许多循证治疗从监测阶段开始，包括贝克的（A. T. Beck et al.,1979）认知疗法（患者在第一次治疗后完成活动时间表）；贪食症的认知行为治疗（患者监测饮食、暴食和清除）；辩证行为治疗（患者完成追踪关键问题行为的日记卡）；巴洛（Barlow & Craske, 2000）治疗焦虑症的方案（患者完成详细的焦虑发作记录）。杰基收集的监测数据也向她提供了一些信息，增加了她要改变的意愿（cf. Prochaska & DiClemente, 1986），帮助杰基和我发展并检验了问题间的关系的概念化假说，并通过让杰基处于关键治疗决策的主导位置，强化了我们的治疗关系。

保罗的检查行为

保罗患有强迫症，他每天上床睡觉前要花 30 分钟仔细检查家里所有的门窗。他承认这个仪式很费时，但他坚持认为这是必要的，因为"如果我不检查，我将整夜清醒地躺在床上担心。"我建议他收集数据来检验他的信念。他同意这样做，通过晚上不检查门窗，然后记录他躺在床上清醒焦虑的时间。保罗做了实验，他惊奇地发现，他在 30 分钟后就睡着了。有了这些信息，保罗立即把晚上的检查活动减少到了 5 分钟。

保罗的案例说明了使用监测数据作为干预核心元素的情况，在这个个案里，行为实验（见 Bennett-Levy et al., 2004）检验了潜伏在保罗的强迫症仪式下的功能不良信念。保罗的案例说明，监测不仅仅是评估治疗有效性的程序，而且可以是治疗本身的核心成分。与监测具有治疗效果的观点相一致，自我监控与暴饮暴食的大幅减少有关（Latner & Wilson, 2002）；由父母对青少年进行行为监测，有助于减少犯罪行为（Henggeler et al., 1998）。

安德鲁的分离

我在听安德鲁讲话时，注意到自己感到有点沮丧和挫败。他说话语音单调，很少有目光接触，他在椅子上转过身背对着我，他似乎分离了。就在我开始注意到这些事情时，安德鲁自己开口说："我在跟你说话，但我感觉自己并不在房间里。"

这一观察帮助我理解为什么我感到挫败和沮丧。甚至更有帮助的是，我能够识别，安德鲁在会谈中的行为是他回避行为的一个例子，这是导致他寻求解决困难的主要组成部分。

这些观察促使我身体前倾和感谢安德鲁的观察。我立刻用自然结果（我变得更投入治疗并且感谢他，我想这样他会获得奖励）来奖励他从不投入变得投入的行为。我还建议我们仔细研究一下，看看到底发生了什么。安德鲁解释说，他三心二意地与我互动，是他对进行的议程项目的反应，因为对于我提出的这个建议，他还没觉得这与他的问题有什么关系。他还进一步透露，他已经同意了这个议题，部分原因是它帮助他避免了一个话题（事实上，他在上个月没有提交纳税申报单），那是他知道自己需要解决但又害怕应对的。他说这种行为方式对他来说是司空见惯的。他有逃避可怕问题的习惯，他希望问题可以自然而然地消失，并且他用与他人和解的方式而不是坚决主张的方式来实现自己的需求。在这一点上，安德鲁已经转变成了参与模式，我们对他的各种回避和不投入方式进行了很好的讨论。我们能够专注于退税问题，并在这方面取得一些进展。安德鲁带着一份家庭作业离开办公室，他要记录下被他主动标示为"推开"的行为实例，也就是说，回避他知道需要注意的事情。

这个例子展现了在治疗期间对患者－治疗师的互动进行的监测，以及不涉及任何客观测量的监测。这里的监测是通过患者和治疗师在当下的观察操作的，包括治疗师对其情绪反应的观察。这个例子也说明了使用监测来完善案例的概念化。我至少亲眼观察到安德鲁的一类不投入行为的细节。监测还指导我确定应该在会谈中关注什么，监测对这类信息的提供不是一次性的，而是在会谈的每一个时刻。一旦我们转而聚焦在回避和不投入上，安德鲁就会转而进入积极的治疗模式，但我不断监测这一点，如果他已经转回不投入，我会立即指出来。

监测原因

Lambert 等人（2003）提出，当治疗师监测结果和过程，患者会有更好的治疗结局。由于上述例子中说明的几个原因，所以这可能是对的。

监测结果的数据有助于以下几点。

- 治疗师意识到治疗停滞不前或者无效，促使治疗师重新进行案例概念化和改变治疗计划。（乔治）
- 激发患者的动机去改变原先无效的治疗计划。（乔治和玛丽）
- 治疗师能够意识到，即使患者感觉不好甚至更坏，治疗对患者是有帮助的。（珍妮丝和玛丽）
- 让患者能够知道引起症状以及使症状恶化和改善的原因。（玛丽和乔治）
- 患者与治疗师对有关问题之间的关系的概念化假设进行检验。（杰基）

监测过程中的数据有助于以下几点。

- 治疗师识别正在干扰治疗的行为，并采取措施治疗它们。（安德鲁）
- 患者检测有关信念系统的假设。（保罗）
- 治疗师和患者追踪依从性和参与度。（安德鲁）

最后，数据收集有助于治疗师明确什么是有效的和什么是无效的，特别是对每一个病人来说，而更一般地来说，最终将构建治疗师的专业性（Ericsson，2006；GaWande，2007；Thomas，2008）。

除了收集数据，监测过程本身就是值得教给患者的技能。正如保罗的例子特别呈现的那样，监测本身可以是一种干预。许多新的认知行为治疗干预都强调正念，如辩证行为疗法、接受与承诺治疗和基于正念的认知疗法，正念是监测的另一种更禅宗的术语。监测为患者提供了一种接近问题的方法，并收集他将保留到治疗结束时的数据。它还鼓励患者在治疗中发挥积极作用，并且也以一种重要的方式促进建立协作的患者 - 治疗师关系。

监测与临床研究

从本章开头珍妮丝的例子开始，上面呈现的所有临床例子都说明了如何使用监测来发展和检验治疗中的临床假说。此外，监测允许治疗师收集数据来检验该领域的重要假设。事实上，临床医生想要回答的问题和研究者想要回答的一样：哪些治疗和干预有效？有效治疗的机制是什么？因此，在不太困难的情况下，临床医生可以在日常工作过程中收集数据，可能会因此发表一篇论文，从而对该领域做出贡献（Persons, 2001, 2007）。

然而，结合临床和研究工作需要谨慎。当收集数据是为了结合临床和研究目的时，治疗师必须认真对待伦理问题。患者必须签署知情同意，治疗师可能希望找到一个机构审查委员会来审查项目。

监测什么

在理想的世界里，心理治疗师会监测治疗过程（发生了什么？）和治疗结果（患者病情好转了吗？）。监测过程提供了三个相关要素的信息：机制变化、治疗关系和依从性。然而，同时监测结果、变化机制、关系和依从性是令人感到畏惧的。治疗师必须做出一些选择。为此，我提供了几个策略。

首先，如果你只能做到书面监测一件事，那么就选择监测治疗结果。在每次会谈中监测它，并用图表或其他视觉形式追踪结果，显示患者随着时间的进展。其次，要记住监测的功能是指导对临床假设的检验。监测的现象要有利于检验当时所需的临床假设。例如，在玛丽（抗抑郁药物）和乔治（优柔寡断的演员）的案例里，我们需要监测治疗计划的变化是否导致更好的结果，所以我们简单地监测治疗计划改变前后的结果。在这两个案例，我都监测了患者的依从性（非正式地通过患者的口头报告），因为我知道，如果患者不依从新的治疗计划，治疗结果的数据就必定不会很有用。

再次，通常你试图监测的现象会有重叠的情况。比如，活动水平（用活动记录表测量）既是抑郁的一种机制，也是一种症状。此外，患者完成活动日程并将其带到会谈进行回顾的程度也是依从性的指标。

最后，相当多的监测很少需要或根本不需要努力。有些是偶然的，治疗师是因为其他原因而收集数据的。例如，治疗师在患者的进度记录和账单记录中记录患者的出席情况。在活动记录表上，治疗师可以注意日志上的所有项目是否用同一支铅笔或钢笔书写。这种只需要付出很少努力的措施就可以告诉治疗师，患者是否每天完成记录或者是否是一次完成了所有数据的记录。然后，治疗师可以通过更高付出的监测去监测那些不需要太多付出的监测发现的问题。安德鲁的例子就说明了这一点。低付出的监测（通过治疗师的情绪反应和安德鲁的口头报告）确定了安德鲁在治疗期间的不投入行为，从而开始更付出地（通过书面日志）去监测他的不投入行为。

何时监测及如何监测

治疗师在每次治疗的开始和结束时、在治疗期间，以及在更长的时间内监测结果和过程。在每次治疗的开始，治疗师收集数据指导其决定如何使用该次会谈。在会谈结束后收集的数据用于指导后续的治疗会谈。在会谈期间，治疗师收集数据（通常只是通过仔细观察）来评估会谈当时的进展，以便指导关于会谈方向的决策。从长期来看，治疗师会在 1 到 3 个月至 6 个月或治疗结束后获得数据，以确定治疗目标是否已经达成，哪些过程对治疗的进展有帮助，哪些没有。

接下来，我将介绍如何监测，也就是治疗师在每一个时间监测结果和过程所使用的工具。监测可以用多种方式进行，从患者完成在线的客观量表到治疗师观察他自己对患者行为的情绪反应。我突出了一些工具和测量，这些是对在门诊与焦虑抑郁患者一起工作的治疗师特别有用的，以及我和我的同事所使用的。图 5.5 提供了其他资源。

选择必要的监测工具是一个关键任务。治疗师从使用患者的问题清单，特别是他们的治疗目标开始，选择一个或两个结果进行监测。这里提供的工具列表可以为监测结果的正式和非正式方式提供一些建议。然后，治疗师可以观察结果数据，如果结果不好，那么重点监测患者和治疗师对治疗的依从性。如果依从性很差，治疗师要在试图改善它的同时继续监测。如果依从性良好，那么下一步治疗师将重新评估诊断和概念化是否有用，以确定是否需要做任何修订。如果结果很好，治疗师可以开始追踪治疗的其他方面，以获得关于患者症状和机制改变原因（机制）的信息。在所有这些情况里，监测都有助于保持正确的治疗路径，并帮助患者和治疗师确定治疗是进展顺利或停滞不前，以及治疗最有帮助的方面。

每次治疗会谈

为了好好决定如何使用该会谈，治疗师需要在会谈开始时就知道结果（即患者朝向治疗目标的进展）和治疗过程中可能会影响结果的所有方面（机制、关系和依从性）。我在下文描述了用于追踪结果和过程的几种纸笔工具，治疗师可以在每次治疗中使用。一个令人兴奋的进展是，很快就会有软件和在线工具，这让患者可以通过个人数字助理或者通过每天或在治疗会谈前在线完成评估，并将它们发给治疗师。治疗师将能够获得患者的数据，导入临床记录，并在患者到达办公室前或在患者开始治疗前复习图表或其他总结。

万能措施

每日日志（图 9.5）可用于追踪每次会谈结果或过程的任何方面。它允许患者每天评估任何症状、积极情绪，或患者和治疗师都认为是重要和可以监测的功能方面。这可能包括焦虑、自伤行为、自杀想法、饮酒量、暴食、坚决主张、去健身房或与朋友进行社交活动。日志也可以用来测量过程的各个方面。它可以追踪机制（例如使用正念技能）、治疗关系（例如感觉与治疗师有联结）或依从性（例如急于放弃治疗）。患者可以用是否、计数或强度等级（例如，在 0 到 10 或 0 到 100 的范围内）进行记录。使用相同的工具来测量结果和过程有助于检验它们之间关系的假设。例如，日志显示，山姆在从事志愿者工作的日子里情绪不那么沮丧，这支持了一个假设，即志愿者工作中的一些事情会导致山姆情绪改善。图 9.6 中提供了使用日志的一些指导原则。

姓名 _____ 日期 _____

星期	日期							
星期一								
星期二								
星期三								
星期四								
星期五								
星期六								
星期日								
星期一								
星期二								
星期三								
星期四								
星期五								
星期六								
星期日								

图 9.5　每日日志

笔记

_____

_____

_____

_____

_____

_____

_____

_____

_____

图 9.5　每日日志（续）

    1. 选择一个现象进行测量。这可能是一种行为（使用药物）、一种冲动（使用药物的冲动）、一种想法（"我想死"）、一组思维（一组关于我将如何在工作中失败的想法）、一种情绪体验（惊恐发作）、一种躯体体验（心率增加）或一个外部事件（丈夫发脾气）。使用你的个案概念化（特别是问题清单和机制假设）、治疗计划（特别是治疗目标），并与患者进行协作讨论，决定要测量什么。一般来说，测量结果（即与治疗目标相关的现象）和机制（如消极的自动思维、愉快事件的数量）是有用的。通常，同时测量结果和机制是特别有用的，可以识别它们之间的关系。因此，例如，Cesar 同意在他的日志中记录自杀欲望的强度以及自我批判和自我憎恨想法的强度，这样我们就可以追踪这些内容，以确定它们是否对治疗有反应和减少了，也能获得更多的证据来确定，它们是否如行为链分析所指出的，是相关的。当治疗干扰行为存在时（如急于退出治疗），测量是有用的。

    2. 确定你是否希望测量频率、强度、持续时间或所有这些。

    3. 为了建立一个测量强度的量表，可以使用一个 0 到 10 或 0 到 100 的度量，随便患者喜欢哪一个。为患者提供最低和最高分数的锚，例如（在焦虑的情况下）"使用 0 意味着'完全放松，就像你曾经感到过的放松'"和"用 10 来想象你曾感觉到或想象到的最焦虑的情况"。这些锚点的细节的重要性不如患者对量表的理解重要，也不如每次以几乎同样的方式来完成它重要。记住，你不

图 9.6　如何测量

能把这个患者的分数和其他患者的分数进行比较，你只能对同一个患者在不同时间点的分数进行比较。可能需要大约一周左右的时间，患者才能适应使用量表。

图 9.6 如何测量（续）

结果测量

如第 6 章所讨论的，治疗师根据患者的治疗目标为每个患者选择结果测量。目标通常包括减少症状（如抑郁情绪和惊恐发作）、增加积极情绪和行为（如满足感和愉快事件），以及改善功能（如工作表现和与配偶的互动）。下面，我分别描述对各类结果的测量（症状、积极的情绪与行为和功能），我也描述了许多可以解决所有三个问题的措施。

症状

当我使用纸笔形式的工具时，我使用的是《贝克抑郁量表》或《抑郁症症状速查量表》和《伯恩斯焦虑量表》或《耶鲁－布朗强迫症量表》来评估抑郁和焦虑症状（如图 5.3 所示）。当然，许多测量都可用于此目的。当患者在这些量表中的任何一个分数升高时，我就会开始与患者讨论，以确定在患者的眼里，分数升高的地方是否能反映出这是患者希望减少的症状，如果是的话，使用这些量表能否提供一种好方法以追踪迈向目标的过程。如果患者也认为这样，我会要求患者在每次会谈前完成这些量表。

结果研究者使用的测量方法，如《抑郁症症状速查量表》《贝克抑郁量表》或《耶鲁－布朗强迫症量表》，让临床医生在评估患者进展时，可以与已发表的对照试验中被循证治疗对待的患者进行联系。使用上述某个量表还有助于设定治疗目标，因为患者可以设定一个目标，以达到该量表的正常分数范围（即《贝克抑郁量表》10 分以下，《抑郁症症状速查量表》6 分以下，《耶鲁－布朗强迫症量表》16 分以下；Franklin et al., 2000）。《伯恩斯焦虑量表》没有范围广大的常模数据，但是它有从加利福尼亚大学伯克利分校的学生数据样本中收集的数据，该样本的平均得分为 16.01，标准差为 14.14（Persons et al., 2006）。这些测量也提供了一个总分，治疗师可以根据总分来绘制图表，直观地显示患者随着时间的进展。

心境图（图 4.3）既评估抑郁情绪也评估愉悦的情绪，它的呈现方式是提供情绪随时间变化的视觉呈现，每天收集数据（既用于检验假设又用于提高患者的觉察，进而控制），使用以月为单位的格式能够给出一个更长时间的视角，并有空间记录其他现象（睡眠、活动、药物、生活事件、月经周期等），以揭示这些事物和情绪之间的关系。

图 5.5 中的资源提供了其他实用的工具用以每周追踪症状。

积极情绪与行为

涉及积极情绪和行为的典型治疗目标都会包括：享受工作，在 10 分量表中每天至少有 7 分；每天至少做一次愉快的活动；已经每周锻炼三次。《积极和消极情感量表》（Positive and Negtive Affect Schedule, PANAS；图 4.4）可以用来在每次会谈中追踪 10 个积极的（和 10 个消极的）情绪。上文描述的心境图（图 4.3）和每日日志（图 9.5），以及本书更前面描述的一些其他测量，特别是活动记录表（图 2.2）和事件日志（图 3.5），也可以用于追踪期望的情绪状态和行为，例如愉悦的情绪、享受、幸福感、愉快的活动、健身房锻炼、水果和蔬菜消耗量，及通过电话或电子邮件开始与他人交往。

功能

典型的功能目标包括：每天按时上班，每周锻炼三次，每天在离开办公室前完成所有的进度记录。每日日志（图 9.5）是每天追踪这些事情的理想选择。这类信息的其他有用来源包括：患者的自我报告和治疗师的观察（例如，患者的卫生情况、完成治疗家庭作业等任务的情况，以及按时到达治疗会谈的情况）。

多目标的结果测量

一些多目标测量可以用来追踪症状、健康、人际关系和角色功能。这些测量中最完善的三个是：《结果问卷 -45》(Outcome Questionnaire-45, OQ-45；Lambert et al., 1996)，《临床结果常规评估结果测量》(Clinical Outcome in Routine Evaluation Outcome Measure, CORE-OM；Barkham et al., 2001) 和《治疗结果包》(Treament Outcome Package, TOP；Kraus, Seligman, & Jordan, 2005)。这些测量评估出现在大多数精神疾病患者身上的典型症状，临床医生不必再为每一位患者选择不同的评估测量，为临床医生减轻了负担。所有这三项测量都具有基准特征，临床医生可以将患者的变化轨迹与类似患者的大样本进行比较。有的地方会提供软件包，能对测量进行评分和绘图，并将手边患者的进展与基准测试样本进行比较，在美国可以提供软件包的是《结果问卷 -45》和《治疗结果包》，英国是《临床结果常规评估结果测量》。《结果问卷 -45》以其公布的有效性数据而著称，这些数据表明使用它能让开始治疗结果较差的患者的预后改善(Lambert et al., 2003)，该测量方法可在网上获得。《临床结果常规评估结果测量》可在网上免费下载，只要不进行修订就可以免费复印。《治疗结果包》可在网上获得。

结果的个体化测量

有时，开发一种测量方法来测量某个特定患者的特有症状或行为的方法是有用的。例如，我的患者查莉丝和我开发了一个症状列表，这些症状通常预示着她完全躁狂发作了。她想确定早期症状，以便及时解决和避免另一次躁狂发作。查莉丝的症状包括发送超长的电子邮件；怀疑自己是否可能是轻躁狂；开始没有明确计划的一天；感觉如此良好以至于想停止服用药物；在病情方面，她开始对我、对她的精神科医生或家庭成员说谎。她在每星期的会谈前完成测量（每个项目得分 0 或 1），在我们见面的时候我们一起回顾得分。

收集和回顾会谈结果数据

在我们的中心，我们会保留一些文件，这些文件保存了我们在候诊室使用的主要测量结果（《贝克抑郁量表》《抑郁症症状速查量表》《伯恩斯焦虑量表》《耶鲁－布朗强迫症量表》，及日志和心境图）。我们要求患者在治疗会谈开始前 5 分钟到达这里来完成他们与治疗师达成一致的有助于追踪其进展的测量。当我的患者走进办公室时，他们递给我已经完成的测量，然后我来评分并绘制分数图，之后我们一起看图。这些数据是非常宝贵的，正如本章开头所提供的临床例子说明的那样。然而，由于以下这些原因，仅仅靠着从这些测量表获得的数据尚不足以给治疗师提供所需要的信息。

测量有潜在的偏差。Longwell 和 Truax（2005）及 Sharpe 和 Gilbert（1998）认为，随着时间的推移，重复测量《贝克抑郁量表》会一致性地导致分数随着时间降低，甚至那些没有抑郁也没有接受治疗的受试者也是这样。原因可能包括统计因素，如回归到平均值；以及临床因素，如患者希望通过分数的下降来取悦治疗师。类似地，很好证实，自我监控常常导致被监视行为向着期望方向改变（通常是小的和短期的）（Nelson & Hayes, 1981）。

对测量的反应也可能因为当时的情绪状态而有所偏差。如果一个人在完成症状量表时情绪低落，这可能会使他回忆起过去一周所经历的更多症状。而高涨的情绪或者麻木或分离的状态可能会导致偏差，使回忆较少症状。

歪曲的分数也可以由这样的事实导致，像《抑郁症症状速查量表》《贝克抑郁量表》或《伯恩斯焦虑量表》这样的症状量表是相当容易看懂的，患者可以使用它们与治疗师或其他人进行交流，例如保险公司或残疾检查者。例如，如果某个患者从自己的成长经历中得知，除非她病得很重，否则她将得不到任何关注，那么她就可能会报告过高的分数，以引起治疗师的注意。或者如果她担心自己要是不满足其他人的需要，就会被拒绝或伤害，那么她就可能会报告一个过低的分数，以避免她预期的被治疗师拒绝或惩罚。例如，珍妮报告了《贝克抑郁量表》的得分，但相比她的愉快面部表情和举止，这个分数是相当高的。当我问她这件事时，我发现她快乐的外表与她内心强烈的悲伤和痛苦的情感体验形成鲜明的对比。这种差异似乎源于珍妮在一个恶劣的环境中长大的经历，每当她表现出任何痛苦迹象时，她就会受到惩罚。

歪曲也可能是由于测量的不完善造成的。即使是具有良好心理测量特性的《贝克抑郁量表》，一周的重测信度（在患者样本中）也只有约 0.70（A. T. Beck, Epstein, Brown, & Steer, 1988）。因此，重要的是不要过度解读《贝克抑郁量表》等量表的分数变化。托马斯和珀森斯（2008）最近指出，《贝克抑郁量表》分数的大幅减少（甚至大到 10 分）与渐进变化过程中的正常波动一致。

由于所有这些原因，仅仅一个或两个测量的分数不能给治疗师提供需要的所有信息。事实上，有时分数图或分数给人的印象是完全错误的。当患者的病情实际上正在好转时（比如有个个案，患者的焦虑症状越来越多，因为她现在正在接近以前避免的可怕情况），看起来却似乎正在变严重。或者当他们实际上更差时，看起来似乎正在变得更好（《贝克抑郁量表》得分较低，因为患者在经历解离或在经验性地回避）。因此，在绘制分数之后，我通常会和患者一起回顾，比如说，"我看到你的抑郁分数降低，你的焦虑分数升高，这表明你没有那么沮丧但更焦虑。这看起来对吗？"我也可能会询问患者的生活中是否有其他人注意到了患者的任何变化，核查量表中对患者来说特别重要的条目，或者核查其他评估是否显示出相似或一致的变化。

机制

对结果进展（或没有进展或倒退）的讨论，很自然地带来了对机制的讨论。我常常会询问患者，他对关于治疗结果的任何改变的机制有什么假设，例如，"你认为为什么现在比上周更多或更少抑郁？"如果我得到一个有用的答案（我正处在月经前期，我在工作中进行了绩效评估，我在休假，感觉好像药物起作用了），那我会在事件的时间点上写下有关问题的信息，以便记录分数向上或向下变动的可能原因。因此，每周的结果监测数据促进患者和治疗师持续进行共同工作，以确定是哪些机制推动了症状起伏。

除了询问患者关于机制的想法外，治疗师还可以使用第 2—4 章中描述的认知、学习和情绪聚焦理论的一些方法来评估机制。这些方法包括思维记录表（图 2.3）、活动记录表（图 2.2）、事件日志（图 3.5）和每日日志（图 9.5）。通常患者作为家庭作业完成这些测量，并在治疗会谈开始时与结果测量一起回顾，促进过程－结果假设检验。例如，克里斯汀的思维记录表帮助她看到自己的焦虑和抑郁得分在那周都更高，因为她在那个星期几乎每天都陷入严重歪曲的想法中。

清点症状和旨在减少症状的干预，可以提供有用的数据来检验机制假设。例如，我对莫伊拉的个案概念化是，在焦虑升级失控之前，她未能注意自己的内在状态以及未能运用技能（这已经在她的技能库中）处理焦虑，这是导致她惊恐发作的关键机制。我教莫伊拉一些正念技巧，并要求她在日志中报告使用这些技能来应对惊恐症状的情况。莫伊拉每天都做这个，并在每周会谈时把她的日志带到治疗中来回顾。日志显示，正如预测的那样，正念的增加与惊恐的减少有关。更好的是，保持记录日志本身可以帮助莫伊拉保持正念。

评估机制的另一种方法是，要求患者在会谈结束时或在下一个会谈开始时对会谈进行反馈。治疗师想知道患者是否认为这次会谈对他有帮助，如果有帮助，是这次会谈的什么有帮助。当然，患者并不总是很擅长观察或报告这些信息。事实上，这些缺陷本身就是问题的一部分，这些讨论可以帮助患者发展所需的观察技能。在会谈结束时间的有用问题包括：你感觉好些、差些还是一样？如果你感觉好些或坏些，那你能识别是我们在会谈中做了什么促使你感觉好些或是坏些吗？例如，一位患者最近告诉我，"真正帮助我的是你告诉我，当你感到极度焦虑的时候，你是如何应付的，你会反复问自己：'我能熬过接下来的五分钟吗？'你告诉我这些，减轻了我对自己有如此高的焦虑和需要如此努力去管理它而感到的羞耻。"这个反馈给了我关于患者的问题（羞耻）、导致问题的机制（羞耻干扰应对）和改变机制的有用信息（将体验到的高恐惧进行正常化，以及有必要为减轻羞耻感而努力）。

治疗关系

为了在每次会谈评估治疗关系，伯恩斯（1997）开发了一个有 20 个条目的《治疗会谈评估量表》（Evaluation of Therapy Session Scale），让患者来报告治疗联盟和治疗其他方面的情况（会谈的有用性和对它的满意度）。虽然目前还没有心理测量学数据来评估该量表的信度和效度，但我发现它在临床上是有用的，并且可以又方便又便宜地从伯恩斯博士那里获得它，因为它是治疗师工具包的一部分（Burns, 1997）。

在治疗开始时，我会回顾患者在《治疗会谈评估量表》上的报告，以获得对上次会谈的反馈，指导当前的会谈。当然，这种策略取决于患者是否愿意给予治疗师直接的负性反馈。为了解决这个问题，伯恩斯的量表用几个项目来评估这点（例如，"对我来说，批评自己的治疗师太痛苦了"）。

有关治疗联盟的数据也可以口头收集。为了在每次会谈中这样做，治疗师可以要求患者给出关于联盟的反馈，询问诸如"我们一起工作得好吗？""感觉到我们就像在同一个团队里吗？"

依从性

为了在每一次治疗会谈中监测治疗师的依从性，治疗师可以在每次会话之后使用戴维森、珀森斯和汤普金斯（2000）的治疗会谈日志（图 9.7 复制了一份），评估自己对结构化治疗会谈各元素的使用情况（例如，议程设置、布置作业和回顾或反馈）。同样，他们也可以使用《认知治疗师的能力检查表》（Competency Checklist for Cognitive Therapists；见 Beck et al., 1979 附录）评价自己。这些任务要求过高因而很难常规执行，但在治疗师努力提高某一领域（如家庭作业复习或布置）的依从性或有困难的个案时，是有用的。治疗师还可以正式或非正式地监测其对治疗计划的依从性，治疗计划是治疗师与患者在预备性会谈中共同制订并就此达成一致的。

　　说明：选择治疗会话中你想要关注的一两个元素（如议程设置、作业评估）。把它们写在表格顶部元素栏目的空白处。然后，针对你在一周内看的每个患者，把日期记在日期栏，患者姓名的首字母写在姓名首字母栏。元素栏里的元素表示你正在进行的治疗会谈所使用的元素，记录 0 或 1 的分数，表明你是否使用了这个元素。在表格的评论栏中，记录你做得好或不好的事情，或者你学到并希望将来记住的事情。

日期	姓名首字母	元素		评论

图 9.7　治疗会谈日志

　　为了监测患者在每一次会谈中的依从性，治疗师经常依赖患者的自我报告和书面作业，例如每日日志，显示患者是否每天练习放松或锻炼。

依从性也可以通过直接观察（如患者准时到达会议）、来自家庭成员的报告，甚至是尿液分析等方法来评估。一些依从性监测是偶然的，因为它已经被用于除临床之外的目的（如临床医生监测患者出席治疗会谈是为了计费的目的）。

治疗师还希望监测患者对其他治疗师提供的干预措施（如药物治疗、双相障碍互助小组）的依从性，可以通过询问患者或联合治疗师有关患者是否按处方服用药物、是否与伴侣治疗师会谈或是否参加12步计划小组会议来获得。

在治疗会谈中

在治疗会谈中监测效果和过程的最常见方法是，仔细观察患者和治疗师在动态的相互作用中出现的行为、认知和情绪。这些数据都是可以实时获得的，这使我们可以在会谈开始时，实时地概念化和检验关于刺激与反应的关系以及改变的机制假设。因此，例如，我的一个患者萨姆很容易解离。我了解到，当解离发生时，他表现出一种高度恐惧的面部表情，他的视线开始在房间里不断地游离。我注意到他的那些行为。当它们出现时，我试着去关注它们的触发事件，并补充到我对萨姆解离的前因的概念化中。在指导萨姆与我进行眼神交流的同时，我立刻转而使用有效的和安慰性的干预。我指导他继续投入手头的治疗任务（例如，对自残事件进行向后的链分析），同时自己保持平静并聚焦于我自己（并非总是那么容易！）。当我这样做的时候，我会持续注意萨姆的面部表情和与我一起的投入情况（我甚至会用0到10的评分来表示他感觉在当下的程度），以评估我们是否成功地中止了解离现象。如果不是的话，我会转向基本的策略，萨姆和我站起来走向书架上的书籍，开始说出它们的颜色并触摸它们的纹理，以帮助他重新接触当前的环境。当我对其面部表情和行为的观察和他的报告都表明他已经充分回到现实，我们就再次回到被解离打断了的治疗任务中。有时，治疗师可以使用更系统的措施来监测会谈中的效果和过程。例如，在暴露治疗中，治疗师可以每隔5到

10 分钟从患者那里收集一份评分范围为 0~10 分或 0~100 分的《痛苦的主观单位量表》（Subjective Unites of Distress Scale, SUDS）口头报告。或者在使用思维记录表（图 2.3）进行一些认知重组时，治疗师可以要求患者在干预前后对自动思维的相信程度、对应对反应的相信程度以及对干预前后的痛苦程度进行评分，以便监测认知重组干预是否有帮助，如果没有，则要知道原因。例如，如果患者认为她对应对反应的相信程度很低，那么寻找一些更强有力的措施或者采取其他干预措施可能是有用的。

相似的，治疗师会通过观察他和患者的行为、面部表情和情绪来监测他们之间的关系。如果治疗师发现了一个小问题，他可以停下来收集更详细的评估数据，比如说，"我们能不能停会儿看看刚刚发生了什么？我们似乎一直合作得很好，直到大约 10 分钟前，我们开始陷入一场争执。你觉得是这样吗？我们能否找出我们偏离轨道的那一刻，并弄清楚发生了什么？"（第 8 章也讨论了在治疗会谈中对治疗联盟进行评估。）

治疗师可以使用类似的策略来监测治疗会谈中的依从性。如果患者对干预的反应是忽略它们或者说"是的，但是"，那么治疗师可以就像刚才给出的例子一样，请患者停下来并检查当时正在发生的细节。治疗师也可以使用这个概念化来产生关于患者不依从的假设。例如，观察到患者对治疗师的建议的反应是"是的，但是"，可能会导致治疗师假设是患者对失去自主性高度敏感，并可能从较少的指导性干预中更多获益（Karno & Longabaugh，2005）。治疗师可以通过转换到非指导性的干预方式并监测患者对此的反应，以检验这个假设。

长期监测

长期监测可以在患者和治疗师在治疗开始时设定的时间点进行（例如在 12 次治疗后），也可以根据每周监测所产生的数据（例如，如果患者和治疗师发现没有进展），或者在治疗结束时这样做。定期对进展情况进行审查有助于长期治疗保持正轨。在评估中，治疗师与患者合作，评估治疗目标的进展、机制改变（或没改变）、联盟和依从性。

要开始一个进展评估，治疗师可以说："我建议我们尽快坐下来评估你的治疗进展，如果你觉得可以的话，就下一次治疗。让我们回顾一下向我们设定的目标所取得的进展。如果我们做得很好，那就太棒了。如果我们没有做到我们应该做到的，那么我们可以开始讨论为什么没有，以及为了获得更好的结果我们该做出哪些改变。"我通常会给患者一份我们在预备性会谈中商定的治疗目标的副本，以便在下次治疗前进行回顾，并鼓励他们思考，治疗中有哪些进展顺利，哪些进展不佳。

对治疗师来说，重要的是，在他开始并进行进展回顾时，必须牢记对个案的概念化。例如，害怕被遗弃、批评和排斥的患者很可能会对进展回顾感到非常焦虑，担心治疗师会放弃治疗他们。治疗师需要意识到这一点，并努力缓解患者的担忧，这样他们就不会干扰到一个有效的过程回顾。

对于治疗师来说，进展回顾也可能是困难的。我发现回避这事很容易，尤其是事情进展不顺利的时候。不过，当事情进展不妙时，进展回顾尤其重要。为了克服我的不适，我强迫自己采取一种非防御性和好奇的立场，专注于尽可能多地了解治疗中正在发生的并可以帮助改善它的事情。这种立场改善了我与患者的联盟关系，促进了协作的问题解决，从而扭转治疗（更多关于克服失败的细节见第 11 章）。

如果治疗进展顺利，进展回顾可以迅速进行，也许需要半个会谈。如果患者没有取得良好的进展，它可能需要整个会谈甚至是许多个会谈的全部或部分，让患者和治疗师能够收集数据，检验有关进展不佳的原因的假设。

有几个策略可以用来评估朝向目标的进展。一个简单的方法是对每周收集的数据进行总回顾，例如，《贝克抑郁量表》得分随着时间变化的曲线或每月的心境图或者每日日志。治疗师还可以要求患者完成那些在治疗前预备性会谈时给他们的测量，这些测量与追踪治疗目标进展情况有关，但不适合每周用，例如《宾夕法尼亚州担忧问卷》（Meyer et al., 1990）。也可以请患者询问他的伴侣或其他与他关系密切的人是否注意到他的任何变化，如果有变化，他们注意到了什么，这也是很有用的。

　　为了评估在具体目标上的进展，治疗师和患者可以核查每个目标，以确定是否实现。有时候很容易确定，举例来说，回到全职工作的目标是否已经实现就很容易确定。当不能立刻确定是否已经实现目标时，治疗师可以要求患者在0%~100%的范围上打分，评估他认为目标达到的程度。如第 6 章所述，如果患者和治疗师在预备性会谈时就已明确达到目标意味着什么，那么这个过程就进展得最好。

　　重新评估一个恐惧的患者在恐惧等级上的分数，也可以提供关于进展的定量评估。或者治疗师可以重复行为接近测试，测量一下患者能靠恐惧对象多近。其他测量进展的方法包括使用 DSM 轴 V（APA，2000）的《整体功能评估》（Globle Assessment of Functioning, GAF），以评估在功能上的进展。

　　在评估治疗目标进展的同时，患者和治疗师也讨论治疗过程。尤其有用的是，试图去确定什么机制发生了变化。也就是说，患者在治疗中努力去改变的思维、行为、情绪或其他过程是否有了任何改变。没有测量可以长期评估机制，这部分评估最好通过收集每次会谈的机制评估进行讨论和回顾完成，如上所述。

　　《帮助联盟问卷修订版》（Revised Helping Alliance Questionnaire, HAq-II; Luborsky et al., 1996）是一个广为人知且效度较好的量表，它是测量治疗关系的，可以对治疗联盟进行长期评估。可以通过互联网免费获取。《帮助联盟问卷修订版》是一个 19 项的自陈式量表，用以测量患者和治疗师之间的联盟。它可以从患者或治疗师的角度来测量这种联盟。患者角度的评分很可能是临床上最有价值的，因为它与结果紧密相连（Horvath & Bedi，2002）。其内部一致性和重测信度已被证明很高（Luborsky et al.，1996）。Whipple 等人（2003）提出，当治疗师用《帮助联盟问卷修订版》收集患者对联盟的感知数据时，那些开始时对治疗反应不良的患者，其心理治疗结果（通过《结果问卷 -45》测量）改善了。

　　特别在进展不佳的情况下，尤其有必要评估依从性，以确定计划的治疗方案是否得到实施。有时候答案是否定的！治疗计划包含了暴露与反应预防，但是不知怎么的，患者（有时候还有治疗师；Becker, Zayfert & Anderson, 2004）就是没实施它。因此，努力确定不依从的原因可能有助于克服这种情况。

虽然长期的进展回顾，像所有的监测一样，是一个合作的过程，治疗师在治疗会谈以外花些时间回顾患者的进展可能是有帮助的。我经常发现，当我这样做的时候，我对个案的看法往往不同于我和患者见面时得到的，这可能是因为患者在房间里时发生了情感推扯的结果。

☆　☆　☆

收集数据以监测结果、改变机制、患者与治疗师之间的关系和依从是困难的。然而，治疗师需要这些数据来指导临床决策，这在第 10 章和第 12 章中有描述。

第 10 章

治疗会谈时的决策

卡罗尔在治疗会谈时迟到了 10 分钟，她为此深表歉意，对自己感到愤怒和不安。她报告说，她的时间安排得非常糟糕，以至于她需要一个半小时的时间来完成几件差事，她本应在一小时内处理完毕，并准时来进行治疗的。

作为卡罗尔的治疗师，我在上述情境中的任务是，决定是否在那一刻进行干预，如果要干预的话，如何进行干预。我应该将注意力集中在卡罗尔恼怒的爆发上吗？我可以忽略它，或者给她一点共情，然后继续前进。如果我选择关注它，我应该处理哪一个治疗靶？帮助卡罗尔提高她的时间管理技能、减少她的自我批评或者做其他事情会更好吗？这类决策任务是本章的重点。

将概念化过程作为会谈中的决策指导

会谈中的决策也是由指导整个治疗的相同模型指导的（见图 1.1）。也就是说，治疗师从收集评估数据开始。然后，治疗师使用评估数据（和其他信息，包括个案概念化）形成一个假设（概念化），该假设帮助他识别治疗靶，并产生关于这些靶形成原因（机制）的可能假设。治疗师使用该概念化来产生干预想法，获得患者的许可进行干预，并收集数据以监测干预的效果。

这些步骤组成一个从头到尾的干预，并且治疗师通常按这种顺序实施。然而，有时治疗师会跳过某些步骤。有时，个案水平的概念化和先前治疗会谈工作能提供关于治疗靶和机制的信息，治疗师可以用这些信息来指导会谈中的干预，而不进行详细的评估。有时候，治疗师选择进行一个非常简单的干预，简单地对患者报告的好的应对进行强调和奖励，比如，"哦，所以有一刻你被拉进了旧行为里，然后你恢复了，那很好。"（Koerner, 2005）。或者，治疗师可能会改变步骤的顺序，也许在进程的开始时就会请求患者的允许以继续，而不是在中间。治疗师也可以重复步骤，例如在一次治疗会谈中处理多个议程项目。然而，该模型的步骤提供了一个很好的模板，用于指导治疗会谈期间的概念化和干预，如下面我将详细描述的。

会谈准备

会谈前的准备工作通常能让治疗师产生一些关于议程项目和可能的干预措施的想法。在患者到达之前，治疗师要花一点时间回顾这个案例的几个方面。一是上一次治疗会谈的内容。治疗师提醒自己，患者在上一次会谈时做得如何，在会谈中发生了什么，并布置了什么家庭作业。回顾下面这些也有帮助：问题清单（尤其是问题的优先顺序）；个案概念化（特别是治疗靶和机制假设；见第 6 章）；治疗计划，特别是治疗目标（如减少抑郁症状）；以及治疗师可能已经确定的任何机制改变目标（如减少负面思维）（见第 7 章）。

例如，我发现，当我与一个被动的抑郁症患者一起工作时，如果我在会谈开始前提醒自己治疗的一个主要过程目标是帮助患者克服被动，就会特别有用。我不是通过刻意强硬地介入来为患者的问题提供解决方案的，而是把被动本身作为治疗靶来实现的。

此外，治疗师会提醒自己关于治疗关系的质量（这种关系处于良好状态还是需要修复？）和治疗所处的阶段（在下一章我更多地讨论这个问题）。治疗阶段很重要，因为例如，在治疗早期，治疗师对诸如议程设置之类的事情承担更多的责任，而往后，患者被期望承担更多的责任。

治疗师通常直到收集到关于患者当前状态的评估数据后才对治疗过程做出最终决定。治疗师进入会谈后就像网球运动员等待发球。她泰然自若、警觉，并有一些初步假设，按照过去的经验，球可能会从哪来。但她睁大眼睛，想看清球到底在哪里，然后才决定如何击回。

进行简短评估

治疗师从结构化的"签到"（check-in）开始（Davidson et al., 2000），在签到中他要求患者简要概述他们做得怎样，以及自上次会谈后发生的任何重要事件。从签到中获得的信息为治疗议程设置提供了内容。

治疗师特别注意出现在患者事件报告中的任何治疗靶（在案例概念化中标识）的存在。（这就是为什么在治疗会谈之前回顾个案概念化很重要的原因。）例如，在签到时，我得知我的患者琼已经决定辞职。事实上，她并不认为这是有争议的，假如我不要求回顾自上次会谈后发生的事，她也不会告诉我这件事。然而，这一事件就是一个治疗靶。琼倾向冲动性"脱困"，正如她所说的，这是她问题清单上的一个问题，她的一个治疗目标就是停止这样做。

治疗师也注意一些会自行出现在治疗会谈中的治疗靶。治疗师仔细观察患者的行为，包括言语行为和非言语行为。例如，我发现从患者阿米莉亚那得到一份签到对于我来说就像"拔牙"一样难。她封闭了自己，不在状态。起初，我错误地把注意力放在阿米莉亚给我的那点信息的内容上。然后我意识到，她的封闭行为本身更重要，因为它是一种治疗干扰行为，而且它也是她的治疗靶。被动是阿米莉亚问题清单上几乎所有问题的一个元素。她的个案概念化说明她有情绪调节缺陷，在很多方面都有表现，包括她倾向于用回避和被动来应对情绪困扰，而不是用主动的问题解决策略和应对策略。

当我把注意力转移到阿米莉亚的被动时，她敞开了自己，我们开始了一个更富有成效的互动。她能够告诉我，她之所以消极是因为她对上周在紧急情况下给我打电话而没有得到帮助感到愤怒。我们把这个问题放在治疗会谈的议程上。

治疗师也关注她自己对患者行为的情感反应。例如，在阿米莉亚的例子中，我意识到我对她的封闭行为感到沮丧，这提示我需要注意这种行为。

在签到时，治疗师还会回顾从患者的家庭作业中收集的监测数据，如第9章所讨论的。如果我正在回顾《抑郁症症状速查量表》《贝克抑郁量表》或《伯恩斯焦虑量表》，在会谈开始时我会给测量打分，并绘制评分图，然后和患者一起回顾它。这种互动常常会引发我们对可能导致患者症状增加或减少的机制的讨论，并且可能引出一个议程项目。例如，如果患者的《贝克抑郁量表》评分高得多，或者每日日志揭示了自我伤害的实际行为，那么我可能会建议在治疗议程上讨论恶化的抑郁症状或自我伤害行为。

治疗会谈的签到部分也是监测患者的联合治疗的好时机。患者在服用药物吗？伴侣治疗进展如何？这方面的任何问题都是治疗会谈议程的候选。

制订治疗会谈的议程

好的治疗议程项目包括患者想要治疗的一个症状或问题，如失眠、绝望、愤怒或焦虑。这可能是一个很大的模糊问题（如我的工作），或者是一个小的具体问题（如我在给老板打这个电话时遇到了麻烦）。即使没有在签到的时候回顾家庭作业，它也总是议程的一部分。

通常，议程设置是容易的，尤其当患者和治疗师具有良好的工作关系，并且工作正在一个明确的干预道路上卓有成效地进行时（例如，使用暴露及反应预防以系统地通过项目对强迫症患者的恐惧和仪式结构进行工作）。在这种情形下，很容易将议程集中于等级中的下一步或患者在执行暴露作业时遇到的任何问题。

然而，有时议程设置是具有挑战性的。常见的困难包括选择议程项目和获得患者对议程项目的同意。

议程项目选择

治疗师必须指导议程设置的过程，并对治疗中要解决什么问题承担最终责任。患者要为议程设置付出努力，并且当患者在这个过程中没有发挥作用时，这往往是问题的征兆。患者（在治疗师的帮助下）选择了治疗目标。治疗师的责任是让患者知道为了达到这些目标必须做些什么。有效的议程设置是治疗的关键任务（Burns, 1989a）。

议程项目的选择标准

我提供了下列这些标准供治疗师在选择治疗议程项目时使用。

一个好的治疗会谈议程项目着重于以下几点。

- 个案概念化中描述的一个重要的治疗靶或机制。
- 目前存在于治疗会谈中的治疗靶。
- 问题清单中的高优先级问题。
- 一个高优先级的治疗目标。
- 涉及患者目前情绪激动的问题。
- 患者希望探讨的问题。

当然，没有哪个议程项目可以同时满足所有这些标准，但是在选择议程项目时考虑所有这些标准是有用的。

这一章的开头是，卡罗尔在一种很生气的状态下在一次会谈中迟到了。我该如何决定怎样回应她？我的决定是以我刚才提供的一系列标准为指导的，尤其是卡罗尔的个案概念化和治疗目标。我对卡罗尔个案的概念化假设是，她持有"我不能胜任和不够好"和"其他人不在乎或者觉得我无聊或很挑剔"的信念，而这些信念导致了包括无情的自我批评在内的问题行为。减少自我批评是一个治疗目标。因此，基于她的概念化和治疗目标，我选择把注意力集中在卡罗尔对时间管理的恼怒上，而不是忽视它或只是给予一点同情。

让我多说一点关于在治疗会谈中确定治疗靶的事。将患者报告的或治疗师观察到的一个独特的特定行为与治疗靶进行匹配是一项非常困难的样本匹配任务。比如，卡罗尔对时间管理不善的愤怒，在当时不容易被看成是一种自我批评（一个治疗靶）。造成这种困难的一个原因是，相比在会谈中或患者报告中出现的独特行为，个案概念化和问题清单中更容易以术语的形式描述行为。另一个原因是，患者的情绪或感觉常常把治疗师拉向错误的方向。卡罗尔的情况就是这样。起初我感到困惑，因为我在情绪上陷入了卡罗尔认为自己不能够胜任的观点里，以及她寻求时间管理技巧帮助的要求上。我的情绪反应可以被看作是情绪如何激发他人情绪的一个例子，如第 4 章所讨论的。我因对卡罗尔同情而分心，所以我花了一会儿才意识到我面前的行为是自我批评行为的一个例子。然而，一旦我意识到这一点时，我就能看到她的自我批评是一个很好的议程，既因为它是个案概念化中确定的治疗靶，也因为它出现在会谈中并且给卡罗尔带来了情感上的困扰。

有些情况使治疗师很难选择好的议程项目。这些包括与高风险、多问题的患者一起工作，希望每周处理不同问题的患者，以及受控制于强烈情绪的患者。

高风险、多问题的患者

高风险、多问题的患者面临多个困难，其中一些困难可能危及生命（如自杀或自残），或令其处于危险当中（如配偶虐待或无家可归）。这些患者通常对什么项目属于治疗会谈议程的判断很差。因此，治疗师不能简单地接受患者的议程项目，而是必须准备好去识别重要的项目。上文中的标准可以帮助治疗师做到这点，特别是在情绪高度紧张让决策具有挑战性的情况下。

为了识别议程上的有用项目，特别重要的是要注意问题清单上的优先顺序。如第 5 章所述，自杀和自残问题是最优先考虑的问题，其次是治疗干扰的问题，以及严重干扰患者生活质量的问题。在此之后，值得关注的有：患者想要解决的问题，以及如果解决了可以帮助解决其他问题的问题。

有时，个案水平的概念化清楚地确定了治疗靶。但有时候治疗师会感到困惑，也许是因为治疗室里过于强烈的情绪。当患者有多重问题，包括高危问题时，这种情况尤其可能发生。在这类情况下，与患者合作以确定有用的治疗靶和议程项目是有益的。例如，治疗师可能会说，"现在我听到你在描述问题 A、B、C 和 D。让我们思考一下哪些问题是我们今天需要处理的最重要的问题"。协作讨论可以教会患者一些有用的决策技巧，增强联盟，并产生好的治疗会谈议程。

每周都要解决不同问题的患者

当患者每周要求解决一个不同的问题时，治疗师必须试着确定从一个话题转到另一个话题是否是一个好主意，或者这是否是一种回避行为（以及干扰治疗的行为）。个案概念化有助于治疗师做出这个决定。有时，表面上看来非常不同的议程项目都是由一个共同的机制驱动的。如果是这样的话，针对这种机制，即使每周都有不同的话题，治疗也可能做得好。

例如，安吉洛感到抑郁，对他的个案概念化提出，驱动他大部分行为的核心信念是："假如我完全投入，真的把很多精力投入到某件事上，我会失败，然后我会感觉更糟。"在这种信念和相关信念的驱使下，他总是三心二意地做各种各样的事情，比如他的本科专业（他经常换专业，已经读了 5 年本科），他的女朋友（他和她交往了很多年，才同意和她住在一起），他的公寓（搬进来后，他将打开箱子的事情推迟了好几个月）。治疗会谈倾向于在各种各样的问题中跳来跳去。然而，由于所有的问题都是由相同的核心机制驱动，因此讨论每个不同主题的治疗会谈都作用于他的核心信念。这些会谈帮助安吉洛在他的治疗目标上取得了缓慢的进展，他减少了抑郁和焦虑，完成了学士学位，打开了箱子并搬进了他的公寓，也改善了和女朋友的关系。

在其他案例中，患者很难从一次会谈到另一次会谈一致地处理相同的话题，这是一种问题行为。个案概念化有助于治疗师做出这一决定。

强烈情绪控制下的患者

为了选择议程项目，治疗师会努力考虑优先问题，有时会因为强烈情绪的存在受到阻碍。阿米科来到治疗会谈时，她因为狗的病和自己"失控的"饮食特别难过。当我们将她的失业问题定为目前的治疗重点时，这种痛苦就发生了。失业问题对她来说是一个非常可怕的话题，多年来，她一直回避这个话题（她得到了一个信托基金的支持）。她请求治疗师推迟就业问题的话题，并把狗和饮食问题放在今天会谈的议程上。

情绪化的话题通常会成为优秀的议程项目。情绪负荷意味着图式或其他核心病理机制被激活了，并叫用于修改（Foa & Kozak, 1986）。强烈的情绪可以将患者的注意力集中在这个问题上，并激励其去解决这个问题，以便从情绪唤醒中得到一些解脱（Levenson, 1999）。此外，当然，减少精神痛苦常常是治疗的目标之一。

在阿米科的案例中，急于修改先前制订的计划以应对高度的情绪激活就是一个治疗靶。阿米科的个案概念化假设高度的情绪激活往往会让她远离为实现个人目标而计划的任务，从按时上床睡觉到申请一份工作。在她的治疗中，主要的机制改变目标是教阿米科忍受情感痛苦的技巧，这样她就可以坚持，而不是不断地偏离轨道。因此，当阿米科被情绪所牵制，要求推迟对工作的话题进行处理时，我用个案概念化提醒她，并建议她利用这个机会，在投入工作议程项目时，练习容忍痛苦。我指出，如果她处理得有效率，在会谈的结尾，就可能会有一些时间来处理令她感到痛苦的问题之一。

这种做法对我来说相当困难，因为阿米科的情绪非常强烈，并产生了巨大的拉力。合作的概念化和治疗计划帮助我在强烈的情绪面前保持镇定。同样的概念化可以指导治疗师提出患者根本不关心的重要议题。患者不关心重要的事情（如老板威胁要解雇他）可能是一种回避行为，是治疗靶。在阿米科的案例，我的坚定和明确占据了上风，她接受了我的建议，将重点放在工作问题上。但如果她没有呢？

治疗师和患者就议程项目达成一致

治疗师和患者在议程项目上的分歧并不少见。治疗师不能仅仅按照患者的意愿来解决这个问题。治疗师也不能简单地强迫患者屈从于他的计划。相反，治疗师必须巧妙地引导患者同意一个富有成效的议程。这是将获得患者对治疗的知情同意（在第 7 章中描述）的任务，从治疗水平转换到了治疗会谈水平。

在第 7 章中描述的帮助患者同意治疗计划的策略，也有助于处理议程设置方面的分歧。动机访谈就是一个例子。治疗师可以要求患者详细说明，如果他继续避免讨论他不想列入议程的项目会发生什么。这种策略会增加患者目前的状况和他想要的生活之间的差距。仔细地共情倾听可以帮助患者认识到，把这个内容列入议程对实现目标是至关重要的。使用动机访谈的另一种策略是，治疗师可以与患者一起研究回避患者不想谈论的话题的利弊，并可以利用共情倾听来克服患者对解决问题的矛盾心理，比如"好吧，我听到你说你有被解雇的风险，但今天你不想谈论这个问题。你是说专注于它只会让你感觉更糟并且也不会真正改变什么，是吗？"。在第 7 章描述的其他策略也是有用的，包括为患者提供选择以及谈判来达成妥协。提醒患者他之前对治疗计划的同意也可能是有用的。"好吧，你想和解决男朋友的问题，但我们（在预备性会谈）都同意，无论你何时出现自杀行为，我们都要处理。所以，既然上周你有自杀倾向，让我们确保今天也讨论这个问题。"在这里，自信和实事求是的语气是有帮助的。虽然自杀问题是最优先的议程项目，必须在会谈期间的某个时候加以处理，但不必首先处理这个问题。

如果患者不愿意把一个高优先的项目放在治疗会谈议程上，这就属于治疗干扰行为，治疗师可以针对这种不情愿本身："所以你说你在被解雇的边缘，但你不想在治疗会谈中讨论这个话题。我们能谈谈这个吗？"。在讨论中，有时可以问一问，忽视重要情况的行为——我的一位患者称之为"把头埋在沙子里的行为"——是否是患者的一种模式。如果患者把这种行为视为是一种模式，他可能更愿意解决它。

如果情形是特别高优先的，莱恩汉（1993a）使用的策略是"拼命地讲它"。在此，治疗师拒绝继续讨论任何其他议程项目，直到紧急问题以某种方式解决了。这基本上是一种权变管理策略。治疗师还可以明确地说明这些相倚："如果你能给我另一份无伤害协议，我们就可以继续讨论关于你男朋友的话题，但如果你觉得不能这样做，让我们更多地谈谈自残，以及是什么在妨碍你达成一份无伤害协议。"

如果患者和治疗师经常对治疗会谈议程有不同意见，那这可能意味着有必要暂停治疗，并重新协商治疗计划。在本书的最后一章中，我将更详细地讨论这个问题。

对治疗会谈中讨论的问题形成概念化

议程项目的选择本身常常就是一种强有力的干预，因为聚焦某些现象而不是其他的决定对患者和治疗就有显著的情感和认知影响。然而，制订议程只是第一步。一旦确定议程项目，治疗师必须决定如何干预每个项目。为了做出这一决策，治疗师与患者一起对正在讨论的问题形成协作概念化。

对问题形成概念化的第一步是聚焦于一个具体的情境，而不是一般性的情况。为什么要把重点放在具体细节上呢？针对具体、特定的事件似乎有助于激活与事件相关的情绪，Foa 和 Kozak（1986）提出，如果要进行情绪处理，激活是必要的。激活（除非过于兴奋）也允许患者发现问题中的更多细节，因为它允许患者参考其当前的感觉或记忆。因此，专注于某个情绪激动的事件（如当我在自助餐厅遇到我的老板时，他对我皱眉），通常会比专注于一般问题（我感觉在工作中不受重视）能更有成效地解决问题，而后者往往会导致乏味、过度理性和毫无成效的讨论（Burns, 1989b）。

为了开始对特定症状或问题的实例形成概念化，治疗师会参考他的个案概念化。个案水平的概念化可以提供一个初步的假设，解释当前问题行为的特定实例其背后的机制。例如，在另一次会谈上，当卡罗尔在一次社交互动后感到特别沮丧时，我甚至在了解情况的细节之前就有了一个暂定的假设，即她的"我有缺陷"图式在那种情况下被激活了。

先前针对该患者同样行为的症状水平的概念化也可能导致一些初步的概念化假设。例如，在阿米莉亚的案例中，我从之前对这一症状的工作中得知，她的封闭行为通常是对高强度情绪（通常是恐惧）的逃避反应。这种恐惧反过来又是由她认为自己赖以生存的其他重要人物会抛弃她的观念所触发的。所以，当她告诉我，她的封闭行为是由于她打电话向我求助而感觉我对她没有反应所触发时，我并不感到惊讶。

因此，个案水平的概念化和先前症状水平的概念化提供了关于驱动某一特定症状或问题的机制的初步假设。治疗师可以使用这些先前存在的概念化作为干预的基础。然而，在进行干预之前对这一问题的具体情况进行详细评估，然后再进行干预，总会是个好主意。

第 2—4 章提供的工具可用于对症状或问题行为的具体事例形成概念化。通常这种概念化基于的模型与个案概念化基于的模型是相同的，如果贝克的理论被用于个案水平的概念化，如卡罗尔的案例，那么治疗师可能也会使用贝克的模型来概念化卡罗尔的恼怒和自我批评。可以使用思维记录表（图 2.3）来完成这一任务。

有时（如第 1 章所讨论的），治疗师会使用一个不同于个案水平的概念化模型对治疗会谈中的症状或问题进行概念化。我在安吉拉身上的工作就是如此，这将在下一章更详细地描述。

治疗师甚至可能同时使用多种概念化来指导干预。例如，我最近和安德鲁一起工作，他正与无望做斗争。我们使用基于贝克对无望的概念化所驱动的认知重建干预（Burns & People, 1982）来解决令安德鲁无望的一些想法，比如"我永远不会拥有我想要的生活"。我们还使用了基于对无望行为的功能分析的干预措施，安德鲁通过这些行为来逃避强烈的恐惧和羞愧情绪。在功能行为分析的基础上，我们致力于开发无望行为的替代方案，以帮助安德鲁缓解这些紧张状态；这些包括正念、分心和同理心的训练（Gilbert & Procter, 2006）。因此，解决安德鲁无望问题的干预措施是从同时使用两个不同的概念化中产生的。这种策略的一个理由是，它产生了额外的杠杆作用，可以帮助解决棘手的问题。另一个，如前所述，这两种概念化可能都是正确的。支持不同的认知行为循证治疗的概念化和干预通常是互补的，而不是冲突的。

相似地，可以同时使用认知重建和暴露与反应预防来解决强迫行为和强迫观念（Rector et al., 2007；Wilhelm & Stekety, 2006）。

有时候，治疗师对如何将个案水平的概念化应用到当前情况感到困惑，但又必须做出干预决策。当这种情况发生时，治疗师可以简单地对目前的症状或情况形成概念化，并收集数据，监测她进行的过程和结果，就像接下来要描述的艾琳个案。通常，这项工作阐明了患者在当前问题情况下的行为与个案水平的概念化之间的关系。

艾琳与理论数学课程

艾琳是一名博士生，她既焦虑又抑郁。我的主要概念化假设是，她有个关于自己的图式，那就是她认为自己软弱、无助、无能，她在这个世界上生活的每一步都需要别人的帮助和支持。其问题清单上的一个主要问题是，论文进展缓慢。其中一个治疗目标是完成论文。

艾琳来参加治疗会谈时，正在为她想要旁听的一门理论物理课程而苦恼。她评估了这个计划的利弊（这是她的家庭作业）。她说，从理性上讲，她知道自己不应该参加这门课程，因为它与她的工作相距甚远，但从感情上，她觉得自己被驱动报名参加这门课程，而且已经这么做了。她请求帮助处理她对课程的焦虑，这是相当有挑战性的。

作为治疗师，我感到筋疲力尽。这似乎很清楚（甚至艾琳也同意），参加这个疗程并不符合艾琳的最佳利益，对她的治疗目标也没有促进。如果我同意努力减轻她对课程的焦虑，那么我担心我是在和她的非适应性行为共谋。然而，很明显，向艾琳挑战让她放弃课程是不会有成效的。她一定要参加。所以我和她讨论了情况。我解释了我的两难处境，最后我说，虽然我有些担心我可能正在共谋，但我会同意在这门课程上帮助她，条件是我们将仔细监测这一过程，以确保它有帮助。

我们开始针对她对这门课的焦虑形成详细的概念化。我们通过一份思维记录表，确定她有表现得糟糕的想法。包括这些："我将不能胜任这项工作""教授会不同意我""我必须得到他的认可，才能自我感觉良好、感到胜任和在这个领域取得成功"。当我看到这份自动思维清单时，我对于同意和艾琳一起解决她对这门课程的焦虑感觉好多了。我可以看出，这些想法与个案概念化中的图式假设直接相关，该图式假设提出，她认为自己不够好，如果没有其他人密集而持续的支持和认可，她就不可能成功。这种一致性表明，帮助她克服上课焦虑时所要处理的图式，等同于驱使她不顾理性判断而去参加这门课的图式。

我们通过思维记录表用一次会谈识别了她对课程的自动思维，并形成了对这种思维的反应。在会谈结束时，艾琳说："你知道，如果我解决了这个问题，我就不用上这门课了。我已经在想，也许我今天不用去上课了！"两周后她退了这门课。

我反复地发现，当一个人做出不符合最佳利益的行为并因此感到痛苦时，要帮助这个人管理痛苦通常涉及，对驱动问题行为的核心心理机制进行工作。例如，当一个女人因为她的已婚情人没有在她生日那天给她打电话而感到痛苦时（如"这证明我是不可爱的，没有人可以关心我"的自动思维），对这种痛苦进行处理，能让我们在一开始就解决让她处于破坏性关系中的核心脆弱性（她的自我图式是她是不可爱的）。

用概念化来产生干预想法

获得患者当前问题或症状的概念化，其本身就是一种干预。例如，向卡罗尔指出她的自我批评就是她的一个问题行为，就属于这类干预。

然而，通常情况下仅有概念化是不够的。干预是必要的。在获得概念化后，向患者询问通常会有用，问问他以前在努力解决问题的过程中，发现哪些策略或工具（如果有的话）是有帮助的。此外，治疗师可以使用这种概念化来产生干预措施，以解决概念化中所描述的机制。卡罗尔的案例概念化表明，犯错误、被批评或遭到另一个人反对会激活她的图式（"我不能胜任和不够好"和"其他人不在乎或者觉得我无聊或者很挑剔"）。她的图式产生了尴尬和痛苦的情绪，以及一连串自我批评的自动思维，她往往不认为这有问题。相反，她接受了自我批评的内容。这一概念化提示几项干预措施。我可以让卡罗尔用一个计数器来监视她的自我批评，帮助她增强意识、摆脱自我批评，教她用富有同情心的自我陈述来反驳自我批评，鼓励她审视自我批评的利弊，帮助她发展行为实验，以检验她对别人认为她不能胜任和乏味的看法，或者使用积极数据日志来记录支持替代图式的证据，也许她是有能力并是有趣的。还可以采取许多其他干预措施，以解决卡罗尔案例的概念化所描述的缺陷。

获得患者对继续治疗的许可

在提供了一些干预想法后，治疗师向患者请求继续治疗的许可。让患者接受干预的一个好方法是，首先确保他同意支持干预的概念化。例如："好吧，现在我们要处理上周六的情况，你和你妈妈吵架，非常激动，你上了车，把车开得非常快，你有一半希望自己撞车死去。从我们刚才的讨论来看，你看起来像是要算了、算了、算了（患者的话），然后你就被压垮了，并冲动地做了一些事来逃避如此糟的感觉。那听起来对吗？"

下一个有用的步骤是提供关于干预策略的选择，要求患者选择一种。例如，在上面的案例中，治疗师可能会说："我在想我们能在这里做的两件事。我们可以列出一张清单，列出当你心烦意乱想跳进车里超速行驶时，你可以做什么来让自己冷静下来。或者，我们可以具体化导致你在周六经历了强烈情绪困扰的事件链，想一些办法让你能够在更早的时候中断这个链，并第一时间就防止这种强烈的心烦意乱发生。哪个看起来对你最有用？"

在进行干预之前，治疗师会监测患者对干预的接受程度，以确定他是全心全意地想尝试还是表现出了不情愿的迹象。如果是后者，治疗师在继续治疗前最好先减少患者的矛盾心理，也许可以采用共情的倾听。另一种选择是改变干预策略，使之更能为患者所接受。

如果患者和治疗师在一起工作顺利，治疗师可能会跳过获得患者允许这步直接实施干预，特别是如果他已经在之前的时间点上请求过许可了，例如在议程设定或案例概念化的时候。在每一步都请求许可实在太麻烦了。

干预

现在，治疗师要向前进展，开始进行干预。治疗师可能会帮助患者通过思维记录表来识别和应对认知扭曲，将一项令人畏惧的任务分成几个部分，确定令人愉快的活动，列出不同行动方案的优缺点，对问题行为进行行为链和解决方案分析，建立暴露等级，并开始对其中的项目进行工作，或其他来自认知行为治疗师的武器库里的任何干预。治疗师甚至可以开发和实施一种没有写在任何论文或循证治疗方案里的新干预措施。最重要的是，干预措施出自概念化，并可以以一种方式或另外的方式实现治疗的过程目标。

监测干预效果

治疗师收集数据来监控干预的结果和过程（机制、联盟和依从性）。正如第9章所描述的，治疗过程中发生的大部分监测都涉及治疗师对患者情绪和行为以及治疗师自己的情绪反应的观察。

因为治疗师在过程的每一步都收集监测数据，并使用这些数据来指导会谈，会谈的内容可能与本章描述的理想顺序（评估、概念化、选择干预措施、获得患者许可、干预和返回评估）相当不同。我发现，根据监测数据，我经常反复开始和放弃概念化和干预措施。当监测数据显示患者不接受或不能受益于我的干预努力时，我会回过头去收集更多的评估数据，然后再试一次。例如，患者可能会同意一个概念化（如"让我们看看是什么想法导致你对丈夫如此愤怒"）和从概念化中发展出的干预措施（认知重建）。但随后的监测可能会显示，这种方法不是很有帮助，或者患者不接受或不喜欢它。当这种情况发生时，我可能会中止干预，在选择另一种干预或甚至聚焦另一个议程项目之前，回头去收集更多的评估数据。所有这些方向上的变化都是基于我当前收集的监测数据。因此，监测数据为治疗过程中的概念化和干预过程提供了必要的指导。

其他临床决策

临床医生在管理、日程安排和账单问题上做出许多决策。在这些领域中，患者和治疗师之间的许多互动是非常直接的。然而，有些并非如此。为了确定什么是什么，治疗师要仔细注意这些互动的发生，以识别出在这些互动过程中出现的任何治疗靶或问题行为的实例。当观察到治疗靶时，治疗师可以使用上述临床决策步骤来概念化并干预这些情况。其中许多发生在会谈中，但也有一些发生在会谈之外，例如电话中。

卡罗琳打电话来要求重新安排她的治疗会谈。操作条件反射原理帮助我决定如何处理她的要求。此前，她和我已经有过几周的会面并已经达成协议，她将在下一次会谈之前完成一系列任务，以在她一直回避的论文写作上取得进展。我们一致认为，她能用到我的一个主要方式就是让她对履行承诺负责。这一策略是有效的，因为卡罗琳认为，要求她来参加会谈并告诉我她没有做到之前答应的事情对她是一种惩罚。

在约好的会谈时间前一周，卡罗琳打电话说她没有时间完成清单上的所有任务，她想把会谈推迟一周，以便给自己更多的时间把所有事情做完。一开始，卡罗琳的要求听起来很合理。但是，一段时间的清晰思考告诉我，如果我同意卡罗琳的要求，我们的权变管理系统就会崩塌。我给她回电话解释了这件事。她很快明白了这一点，并同意保留她原来预约的会谈，并承担不履行承诺的结果！

在另一个案例中，乔纳斯和治疗师正要结束一个会谈，准备安排下一次会谈。治疗师查阅了自己的日程表，给了乔纳斯一个时间："下周三下午一点怎么样？"乔纳斯立即回答说："当然，没问题！"治疗师观察到，乔纳斯在没有查阅日程表的情况下就同意了该建议。治疗师的概念化使他假设，乔纳斯在这种情况下的行为可能是缺乏主张的例子，受他的信念驱动：除非他满足别人的需要，否则他们会生气并拒绝他。乔纳斯的治疗师温柔地向乔纳斯说出这个假设，让他思考。当乔纳斯同意它有一定道理时，他和治疗师修改了下一次治疗会谈的日程计划。乔纳斯会回家回顾贴在冰箱上的日历，并打电话给治疗师，提供他能安排治疗的时间段。

我的一个患者简走进我的办公室，坐了下来。她开始用情绪上很有压迫性的方式详细地描述，她刚刚与给我的办公室投递邮件的邮递员的一段交谈，我觉得相当吸引人。作为简的治疗师，我面临着一个问题：简决定以这个小插曲作为开场白，是一个令人愉快的破冰之举，还是一种有问题的行为？

回顾简的个案概念化，帮我确定了她这段小插曲般的讲述是一种问题行为。我的概念化是，简在情绪管理方面有明显的缺陷。她一再为自己的一天制订计划，但在一天结束时，她发现自己没有完成任何一项计划。她允许自己被情绪从计划中抽出来，这使她每天花几个小时去做计划之外的事情。她通常会花很长时间与朋友打电话，或者在情绪低落的情况下得到他们的帮助。当我听到简说的，并看到她花了多少时间在一些小插曲上，以及她在治疗会谈上做的事又如此地少时，我很容易就能看出，她这段小插曲般的讲述，正是其个概念化中所描述的情感驱动回避行为的一个例子。此外，她的一个治疗主要目标是更有成效地利用时间。我们曾一致认为，为了实现这一目标，她需要学会更多地根据自己的计划来引导自己的行为，而不是根据自己的情绪来引导自己的行为。这是治疗的机制改变目标。因此，简的概念化和机制改变目标提醒我不得不问："我能打断你吗？你看出这里发生了什么吗？"

这些例子说明：尽管关于日程安排和议程事项的许多决定没有争议，而且许多互动是令人愉快的破冰事件，但对个案概念化和治疗计划的持续关注有助于治疗师注意到治疗靶何时在哪个场景出现，并对其做出治疗性反应。

☆　☆　☆

　　总之，在继续治疗中做临床决策所使用的步骤与第 1 章中描述整个治疗所需的步骤是相同的。也就是说，治疗师从评估开始，然后发展出一种概念化，并用它来指导议程设置和干预措施的选择，获得患者对进行干预的许可，进行干预，以及监测干预的过程和结果。下一章讨论如何解决治疗中的障碍和失败。

第 11 章

处理不依从和治疗失败

挫折、障碍和失败经常发生。以个案概念化为指导的心理治疗有一个优点，它提供了一种系统的方式来处理这些不希望的事件。本章介绍如何使用图 1.1 所示的模型来处理不依从性和治疗失败。

不依从

不依从是指未能执行一个已达成一致的或预期的行为，例如一次干预或家庭作业。不依从既可能发生在患者身上，也可能出现在治疗师一方。不依从会减缓治疗进程，甚至导致治疗失败。

治疗师的不依从

治疗师不依从治疗的例子包括没有监测治疗的进展，没有获得患者对治疗计划的知情同意，以及不检查患者的家庭作业。

认知行为治疗包含大量的工作，要坚持依从它的每一个要素并不容易。治疗师可以建立系统来促进依从性。例如，我通常会在患者的图表前面放许多自陈式量表，这是患者和我自己用来检测治疗结果的，因此当我打开患者的图表时会首先注意到它。这促进我在会话开始时向患者询问这个量表。

使用监测工具来识别不依从是解决这个问题的第一步。治疗师可以使用第9章中描述的每日日志（图9.5）来跟踪他对认知－行为治疗会谈的元素的使用（例如，家庭作业检查和布置，议程设置）。在每次会谈中追踪每个环节是不现实的，但是如果治疗师知道或怀疑自己在某个环节上有困难，他可以追踪该环节。其他可以识别治疗师不依从的监测策略包括单独或与督导一起听会谈过程的录音，并定期进行治疗进展回顾（在第9章中描述）来评估对治疗计划的依从性。最近，我检查了我的每个患者的病历，以证明我曾采用任何一种措施来监测每次会谈的进展情况。我很惊讶，也很不安地得知，目前我正在进行的案例有22个，其中只有16个（73%）我做到了在每次会话中都进行书面的进展监测！

当治疗师意识到他没有按照约定好的去做时，他可以努力获得自己不依从行为的概念化。概念化可以帮助他产生解决问题的想法。治疗师愿意以非防御性的方式去发现和检查错误，对于这个过程来说是必不可少的。我为了克服自己的进展监测不依从问题，需要检查发生这种情况的每个情形，获得关于是什么在干扰我的假设，并做我能做的一些事来解决问题。

我们对患者使用的评估工具同样也可以帮助我们完成这些任务。治疗师可以使用思维记录表或进行功能分析来概念化自己的行为，并作为改变行为的指南。一项功能分析可能会揭示，我没有跟患者苏珊娜一起监测治疗进展的行为被强化了，因为当我问她为什么没有完成日志时，她皱眉并惩罚我。治疗师缺乏责任感（相倚性）会导致不依从。出于这个原因，像团队一样进行工作和向同事咨询都可以向治疗师施加一些责任感，以提高治疗师的依从性。

治疗师若使用贝克的认知模型进行概念化，那可能无法遵守达成一致的治疗计划（或者甚至无法提出适当的治疗计划！），因为治疗师会"相信"患者歪曲的信念。这可能包括：患者是脆弱的，而且不能执行治疗师建议的干预措施。这可能是我在朱莉个案上失败的主要原因之一，我在实习期间治疗过她。

朱莉是个非常聪明又迷人的护理专业学生，患有强迫症。她总担心被家里的清洁剂污染。每天都要花上几个小时清洗。她拒绝进行暴露与反应预防治疗的建议，她坚持说那太可怕了，她根本做不到。我继续每周接诊她，尽我所能帮助她，希望她最终会同意使用暴露与反应预防。

随着学年快结束，朱莉变得更糟了。她仍然有强迫症的所有症状，除此之外，她变得抑郁又无望。她绝望地告诉我："我还不如自杀。我永远都不会好起来的。我已经接受了 9 个月的治疗，但丝毫没有进展。"

我吓坏了。我意识到，我同意与朱莉见面，而又不进行暴露与反应预防（这对我来说也很可怕），这给了她证据支持她的信念，即她太脆弱了而不能做暴露与反应预防。更糟糕的是，我的治疗帮助她形成了一种更有害的信念，即治疗对她毫无帮助。如果我能通过督导来解决我对暴露与反应预防的矛盾心理，然后坚持我的建议，那我可能会给朱莉更多的帮助。如果朱莉拒绝继续进行暴露与反应预防，我可以邀请她在准备好做暴露与反应预防的时候给我打电话，并将她介绍给一位在此期间可以提供支持性心理治疗的治疗师（Caire, 1991）。

患者的不依从

患者不依从性的例子包括不做治疗作业，参加治疗会谈不规律，不为治疗会谈提出议程项目，以及没有有效利用治疗时间。

防止不依从

治疗师试图在预备性会谈阶段防止不依从的发生，通过在开始治疗前获得患者对所提议治疗计划的完全知情同意。认知行为治疗的其他方面，例如治疗师的结构化方法（如为治疗会谈设定一个议程，并遵循它）也有助于防止不依从。

个案概念化也可以用来预测和防止不依从。例如，玛西娅的自我图式是：我不重要，我的需要也不重要。玛西娅从家庭（她的父母既贫困又酗酒）那里学到，如果她专注于他们的需要，而不是她自己的需要，她和其他人的关系就会更加顺遂。然而，她试图满足家庭成员的众多需求，但这些需求又往往相互矛盾，这导致了她极度的焦虑，并迫使玛西娅不情愿地接受了治疗。我教玛西娅渐进式肌肉放松法，她报告说，在会谈中练习的时候，这个方法对她非常有帮助。我们都认为她在家里练习放松会很有用。然而，玛西娅的个案概念化让我们很容易预测，练习照顾自己的需求的家庭作业对她来说是相当困难的。

为了解决这个问题，我在会谈中和她一起进行了一个角色扮演，帮助玛西娅克服在家里练习放松时可能遇到的障碍。我扮演了她丈夫的角色。就在玛西娅准备做放松练习的时候，我对她说："亲爱的，这个纽扣马上就要从我的夹克上掉下来了，你能帮我缝上吗？这样我就不会把它弄丢了。"玛西娅需要练习让我把夹克放在一边，等她完成放松练习后，再帮我处理。

识别不依从

当出现不依从时，要识别它是相当难。患者和治疗师很享受一起工作的乐趣，并且治疗让人感觉舒适和成功。因此，我无意地为被动的艾伦制订了会谈议程（在第 8 章中讨论过），他非常高兴我这样做了，以至于几个星期以来我都没有注意到是我而不是他在制订议程。

治疗师可以建立一些监测系统来帮助识别不依从。我的治疗会谈进度记录总是在描述我所布置的家庭作业，我会在下一次会谈之前回顾这些记录。这个系统可以帮助我马上识别作业的不依从。

评估、概念化和干预

当不依从发生时，治疗师会进行评估和干预以解决它。当然，治疗师不可能解决他遇到的每一个不依从问题。治疗师有必要使用临床判断，专注于那些干扰治疗的不依从行为，或者是典型的患者问题行为，尤其是干扰功能明显的行为。

不依从行为可以像其他目标行为一样被概念化和处理，使用第 10 章描述的方法。重要的是，治疗师采取一种非评判性的问题解决方法，像我们看待患者其他行为一样看待不依从行为。记住，治疗师的工作就是帮助患者找出如何识别并改变这种行为。因为患者的行为而单纯地指责患者或假定他不想改变这种行为是没有帮助的。关于改变的矛盾心理肯定会导致不依从。然而，如果是这样，治疗师的工作就是识别它并帮助患者解决这个问题。

当寻求对患者不依从的概念化时，一定要考虑到治疗师的不依从可能是患者不依从的原因（Tompkins, 2004）。例如，患者没有完成家庭作业可能是因为治疗师没有明确地布置作业。患者参加治疗会谈时迟到，可能源于治疗师倾向于晚一点开始治疗。更糟糕的可能是，治疗师的拖拉破坏了他解决患者拖拉问题的能力。

为了开始概念化不依从行为，可以简单地问患者，例如，"你认为是什么阻碍了你做家庭作业？"。另一个有用的问题是"你有没有想过要做家庭作业？"，如果回答是肯定的，那治疗师可以大声地说："很好！这是一个好的开始。后来发生了什么？"，这种情况对填写思维记录表很合适，情境栏上可以写上"我记得作业"，患者和治疗师会努力识别在这种情况下出现了什么样的想法，而这些想法阻碍了作业的完成。这种情况下的典型想法包括"没用的""我以后再做"或者"我害怕犯错"。如果这个作业没有记在患者的大脑里，治疗师会试图找出没有的原因。可以提出以下问题来解决，包括：在会谈中商定这项任务时，患者是否答应这样做？他有没有安排或计划好时间来做这件事？

科里没有坚持她的家庭作业去记录暴食和清除事件。当她和治疗师开始讨论是什么阻碍她做作业时，科里描述了一些混乱和无序的行为，并且透露她在两周前，违背了精神科医生的建议，决定停止服用治疗双相情感障碍的碳酸锂，因为她对服药带来的体重增加感到非常不安。因此，她的家庭作业不依从性至少在一定程度上是她无序混乱行为的结果，而这种无序混乱行为本身则是她单方面决定停止服药的结果。这种概念化表明，为了治疗科里的暴食，提高她与治疗团队在有效治疗双相障碍上的合作能力是非常重要的。

当对不依从行为寻求概念化时，考虑该行为是否可能是患者的典型问题行为是有帮助的。如果是这样，个案概念化的机制部分可能会提供，关于驱动不依从行为的机制的初步假设。保罗感到抑郁，尽管他渴望一段感情却一直没有去约会，他工作也不开心。我们假设，在所有这些问题中，有一个因素是，他没有重视自己的需求，也没有坚决地说出要实现这些满足。在处理保罗工作问题的会谈之后，保罗没有完成向老板提出加薪要求的家庭作业。当我们探讨这个问题时，我发现保罗觉得对老板说话不太可能成功，可能会让他的老板生气。我还了解到，当我们讨论这项任务时，保罗已经知道他并不打算这么做，但是他不愿意告诉我，因为他怕我会生气！这一信息引发了一场重要的讨论，改善了我们的工作联盟，并在此过程中解决了保罗的主要担忧，即如果他坚决主张要求实现自己的需求，其他人会拒绝他的要求并对他发火。

同样，当莎伦和我研究她为什么没有做家庭作业时，她说她觉得我想让她做作业是出于我自己的原因，而不是因为这对她有帮助。莎伦生长在一个没有效力的家庭里，例如，当她是个孩子时，她的父母把她送到一所专门的音乐和艺术学校，不是因为她想去，而是因为这满足了他们想要一个学习艺术的孩子的需求。这个问题对莎伦来说是一个关键问题，我们在一起工作以解决她作业不依从的背景下，对这个问题进行了非常有益的讨论。

尽管这样做很重要，但对治疗师来说解决不依从问题可能很难。我经常不得不克服这样的愿望：忽视不依从，并希望它会消失。有时候我会担心，如果我与患者讨论一个他不想讨论的话题，我就会惹恼他或使他疏远。其实这种担心是没有道理的，有这样几个原因。首先，如果这个问题处理得当，患者通常不会感到不安。事实上，处理不依从性的工作常常是强有力而又很重要的，并且大多数患者都能察觉到并会为此感激。此外，如果患者的不依从行为干扰了治疗，那我忽略它对谁都没有利。事实上，如果我不指出来，患者可能甚至不知道他的不依从行为正在破坏治疗。我是治疗师，我有责任指出客厅里的大象。如果我这样做的时候，患者变得不安，那这是重要信息，有助于我对个案的概念化。当时机成熟的时候，我也可以强调并解决这个问题行为。

为了轻松讨论不依从的话题，我有时会试探性地指出来，比如我会说，"哦，今天我们开始得有点晚了，真是太糟糕了。"如果这种行为没有改变，我就会一小步一小步地加大干预力度。下一步我可能会加大到要求接下来准时开始，例如，温和地说："听着，我真的会尽最大的努力为你服务，所以如果你能来并且我们可以准时开始，那就太好了。"如果这一切都失败了，我会指出反复出现的问题，并要求将其列入治疗会谈议程。当我完成所有这些步骤时，我会注意并强化改进的行为（例如："今天我们可以准时开始，真是太好了！"）。

我也可能会施加自然的结果，即使我们开始的时候晚了，也要准时结束，并指出迟到的结果就是我们不能完成今天原计划的工作。自然结果对于处理家庭作业的不依从行为特别有用。治疗师可以选择通过完成患者在治疗前没有完成的作业来开始治疗。当患者在治疗前没有完成症状量表或日志时，我通常会这样做。这种策略施加了通常非常有效的相倚，因为大多数患者不想花费会谈的第一部分来完成自陈式量表。

虽然不依从是一个问题，但也是一个机会。不依从通常能提供有力的现场机会，来识别和解决患者精神病理的核心问题。事实上，不依从性也可能是个好消息，因为它可以把患者的问题行为带入到治疗本身，可以让我们检查这个行为的细节，触发行为的机制被激活，并且干预的时机也成熟了（Foa & Kozak，1986），治疗师努力解决这个问题的结果可以在这一时刻得到监测。

提前终止

患者过早地决定终止治疗是一种不依从。我将提前终止定义为，在达到治疗目标之前结束，或者患者和治疗师都同意无法实现治疗目标。提前终止应该得到更多的关注，因为它很常见（Foulks, Persons, & Merkel, 1986; Persons et al., 1988），还因为从定义上讲，这是一种治疗破坏行为。

个案概念化可以帮助治疗师预测和预防提前终止。例如，像玛西娅这样的患者，他们不认为自己的需求和舒适是重要的，他们在不再极度痛苦但还没有真正康复的时候，就倾向于终止治疗。同样，有时情绪反应强烈的患者可能会勃然大怒并冲动地解雇治疗师。另一个提前终止的预测因素是，患者先前有提前终止治疗的历史。在这些情况下，开始讨论患者提前终止治疗的可能性是有用的，有利于对它形成合作的治疗概念化。患者承诺在未与治疗师充分讨论的情况下不会提前终止治疗，并制订一项计划处理提前终止治疗的冲动。

有时候，很难确定患者决定结束治疗是治疗师应该接受的合理行为，还是治疗师应该针对和治疗的问题行为。为了回答这个问题，一个有帮助的考虑是，患者急于放弃是否是患者寻求治疗的问题行为的一个例子。这种现象的一个明显例子是，双相情感障碍患者在躁狂发作期间决定终止治疗，因为她觉得自己做得很好，不需要这种治疗。

在这些情况下，治疗师最好将患者的放弃视为干扰治疗行为的一个例子，并进行相应的干预。我的一个患者埃斯特尔，她在一次危机中冲动地威胁要退出治疗。我忽视了这种说法，继续与埃斯特尔一起解决危机。当危机结束后，我开始讨论埃斯特尔威胁要退出治疗的问题。我们进行了一次很好的讨论，并且能够将她的行为概念化为，是一个她在压力下的典型逃避行为的例子。她承诺不再冲动地威胁说要放弃治疗，而是如果她有放弃治疗的冲动时，我们会在治疗过程中冷静地坐下来讨论这个问题。

有时指出放弃治疗的决定是适应不良的并没用。患者坚持要停止治疗。当这种情况发生时，我认可患者想退出治疗的愿望（通常有一些有效的理由），并以一种平静的方式说："当然这是你的决定，但我不建议你现在就停止治疗。我希望你能来参加会谈，我会为你留出时间，希望到时候能见到你。"如果她不来参加会谈，我就会继续联系她，直到我感觉放心为止，在没有见到她时为她保留对话的机会，时不时发些信息，尝试让她重新回到治疗中来。

治疗失败

不幸的是，对治疗没有反应是很常见的。治疗可能会效果不佳，就像图 11.1 所示的治疗一样。Westen 和 Morrison（2001）的元分析显示，63% 的抑郁症患者、57% 的广泛性焦虑障碍患者和 46% 的惊恐障碍患者在接受循证治疗期间没有得到改善，这些都是相当大的数字。病情恶化会少一些，但确实会发生。Ogles、Lambert 和 Sawyer（1995）的报告说，在美国心理卫生研究所的抑郁症治疗合作研究计划（Elkin et al.,1989）中完成治疗的患者，有 3% 到 5% 的患者病情恶化。这些数据提醒我们，由一位满怀善意而富有同情心的治疗师，对患者提供共情、真诚和受实证支持的治疗，并不能确保患者都会受益。

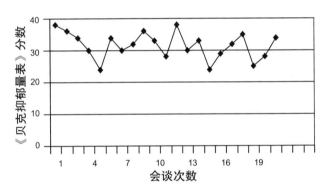

图 11.1 一个未能从治疗中获益的患者的《贝克抑郁量表》每周得分统计图

尽管失败的频率和重要性值得重视，但治疗师似乎并不擅长处理治疗失败的情况。Kendall、Kipnis 和 Otto-salaj（1992）对第 12 分会 * 和行为治疗促进协会（Association for the Advancement for Behavior Therapy, AABT）的治疗师进行了调查，结果发现，在治疗师认为对治疗没有反应的 41% 病例中，治疗师没有计划或者没有开始对治疗计划做任何改变。

---

* 这里是指美国心理学会的第十二分会，也就是临床心理学分会。——译者注

相反，治疗师计划继续提供他知道的正在失败的治疗方法。

当治疗失败时，治疗师需要通过探索来指导临床决策。个案概念化驱动的认知行为治疗为预防、识别和克服治疗失败提供了一种系统的方法（Persons & Mikami, 2002）。我也描述了在克服失败的努力无济于事时接受失败和结束治疗的过程。

预防失败

由个案概念化驱动的认知行为治疗的元素对预防失败的工作任务有帮助，其中包括使用预备性会谈获得患者对治疗的充分知情同意，减少对改变的矛盾心理，并在开始治疗前建立良好的治疗联盟；使用循证治疗概念化和干预措施作为第一线的独特概念化和治疗计划的模板；努力设定现实的和相互同意的治疗目标；以及协调上述提到的多个治疗提供者和管理依从性的问题策略。

识别失败

识别失败的方法似乎是不必要的，但数据表明并非如此。之前，Lambert 等人（2005）的研究结果告诉我们，当治疗师被告知，患者对治疗的最初反应不好并有失败的风险时，这些患者的治疗效果会有所改善。模型的进度监测部分（见第 9 章）有助于识别失败。如图 11.1 所示，患者在关键结果测量上的每周评分平面图，可以为患者和治疗师在视觉上提供冷酷事实，即治疗失败。然而，仅仅监测数据还不足以得出治疗失败的结论。

监测数据只是故事的一部分，并且会受到偏见的影响。当患者没有好转时，有效的第一步就是和患者讨论这个问题。当我观察到患者拉里的《贝克抑郁量表》分数没有改变的时候，我就开始和他讨论这个问题。拉里承认他的分数没有改变，但他指出了许多我没有意识到的积极转变。事实上，拉里告诉我，他一直不敢让我知道他在进步，因为他害怕我会拒绝继续和他见面。我（温和地）向他解释，事实恰恰相反：除非他从治疗中受益，否则我才不能继续提供治疗。

克服失败

治疗师对失败的立场

如果治疗失败，临床医生必须设法确定原因，并在得到患者允许的情况下对治疗计划做出一些改变，以尝试扭转局面。一般来说，如果补救的努力失败，治疗师必须把患者转到另一个治疗环境。

这些是临床医生面临的最困难的任务。我发现，当我完成这些步骤时，我经常需要同事们的帮助。当治疗像往常一样时，患者通常感觉舒服，并且不想做出任何改变。事实上，如果事情进展不顺利，他们可能特别不愿意考虑为某种新的东西而放弃治疗师的支持和安慰。治疗师在这里也遇到了惰性和障碍。事实上，如果患者无期限地继续治疗，没有好到或没有足够的信心去停止治疗，那么私人诊所的治疗师就会被强化。

尽管存在这些障碍，但由于若干原因，需要采取积极行动来解决治疗失败的问题。首先，继续提供失败的治疗是不符合伦理的（APA，1992）。其次，治疗可能是医源性的损害，也就是说，对患者有害。例如，在上文所述的朱莉身上，我提供的治疗似乎支持甚至加强了朱莉的信念，即她无法使用暴露与反应预防。即使患者没有恶化，治疗也可能是医源性的损害。患者可能会将治疗作为获得支持性社会接触的一种方式，而不是学习在治疗之外获得这种技能。最后，继续采用无效疗法可能会阻碍患者接受另一种可能对她更有帮助的治疗，而对患者造成伤害。

读者可能会反对说，有些患者对他们正在接受的治疗没有反应，但他们可能对任何治疗都没反应。因此，转介到另一个治疗环境，尤其是在患者倾向于留在现任治疗师的情况下，似乎是不必要的，甚至是残酷的。例如，有些患者就是无法学会获得支持性社交网络的技能，而且通过与治疗师的关系获得社会支持是可以理解的。这个论点有一定的道理。当然，关于精神病理学和它的治疗还有很多我们不知道的东西。对于许多患者，我们可能无能为力，因为针对他们的问题的治疗方法还没有开发出来。

治疗师如何决定这是否"已经是能得到的最好的了"，或者患者是否可能改善，治疗师应该改变治疗方法还是停止治疗？明确回答这个问题经常几乎是不可能的。然而，回答这个问题的有效策略包括：利用基准数据将手头案例的结果与其他类似案例进行比较；与其他临床医生协商；让患者征求另一位临床医生的意见；与患者及其家属详细讨论不同的选择。

克服失败的策略

为了克服治疗失败，治疗师可以评估治疗方案、概念化和诊断的适当性。与其他临床医生的协商也会有帮助。

评估治疗计划

治疗师可以问几个问题来评估治疗计划。

- **我们是否遵守商定的治疗计划？** 患者和治疗师完全有可能同意使用暴露与反应预防治疗强迫症，但不知怎么，却从未接近过它（Zayfert & Becker, 2007）。考虑到实施暴露与反应预防让人多么不愉快，这就不奇怪了。努力识别和消除依从的阻碍，例如对改变的矛盾心理，或者患者与治疗师之间脆弱的治疗关系，可以帮助修复失败的治疗。

- **治疗目标是否现实？** 有时候治疗失败是因为它的目标不切实际。要在六次治疗内克服双相情感障碍的目标是不现实的，但是为患者提供一些有关他的精神疾病的心理健康教育，帮助他接受药物治疗，并将他转介给一位优秀的精神病医生，介绍他去参加一个双相情感障碍患者的支持小组则是现实的。

有时患者对治疗表现出部分的反应，而患者和治疗师可以选择将部分反应判定为足够来将治疗视为成功。有时这个决定是由于对患者问题看法的转变，从可治愈的急性障碍转变为不大可能缓解的慢性疾病（Scott，1998）。目标可以从治疗问题转移到防止问题恶化。同样，患者和治疗师也可以同意将治疗合同从积极治疗转为姑息治疗。也就是说，治疗目标可以从治疗精神病理学的目标转向减少痛苦的目标。

我使用"部分成功就足够好"策略持续照顾了乔纳斯十二年以上。他患有慢性、持续性抑郁症和其他生理健康问题。在我最初尝试治疗乔纳斯抑郁症状失败后，我在治疗方案上做了多次修改，以期获得更好的治疗效果。我和他的妻子进行了一次联合会谈，我让乔纳斯去咨询一位老年病学家，我自己也咨询了多位临床医生。在大约两年的时候，我不情愿地给乔纳斯下了最后通牒，告诉他除非他戒酒，否则我不会继续治疗他。他确实这么做了，但是他的抑郁症仍然没有缓解。乔纳斯的精神科医生尝试了许多药物和一系列电击疗法，但乔纳斯的抑郁症还在继续。我一再鼓励他寻求其他医生的治疗，而乔纳斯却拒绝了。

当我治疗抑郁症状的努力失败后，我把注意力转移到了乔纳斯的生理健康问题上。他有糖尿病的早期症状，但没有遵守医生的建议去监测血糖，也没有同时通过运动和饮食来控制糖尿病。乔纳斯抱怨说他不喜欢他的医生。我把他介绍给我自己的初级保健医生，他喜欢这位医生，医生帮助乔纳斯监控血糖。乔纳斯和我把目标调整为防止抑郁症状恶化和改善生理健康管理。我们在实现这些目标方面取得了相当的成功，我认为我可以继续为乔纳斯提供治疗。我一直照顾着他，直到他 85 岁去世。

- **治疗计划是否足够满足患者的需要？**为了解决这个问题，治疗师可以问自己："如果这个患者是我的家人，我希望他能得到一流的治疗，我会推荐什么样的治疗方案？"通过思考这个问题的答案，治疗师可能会发现，有的治疗方案与其认为患者真正需要的治疗方案存在差异。通常情况下，治疗师会发现自己提供的治疗方案是不充分的（例如，只要患者能够支付得起一次治疗的费用，他们就会谈一次，但是患者可能需要更多次深入的治疗）。这是由于经济、地理或其他方面的限制，而努力解决这些限制可以挽救一个失败的治疗。

詹姆斯没有坚持家庭作业协议，他没有坚持暴露其强迫症等级上的恐惧条目。仔细的询问显示，他很有动力去做，但他的恐惧感太强烈了以至于他做不到。他只能在会谈中在大量的帮助下进行暴露。治疗师得出结论，即使是每周两次的门诊治疗，对詹姆斯来说还是不够的。他需要更多的帮助来进行治疗之外的暴露练习。这一假设得到了证据支持，詹姆斯在部分住院的环境下接受了强化治疗后，他可以自己进行暴露练习，并取得了巨大的进步。

当单独的认知行为治疗失败时，想想在心理治疗中加入药物治疗是否会产生更好的效果。例如，有时药物治疗可以缓解焦虑，足以让那些患有恐惧症的患者忍受暴露疗法。

- **治疗师的易感性是否妨碍治疗**？在治疗前几个小时，艾丽莎打电话留了条轻松的留言，她说她要取消本周的治疗，因为她觉得这周不需要见我，而要在下周通常的时间再来见我，我感到自己被轻视了，我变得恼怒了，感到被冒犯了，并产生了一些适应不良的想法，比如"我不必为了让她进办公室而这么努力工作"和"她应该对我有更多的尊重。"我有一种不想回复她电话留言的冲动，觉得自己位置较高，自己在道义上无可指责，于是生气、被动－攻击地等待着在下周的会谈上见到她。

所有这些感觉和想法使我难以清楚地思考，不能将艾丽莎的治疗干扰行为概念化，并制订一个计划来处理它。当我能够约束自己去做这件事的时候，我发现她的行为就是一个冲动的、由情绪状态驱动的不适应行为的例子，而这就是我们已经反复讨论过的艾丽莎的关键治疗靶。基于这个概念化，我认为最适合的治疗方法就是给她打电话（希望我就算打不通她的电话，但也能留下一个快速的信息），并且愉快地指出，我怀疑

她取消会谈的行为就是我们一直在讨论的问题行为之一，并告诉她我会
为她保留平常的预约时间，希望她能决定参加我们的会谈。我还提醒自
己，当她进来的时候（就像她以往那样），我要表现出高兴见到她（没有
生气）来奖励她的赴约。我还需要和她一起回顾一下她冲动地取消会谈
的概念化过程，并制订解决策略，以便在下次出现这种冲动时以不同的
方式处理它。我做到了所有这些事情，并取得了很好的结果。

在这个例子中，我能够识别和管理自己的易感性。有时候这是不可能
的，治疗师需要治疗团队、督导或另一个治疗师的帮助，来管理那些损
害有效工作的情绪和行为。

在评估治疗计划后，然后回顾诊断。

评估诊断

诊断错误可能会导致治疗失败。例如，如果治疗方案所基于的概念是
患者有单相抑郁症和广泛性焦虑障碍，而实际上她患有双相情感障碍和
药物滥用障碍，那么治疗方案很可能会被误导，使结果糟糕。

评估个案概念化

有时，个案概念化的一点改变可以启发出一种更有效的新干预办法。
我在这里列出几个问题，治疗师可以问自己这些问题来评估概念化，我
还提供了一些例子，说明修改概念化如何能够导致更成功的新干预措施。

- **我是否已经准确地识别出了患者的核心恐惧？** 艾琳在一次被一个流
  浪汉击倒并殴打的事故后，患上了创伤后应激障碍。她出现了创伤
  后应激障碍的症状，并开始回避那些有可能遇到流浪汉的公共场合。
  在治疗过程中，她努力练习去公共场所接近流浪汉。虽然她能够以
  更舒适的方式处理这些情况，但每周的进展监测显示她的症状没有
  改变。经过仔细的重新评估（这里有些困难，因为艾琳一开始无法
  说出她的恐惧），我们得知艾琳不仅害怕可能有流浪汉的地方，她还
  害怕被人推搡或撞倒。在我们得到这些新信息后，我转移了治疗重

点，我们在办公室里做暴露练习，我要推她，撞她。我在征得她的同意后第一次这样做的时候，我轻轻地拍了拍她的肩膀，她突然大哭起来！一旦我们确定了艾琳的恐惧细节，并设计了激活她的恐惧网络的暴露练习，她迅速克服了创伤后应激障碍的症状。

在一个更为复杂的情形里，乔治的案例也展现了同样的一点。他寻求治疗疑病症的治疗。我最初的概念化是，他害怕死于癌症，因此我在现实和想象中让他暴露于这些恐惧，要求他阅读有关癌症的报纸和其他文章，并进行癌症死亡的意象暴露，结果并没有进展。进一步的评估显示，乔治也有社交恐惧症，尤其害怕公开讲话。作为评估他的疑病症和社交恐惧症过程的一部分，乔治和我完成了图 11.2（见下页）所示的思维记录表。我从他的思维记录表中了解到，乔治对羞辱的恐惧导致了他的焦虑和疑病症。事实证明，乔治之所以怕癌症并不是因为他害怕死亡（如我所想的那样），而是因为他担心自己会丢掉工作、犯错误、被解雇和被羞辱。

这个新的概念化表明，治疗乔治对羞辱的恐惧将使他的表达焦虑和疑病症得到缓解。事实证明确实如此。在现实和意象暴露中，通过暴露于羞辱，他对公开讲话的恐惧和疑病症状大大改善，如图 11.3 所示（该个案在 Persons & Mikami, 2002 有详细描述）。

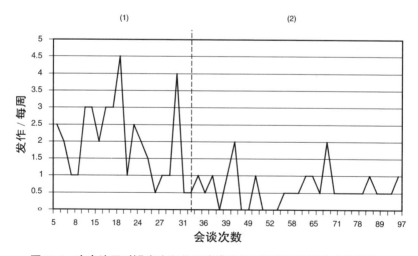

图 11.3 在专注于对疑病症和公开演讲进行干预期间的疑病症发作情况

日期	情境 （事件、记忆、试图做某事等）	行为	情绪	思维	应对反应
	同事说："噢，你又病啦。"			可能是癌症。 ↓ 我会想念工作。 ↓ 我会跟不上。 ↓ 我失去了工作。 ↓ 我会被羞辱。	

图 11.2 思维记录表引起概念化和对乔治疑病症治疗的变化

- **我选错靶行为了吗?** 有时治疗失败是因为患者和治疗师关注的靶行为不能帮助患者达到治疗目标[见 Hawkins（1986）关于治疗目标选择的杰出章节]。例如,我的第一次工作是和一个研究生,安,她的治疗目标是完成论文,帮助她增加写论文的时间。安在这方面做得很好,但是她的论文没有取得多少进展,因为她在图书馆里花大量的时间阅读,却很少或根本没有写作。当我们将靶行为从"花时间在论文上"转变为"写手稿"时,安取得了更大的进步。

- **我是否没有找出问题行为的所有原因?** 约瑟夫,一个忧郁又焦虑的老人,抱怨自己非常疲劳。我最初的假设是,疲劳是其抑郁症的一种症状,我认为这和他退休后失去了强化物有关。根据这个概念化,我使用了行为激活方案试图帮他接触一些强化物,能够激活他的行为,减少他的抑郁和疲劳。结果却不好,他的疲劳和抑郁情绪有增无减。

我开始收集更多的信息来确定我是否遗漏了什么重要的细节。我和约瑟夫的女儿谈了,她是一位护士,她提醒我,她担心约瑟夫误用了安眠药（我不知道他在服用安眠药!）。他倾向于不在睡前服用药物,而是在凌晨4点他醒来的时候服用。这种用药方案导致他的疲劳和低能量持续了一整天。这个关于约瑟夫疲劳原因的新假设让我改变了他的安眠药剂量,从而改善了他的失眠、疲劳和抑郁。

- **不同的概念化是否会有助于制订更有益的干预计划?** 第 2 章描述的认知理论、第 3 章描述的条件化理论和第 4 章描述的情绪理论,对某些相同的问题行为提供了不同的概念化和不同的干预措施。例如,贝克的模型认为,抑郁的情绪和心境概念化是由于歪曲的想法所致,并通过干预来改变想法的内容,并治疗它们。相比之下,行为激活认为,抑郁情绪是由于从强化的行为中退出和过多的抑郁反刍思维所致,并通过帮助抑郁症患者重新投入或积极参与他们的生活来治疗抑郁症，并远离负面的认知。另举一个例子，贝克的模型将自杀概念化为由于绝望而产生的，并试图改变这种情况。相比之下，条件反射模型认为自杀行为是一种操作性行为，它可以让个体逃避令人厌恶的情况或获得期望的结果（来自他人的关怀和一张安全的病床），并努力改变这些相倚事件。

不同的概念化会导致不同的干预。这个事实给治疗师提供了宝贵的灵活性。如果以一个模型为指导的行为概念化不能做到有益的干预，那么由另一种模式引导的重新概念化有可能会产生一种更有效的干预策略。

塞丽娜对压力的典型反应是想"我做不到"，并且表现出退缩和放弃行为。例如，她说，当她在工作中承受着很大的压力不得不在最后期限前完成工作时，她反复告诉自己"我永远都做不到"。我最初努力采用结构化的（贝克的认知疗法）方法帮助她对付这个想法。我帮助她对它形成反应，比如"我过去也做过类似的项目""如果我需要，我可以得到帮助"和"如果我不能在截止日期前完成，也不会有多大的事儿。"我和塞丽娜反复使用这些干预手段。但她说这些都没有帮助，而且每当她遇到压力时，她就会继续退缩、崩溃。

我咨询了同事凯莉·柯纳，她帮助我找到了对塞丽娜行为的另一个概念化，使得干预朝向更有效的方向。凯莉建议，对塞丽娜"我做不到"的想法进行功能性概念化，即这个想法可以减轻塞丽娜在这种情况下的压力。当我向塞丽娜提出这个假设时，她说这对她来说是有意义的。我们共同努力，确定了一些更具适应性又可以发挥同样作用的想法和策略。她决定，当她面临让其感觉压力巨大的任务时，她会把它分解成几部分，专注于小目标，比如完成项目的第一部分（在工作截止日期之前）。塞丽娜报告说，这个方法帮助她在紧迫的截止日期前完成了一个大的工作项目，而没有因为压力而崩溃。

当爱丽丝开始读研究生的时候，她就寻求治疗发作性的焦虑和担心。她花了几个小时担心自己在新的研究生课程中不会快乐。她考虑过退学，学习如何提高 GRE* 分数，并在第二年再次申请她可能更喜欢的学校。我首先使用结构化模型（贝克的认知疗法）来缓解爱丽丝的痛苦，帮助她找出那些可能导致她焦虑的想法，找出并回应这些想法中扭曲的地方，并思考其选择的利弊。但这种干预手段毫无用处。爱丽丝的情况越来越糟，甚至开始有了自杀的念头。

我退后一步，回顾了我的概念化和干预计划。和同事加里·埃默里的一次咨询和对爱丽丝最近完成的一份思维记录的回顾，帮助我用功能化的术语重新概念化了爱丽丝的案例，从而产生了一个更有效的新干预计划。思维记录在图 11.4 中显示。爱丽丝离开一个促发焦虑的学校活动，回到家完成一份帮助她控制焦虑的思维记录表。我的操作性概念化表明，爱丽丝离开害怕的情境，回家做思维记录的行为是适应不良的回避行为，被负强化了，因为它减轻了她的核心恐惧所引起的焦虑，这个恐惧就是她选择了错误的研究生课程，注定是不开心的。事实上，我之前努力帮助她识别认知扭曲和思考其选择的优缺点也促进了她的回避行为（Persons, 1990）。

这种操作性的概念化导致了一个新干预计划，要求爱丽丝投身于她的新研究生课程，参加她所有的课，完成所有的家庭作业，参加社交活动，接触新朋友。我要求她把焦虑想法看作是回避行为，并用焦虑和担心作为线索，重新投入到恐惧的境地直到她的焦虑下降。爱丽丝勇敢而严格地遵循了新干预计划，在两个星期内，她感觉好多了，并且作为一个一年级的研究生，她表现得很好。

- **是否有任何重大问题我没有解决**？患者经常因为某些问题而寻求治疗，并且忽略其他问题。患者想要忽视或淡化的常见问题包括药物滥用、自杀、自残和婚姻问题。如果治疗失败，就要收集更多的评估数据，以确定患者的所有问题已被确认，而且不存在一个未确认的或未经处理的问题在破坏治疗。我曾经参加过一个国际会议的小

---

* 即美国研究生入学考试，Graduate Record Examination。——译者注

日期	情境 （事件、记忆、试图做某事等）	行为	情绪	思维	应对反应
	在一个派对里，我谁也不认识。	回家做思维记录。	焦虑	我不适合这里。 我那么焦虑，我在这里根本待不住。 或许我选择了错误的学校。	我要回家填写思维记录表，这样可以感觉好些。

图 11.4 思维记录表促使对爱丽丝的焦虑和担忧的概念化和治疗的改变

组讨论，在会上，我和一些同事向那些因棘手病例寻求帮助的临床医生提供咨询。在一个小时的时间里，专家小组对四个没有取得进展的病例进行了咨询。这些患者中的每一个都有严重的药物滥用问题，且没有在治疗中得到解决！

接受失败和结束治疗

失败是不可避免的。我们的领域还没有开发出能够帮助我们治疗所有患者的治疗方法。接受失败并有效地管理它是良好的临床服务中最困难的部分。治疗师不愿意接受治疗失败，可能是导致我们倾向于长期坚持失败的治疗计划的因素之一（Kendall et al., 1992）。

如果经过反复的努力治疗，患者都没有反应，那治疗师必须把患者转给另一位服务提供者。继续提供明显是失败的治疗不合伦理（APA，1992）。如上所述，一个例外是，当患者和治疗师达成一致。在理想的情况下，也就是在向其他人咨询之后，大家均认为目前所提供的治疗和已取得的结果可能已经是能获得的最好结果了。

对于临床工作来说，个案概念化驱动的方法有一个重要优势，它甚至在痛苦的真相到来之前就为结束失败治疗设定了步骤。在治疗开始时设定治疗目标的步骤以及在每次会谈中对进展和过程的监测，都在不断提醒患者（和治疗师），如果治疗计划失败，就需要改变，或者必须结束治疗。

然而，结束一个失败的治疗对于患者和治疗师来说都是困难的。通常，失败的治疗都是治疗师和患者投入了大量时间和精力的。患者和治疗师经常相互依恋，说再见是很痛苦的。尽管治疗失败，患者可能还是对这种治疗感到愉快。治疗师担心他们正在或将会因为放弃患者而被起诉。这些情况很困难，我通常需要向同事们咨询和寻求帮助来解决这个问题。

执行结束治疗的决定并将患者转介到另一个治疗环境，有时可以在一两次治疗中完成。然而，如果治疗已经进行了很长时间，这个过程可能需要多个星期。在此期间，患者和治疗师讨论治疗方案，回顾患者与另一位治疗师会面的结果，以帮助患者进行转介，并使治疗顺利结束。当我和我的一个患者进行这些步骤时，她痛苦地抱怨道："你放弃我了！"从某种意义上说，她是对的。我同意，我已经得出结论我帮不了她。与此同时，我指出，"注意，在某种意义上我没有放弃你。如果我正放弃你，我会继续每周治疗你尽管你没有取得任何进展。我相信你可以比现在做得更好。但是，你不能在这里做，所以我需要把你介绍给一位比我更有机会帮助你的人。"显然，治疗师不能抛弃患者，必须向患者提供可行、负担得起和可用的治疗方案，并采取措施（例如给替代治疗者打电话），帮助患者与这些治疗师接触。

　　失败——彻底的失败——是无法克服的，对所有相关人员来说都是极大的失望。但是，这是不可避免的，即使仅仅因为我们的领域还没有开发出足够的治疗方法来治疗我们要治疗的许多疾病和问题。

☆　☆　☆

　　接下来的章节描述了当进展顺利时在治疗过程中做出决定和干预，包括结束治疗的过程。

第12章

治疗过程中的决策

这一章描述治疗过程中的决策问题。我将讨论如何处理多重问题、与多个服务提供者合作，以及治疗的各阶段，使用的例子是第5—7章中描述的安吉拉个案。

治疗多重问题

当患者有多重问题时（大多数是），临床医生必须决定是按顺序治疗它们还是同时解决所有问题。我在这里用问题这个词来指症状、障碍以及社会心理和环境方面的困难。

按顺序治疗问题

按顺序依次治疗问题常常是个好主意，首先关注一两个问题，然后把其他问题放在一边。而同时解决几个问题会使患者很难集中足够的精力去解决任何一个问题。

然而，按顺序解决问题的缺点是，有多个问题的患者必须等待解决了一些问题后，才能解决其他问题。莱恩汉（personal communication, October 31, 2015）在一定程度上正是出于这个原因，才开发了一些痛苦忍受技巧。解决这个难题的另一个（部分）方法是分层，下文将会提及。在分层中，在一个问题的工作开始进行（但还没有完成）后，开始其他问题的工作。另一个解决办法是，只解决一个一旦解决将导致其他问题改善的问题。

当解决了一个问题就解决了其他问题

通常来说，对一种障碍或问题的治疗往往会同时带来其他问题的改善，即使没有直接解决其他问题。治疗惊恐（Tsao, Mystkowski, Zucker, & Craske, 2002）、强迫症（Franklin et al., 2000）和暴食症（Fairburn, Kirk, O'Connor, & Cooper, 1986; Garner et al., 1993）经常会使其他问题和障碍得到改善。

为什么治疗一个问题有时会导致其他问题的改善？这个问题可能有几个答案。其中一个是，当治疗师治疗其中一个问题时，他也治疗了其他问题的潜在机制，于是产生了整体的效果。第 11 章中描述的乔治个案说明了这一点。在乔治的个案中，减少他害怕蒙羞的干预措施改善了他的疑病症状和社交恐惧症，因为这种核心恐惧是这两种障碍的根本基础。另一个个案是，治疗一个害怕死亡的年轻女性对失去控制的恐惧以及对批评的过度敏感（Persons, 1986）。减少她对死亡恐惧的干预措施也降低了她对失去控制的恐惧，正如案例概念化所预测的那样，这两种恐惧在这个年轻女性的恐惧网络（Foa & Kozak, 1986）中具有共同的刺激因素。

如果治疗教会患者技能（如认知重组和正念），那么治疗一个问题也可以导致在其他领域有收获，他可能可以应用这些技能处理其他问题。这一概念不同于前面提出的，通过改变所有问题的潜在机制来解决一个问题，从而导致其他问题的改善。相反，这种概念是基于这样一种观念，即治疗教会了患者补偿性技能，而不是改变机能失调的机制（Persons, 1993; Barber & DeRubeis, 1989）。

或者，治疗一个问题可能会改善由前一个问题导致的其他问题。例如，减轻抑郁症状可以给人更多的精力去解决其他问题。同样，减轻抑郁症状的绝望症状可以让人感到乐观，这可以帮助他克服其他困难。

处理一个问题也可以改善由第一个问题引起的其他问题。例如，治疗抑郁症状可能会改善一个抑郁妇女的婚姻关系，因为当她不那么抑郁的时候，她的激惹会减少并且与她丈夫有更多的愉快互动。或者治疗惊恐障碍和广场恐惧症可以让一个人得到一份更令人满意的工作，因为她现在能在高速公路上开车，并因此能找到更好的工作。

正如这些例子所表明的那样，治疗师可以使用个案概念化，特别是关于问题是如何相互关联的概念化，来指导决定首先针对哪个问题或机制开展治疗，以便"最大限度地发挥作用"（Haynes, 1992）。尽管概念化提供了帮助，但前进的道路往往并不清楚。通常需要一个试错过程来指导这类决策。我与患者合作，首先会对患者多个问题之间的关系提出一个假设，以帮助我决定从哪里开始，以及哪些干预措施可能有帮助。然后在每一步，我都会仔细地观察我的干预结果（它们有帮助吗？有害吗？没用吗？它们产生了狭窄的特定效果？广泛的一般效应？）来决定下一步该怎么做。

当处理一个问题会恶化其他问题

有时候，治疗一个问题会使其他问题恶化。有时，这是一种进步，治疗师和患者应该坚持下去；有时，这是一个阻碍和证据，说明需要改变治疗计划。为了判断恶化是进步还是阻碍，治疗师可以使用个案概念化、仔细监测、与患者一起讨论等方法，如果需要的话，还可以向他人咨询。

症状恶化怎么会是进展呢？ A. M. Hayes 等人（2007）提供了一些非常有意思的观点，治疗进程如何让一段必须的混乱和无组织时期在通往整合的新道路上成为必需。加里·埃默里（personal communication, 1985）恰如其分地将这种现象描述为是感觉更好和变得更好的区别。例如，当杰森接受治疗并勇敢地同意停止使用适应不良策略（自残、解离和自杀）来调节自己的情绪时，他开始频繁地出现极其痛苦和令人恐惧的创伤后应激障碍的闪回症状。我和他把这种变化概念化为进步，因为尽管他比以前感到更加痛苦，但他的行为现在已经不那么具有危险性了，也更符合他的个人价值观。接下来的步骤是提供自我抚慰和压力承受策略，帮助他渡过难关，教会他适应性情绪调节策略，并治疗他的创伤后应激障碍。

分层

分层（Zayfert & Becker, 2007）是一个有用的策略，当一个问题的处理使其他问题变得更糟或保持不变或只是部分缓解时，它会很有效的。在分层中，治疗师首先要解决一两个问题。当患者学会了一贯地用一两种方法处理这些问题时，治疗师开始治疗另一个问题，同时监测患者在第一个问题上的持续进展。例如，我开始与阿莉尔一起工作，她患有双相情感障碍，并在重度抑郁症发作时前来寻求治疗，我教她使用活动计划来对抗她的被动和抑郁。在她定期使用活动计划来保持活跃并且感觉不那么抑郁之后，我教了阿莉尔一些坚决主张的技巧，来改善她与那些倾向于利用她的朋友和家人之间的关系。

同时处理多个问题

有时候，同时处理多个问题是非常有效的。如果各种问题都与某个障碍有关，这个障碍又从多个方面显示出来，或者所有问题似乎都是由一种机制造成的，那么这种工作方式就会显得特别有用。

马克个案就是一个例子，他的情绪很低落，在人际关系、工作和休息各方面都有问题。所有这些问题似乎在一定程度上是由于其核心的功能不良信念，"如果我妥协，我就不是真实的自己"，以及当情况没有即刻符合他的严格标准时，他就会出现不投入的行为模式。这种信念和行为模式出现在他的休闲活动中（如果他到达山顶时发现对于滑雪来说天气不够完美，他就会回家并上床睡觉）；在商务会议上（如果商务会议让他不感兴趣，他就不听）；在职业生涯的决策中（因为他在一个领域的工作得到了负面反馈，他就考虑辞去他已经从事了 20 多年且都做得好的高薪工作）；与同事交流（如果他们与他的观点不是"同步的"，他就会拒绝与他们共进午餐，甚至如果没有工作要求他都不与他们互动）；在与朋友的关系中（如果他们不想做他感兴趣的活动，他就从这段关系中撤退）。我同时处理所有这些问题，马克参加会谈时被激活的是哪个问题，我就处理哪个。我对他的个案概念化表明，我们处理的领域并不重要，所有这些都提供了一个机会来解决他功能不良的核心信念和不投入行为倾向。

另一个同时治疗多种问题的例子是，我和艾尔对他的一组行为进行工作（他用剃须刀片割伤自己；计划自杀；计划离开城镇，在另一个地方重新开始；以及解离），我们把这些行为都称为"极端行为"。我和艾尔一起为所有这些行为发展了概念化和干预计划。这是有可能的，因为艾尔和我都假设所有的极端行为都具有同样的功能，即压抑的强烈情绪。

为了帮助艾尔停止极端行为，我们进行了反复的功能性分析（如第 3 章所述），以确定这些行为出现的前因和结果。然后我们进行各种干预以尽可能多地改变前因和行为，特别是那些干预，它们能产生他在实施行为时通常能产生的结果（麻木和平静的感觉）。典型的前因是痛苦的情绪和创伤后应激障碍的闪回症状，它们本身被多重前因触发，包括与可怕的人打交道（一个精神错乱、无家可归的人在街上咆哮）。行为是已经描述过的问题行为（自残、自杀、分离）。为了避免触发痛苦的情绪，艾尔学会了提高自己的意识。（他往往会不必要地将自己置于危险的境地，比如与无家可归的街头流浪汉打交道。）我教他通过运用其他技能来改变行为，从而管理自己强烈的情绪状态，特别是正念、问题解决技术、分散注意力和自我安慰。这些干预同时治疗了一组具有相同情绪调节功能的不同行为。

通常情况下，都不是在明确的情况下决定同时处理多个问题的，至少刚开始时是相反的，这个决定来自，当工作于一个问题时，患者会把其他问题一起带来，并证明治疗对解决它们也是有帮助的。然而，有时候同时处理多个问题的决定不是一个好决定，患者和治疗师发现他们要同时解决很多问题，以至于他们在任何方面都没有取得好的进展。每次会谈的进展监测可以识别出该问题何时出现，当它出现时，患者和治疗师可以进行协作讨论，并决定先将焦点缩小到一两个问题，稍后再返回到其他问题，以查看该策略是否产生更好的结果。

协调多个服务者的工作

许多甚至大多数接受认知行为治疗的患者也会接受其他治疗，最常见的是药物治疗、伴侣治疗或者团体治疗。认知行为治疗师努力确保治疗计划中的所有治疗都有相同或互补的目标，而且各种治疗的作用机制是一致的，或者至少不会相互冲突。如果患者的其他治疗方法与认知行为治疗相冲突，那么治疗就会失败。例如，团体治疗师可能会教患者回避个体治疗师要求患者面对的情况。

有时候并不需要和其他服务提供者进行密切的配合。例如，对于认知行为治疗师来说，确定 I 型双相情感障碍患者正在接受一个称职的药物治疗师的药物治疗，并监测患者的药物依从性就足够了。对于依从性很好、不需要住院或其他紧急干预的患者，治疗师就不必与药物治疗师进行紧密合作。

在其他情况下，紧密合作是有帮助的。我发现，如果我的一个患者也接受了伴侣治疗，那与伴侣治疗密切结合有时是有帮助的，这样两种疗法就能实现互补的目标。

当治疗发生冲突时

如果认知行为治疗师的患者接受了在某种程度上与认知行为治疗相冲突的其他疗法，就会出现问题。常见的例子包括，患者通过暴露疗法来克服感觉到的恐惧，同时也在服用药物来消除它们。还有，广泛性焦虑障碍患者正在努力从焦虑行为中解脱出来，同时在进行以洞察力为导向的治疗，跟随焦虑的思维链，看看它们产生了什么洞察力。

如果出现冲突，认知行为治疗师可以努力联系其他服务提供者，努力协调这两种治疗方法。然而，这种策略并不总是成功。有时候，联合治疗者没有回应或者不合作。解决这个问题的一个关键是，要记住，虽然治疗师无法影响其他临床医生的行为，但根本上，患者可以。有时候，治疗师可以通过成为"患者的顾问"来影响其他临床医生的行为（Linehan, 1993a）。也就是说，治疗师可以教育患者关于概念化和治疗的需要，并帮助他们采取有效的行动让治疗团队中的所有临床医生都能满足这些需求。

正如第 7 章所讨论的那样，在预备性会谈期，治疗师在预防和解决治疗组成部分之间的冲突方面拥有最大优势。在这个时候，他们可以拒绝进行他们没有信心的多种治疗计划。然而，即使在治疗开始后，治疗师仍然可以选择拒绝错误的治疗方案。我最近和科琳一起工作，她在接受治疗一年后，认识了第二个药物治疗师，而她的第一个药物治疗师并不知道。科琳不想让两个药物治疗师相互知道对方。这种安排并不符合科琳的最大利益，我对此感到不舒服。然而，科琳强烈地、甚至是孤注一掷地认为她需要这样的安排。

我决定（经过一些咨询！）在和科琳讨论这个问题的时候要做到以下三点。第一，与科琳一起工作，以获得对她行为的合作性概念化。没过多久，科琳就明白了，与一个权威相处的同时又对其他人保守秘密的行为，是科琳从一个混乱和被虐待的成长环境中学会的一种策略。第二，指出来尽管科琳的保守秘密行为是她要在混乱的成长环境中生存所必需的，但是对于她现在的环境，这是不适应的。保守秘密使我疏远她，因为它让我必须参与一个我没有信心的治疗计划，这也损害了我的职业声誉和人际关系，因为当这个圈外的临床医生发现这一点时，她会生我的气，而且理由正当，因为我没有与她合作。

第三，我让科琳知道我不愿意与她继续"两个药物治疗师谁也不知道谁"的计划，但我很乐意帮助她弄清楚自己想做什么。我也让科琳知道，她需要尽快解决这个问题，因为如果她出现任何危机（她容易发生危机），我需要与她的两位药物治疗师联系，提醒他们注意这种情况。我还告诉她，如果我碰巧接到某位药物治疗师的电话，我会提供另一位药物治疗师的全部信息。科琳不开心，但她理解我的立场，并且在几个星期内停止了与其中一位药疗师的咨询，解决了这个问题。

在另一个案例中，我的一个患者杰宁正在接受一位精神科医生的药物治疗，他的药物治疗方案在我看来似乎怪异，当我联系他讨论治疗方案时，他没有回我的电话。此外，我从杰宁那里了解到，精神科医生评估她对他所提供的药物治疗的反应的方法是，观察她在他提供的非指导性心理治疗中的行为。我担心，一个非指导性的心理治疗不符合她的最大利益，因为它促进了被动性，这是我们正在积极地努力治疗的，还因为它花费高昂，破坏了她想在经济上独立于母亲的治疗目标。毫不奇怪，进展监测结果显示，杰宁的情况并没有得到改善。

我用我和她之间的良好治疗关系，以及在几个星期内采取的一系列干预措施来帮助杰宁处理这个问题。我与杰宁一起回顾了我们的进展监测结果，发现她没有取得良好的进展。我用一种非常直接的方式指出，她的情况很棘手，她需要一个合作良好的治疗团队。我让她知道，她现在没有获得这样一个团队，因为尽管我努力和她的精神科医生合作，但他没有回我的电话。她的精神科医生通过提供第二种心理疗法的策略来监测药物有效性，我和她一起回顾了这种策略的优缺点。经过这些讨论，杰宁做了件非常出色的工作，她坚持自己解决治疗中的问题。她要求精神科医生停止心理治疗，建立一个客观的系统来监测她对药物的反应，并要求他与我合作。当他对她的要求没有反应时，她停止了与他的治疗，并接受了我的建议，转诊到了一位与我有良好合作关系的精神科医生那。

治疗师努力有效地协调多成分治疗计划，但事实上很难判断治疗是彼此冲突还是彼此支持的，这一事实让治疗师的努力复杂化了。有时，看似冲突的治疗方案可以共同促进一个良好的结果。当情况不是很危险的时候，治疗师可能会选择采用一种经验主义的方法，收集数据，以确定两种可能会发生冲突的治疗是否真的会发生冲突。阿列克莎因为强迫症来寻求治疗，并坚持说她希望与她的长期精神动力心理治疗师保持关系。我让她知道，这不是我的建议或偏好，但如果她想这样做，我会试一试，同时注意，如果她取得了进展，我会很乐意继续这种安排，如果她没有进展，我会考虑修改治疗方案，并且很可能不再继续这种两位治疗师的方案。令我惊讶的是，阿列克莎取得了极大的进步。她迅速地完成了暴露等级，在完成治疗目标后，她终止了与我的治疗。

　　然而，治疗师不能同意一个有风险的治疗方案或者一个不太可能成功的方案。在我职业生涯的早期，我曾治疗过安妮特，一个病得很重的女人，她经历过频繁的自杀危机。安妮特有两个个体治疗师（我是其中之一）。当安妮特想自杀时，她有时会打电话给我，有时会打电话给另一位治疗师。因此，我很难获得关于安妮特自杀行为的前因和功能的信息。此外，我和另一位治疗师对安妮特自杀行为的反应也不一样。毫不奇怪，安妮特在治疗方面没有取得多大进展。我吸取了教训，现在当患者可能有自残或自杀或其他危险的行为时，我不会同意一个包括两个个体治疗师的治疗方案。

　　综上所述，治疗师努力与多成分治疗计划的所有成分的提供者协调和协作。治疗师努力确保各种疗法的作用机制是一致的，或者至少是不冲突的，使用个案概念化和收集数据来检验这方面的假设，并在情况不是这样的时候，采取谨慎的行动来解决问题。

治疗阶段

　　个案概念化所驱动的认知行为治疗发生在治疗的各个阶段：预备性会谈期、治疗早期、治疗中期和治疗结束期。在预备性会谈期，正如前面所描述的那样（第5—7章），治疗师得到一个概念化和诊断，开始建立治疗关系，提出治疗计划，并取得患者的知情同意。在这里，我们希望Howard 等人（1993）称为的重建信念可以开始。在治疗早期，患者和治疗师会充实概念化和干预计划，并解决第一个或多个问题。如果事情进展顺利，患者的症状会得到一些缓解，并与治疗师进入一个平稳的工作节奏。

　　在治疗中期，第一个问题的治疗工作仍在继续，治疗师通常会开始对干预措施进行分层，解决其他症状和问题。其中一些工作是 Howard 等人（1993）所称的补救，即解决那些推动患者进入治疗、触发或滋生了明显的症状恶化的一些心理社会困难。在治疗结束时，治疗师和患者回顾已经完成的治疗，并帮助患者制订计划，以应对再次发生类似困难。在终止治疗后，一些患者会回来进行强化治疗，或者寻求其他问题或者症状复发的帮助。

治疗过程中的变化方式

对于认知行为治疗或任何心理治疗期间的变化过程，人们知之甚少。有证据表明，通常在心理治疗开始时产生的变化比后来更快（Howard, Kopta, Krause, & Orlinsky, 1986; Lambert et al., 2001; Lutz, Martinovich, & Howard, 1999）。这种现象通常被称为早期收益。这种模式在用认知行为治疗治疗抑郁症（Ilardi & Craighead, 1994; Fennell & Teasdale, 1987）、暴食症（Agras et al., 2000）和药物滥用（Breslin et al., 1997）时很常见。

心理治疗研究人员通常把最初的早期获益看成是渐变的大图景中的一部分（Lutz et al., 1999）。甚至用于研究心理治疗的统计程序，如重复测量方差分析，都假定变化是渐进的（Thomas & Persons, 2008）。

关于心理治疗中的变化模式和过程的其他观点，包括突然获益假说，该假说认为变化不是渐进的。相反，许多患者在一次关键治疗会谈后出现了明显的症状改善（Tang & DeRubeis, 1999; Tang, DeRubeis, Hollon, Amsterdam, & Shelton, 2007）。突然的疗效出现在许多类型的治疗中（Busch, Kanter, Landes, & Kohlenberg, 2006; Gaynor et al., 2003; Tang, Luborsky, & Andrusyna, 2002）。然而，最近一项研究表明，这些显著的波动与渐进的变化过程是一致的（Thomas & Persons, 2008）。

关于心理治疗中的变化模式的其他近期观点包括：一种有效的治疗可能包括一段时间的失调、紊乱和恶化的重组过程，以达到一种新的平衡（A. M. Hayes et al., 2007）。事实上，这个观点与 Foa 和 Kozak（1986）对克服恐惧症和焦虑症的情绪处理过程的描述是一致的（见第 4 章）。情绪的处理需要先激活恐惧网络，然后才能改变它。根据这一观点，Foa 等人（2002）证明，一些创伤后应激障碍患者在暴露于想象后，会出现症状的暂时性加重。另一种类型的恶化，可能发生在早期或中期治疗中，那些患者同意放弃不适应的情绪调节策略（例如自残或滥用药物），但因为在恢复的早期阶段，没有任何适应性的应对工具，所以经历痛苦和混乱的情绪（如上面描述的杰森的例子）。

当我讨论治疗的早期、中期和结束期时，我会回到这些观点，并用安吉拉的例子来详细说明。

治疗早期阶段

虽然设计一个初步概念化并具体说明治疗计划各要素是预备性会谈阶段的任务，但通常直到治疗开始之后，才能开始清晰地聚焦概念化和干预计划的细节。当患者带来具体的问题情况和行为时，治疗师会充实概念化的细节，决定如何干预，并收集数据以检验方法的有效性。如果治疗早期进展顺利，患者和治疗师就能保持良好的治疗节奏，这样在第 6 或第 8 次治疗期间，患者就已经取得了成功治疗中常见的早期效果（见图12.1）。

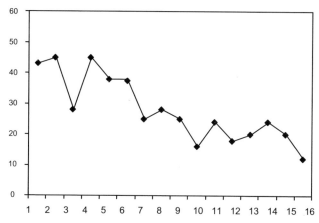

图 12.1　一个取得了好结果的患者在每次会谈中的《贝克抑郁量表》得分

修改概念化及干预计划

　　有时候，随着治疗的进行，新信息的出现会导致概念化和干预方案发生重大转变，例如艾尔。他因为抑郁、焦虑和婚姻冲突来寻求治疗。艾尔在一家日本独资公司担任高管。公司文化需要每周有几晚要喝很多酒。艾尔并不认为这是一个问题，坚持认为每个和他一起工作的人都一样做。我和艾尔在改善婚姻、减少抑郁和焦虑的目标上达成了一致。我们同意我们在酒精的作用上意见不一致。我把它列入了我的问题清单，但是艾尔并不认为这是一个问题，他不愿意设定减少酒精摄入量的治疗目标。然而，他同意治疗将包括我们对酒精问题的分歧的讨论。

　　艾尔的最高优先问题是婚姻冲突。他的妻子拒绝接受伴侣治疗，所以我们在他的个体治疗中工作，看看我们能做些什么来改善婚姻关系。在一个早期会谈中，我和艾尔对他们夫妻的争吵进行了行为链分析（见第3章）。当我们回顾行为链分析时，最让我印象深刻的是这场争吵的一个前因：艾尔一直在喝酒。当我指出这一点时，艾尔认为喝酒并不是争论的一个因素。不过，他同意收集一些数据来检验我们有争议的假设。他同意在每天结束的时候记录下他喝酒的时间和数量，以及他和妻子是否曾经争吵过。在收集这些数据三个星期后，艾尔在会谈中承认，令他吃惊的是，他的日志清楚地表明，最近与妻子的争吵中，除了一次以外，其他都发生在他和同事出去喝酒到很晚的夜里。当他看到自己收集的数据中有这种模式后，艾尔确定他的喝酒是一个问题，并开始采取措施减少喝酒。

　　艾尔的案例说明了这样一点，即有时只有在治疗开始后，才能获得充分的概念化和适当的治疗计划。在艾尔的案例中，需要一个扩展的合作假设检验程序，来获得有关酒精和婚姻冲突与自己是怎么关联的完整概念化。这个概念化导致他的治疗目标和我们的干预计划发生了重大转变。

转移治疗的重点来解决下一个问题

　　有时，当患者在处理治疗中的第一组困难上取得进展时，下一组问题就前置了。治疗师使用概念化来理解新问题是如何与原来的问题相关的，并决定是否将注意力转移到新问题上。为了说明这一点，让我们回到第5—7 章中讨论的安吉拉的例子。简而言之，她在工作中遭遇暴力，并被诊断为创伤后应激障碍和抑郁症。我们从使用活动安排表开始她的治疗，帮助安吉拉变得更加活跃和投入生活。她开始健身，在工作上与同事发电子邮件进行交流，参与孩子们的活动，和丈夫有更多互动。

随着她变得更活跃，安吉拉开始报告她感到愤怒，并经历着人际关系的紧张和冲突。这并不奇怪。事实上，愤怒是安吉拉的问题之一（见图 5.7）。她所经历的创伤与愤怒的冲突有关。安吉拉在第一次会谈时告诉我，她对老板和同事有多生气。然而，基于我的概念化假设，不投入和逃避导致了她的许多症状，我首先关注的是这些症状。当她克服了逃避，开始投入到生活中的人和问题时，她的愤怒就会显露出来了。

当愤怒出现时，出于几个原因我要聚焦于治疗它。第一，它让安吉拉感到很不舒服，并且她希望得到帮助。第二，它干扰了她的工作和家庭。在工作中，她感到愤怒，并报告老板和同事应该更加支持她，而他们"在背后捅我"。在家里，她因为丈夫的缺席和孩子的行为不佳而生气。

第三，根据我的概念化（见图 5.7），我推测安吉拉的抑郁是由于她通过退缩来处理困难情境所导致的。退缩使她能够避免冲突和她对他们的愤怒，但也剥夺了她从人际关系和工作中获得快乐的机会。结果她患上了抑郁症（Lewinsohn & Gotlib, 1995; Martell et al., 2001）。现在安吉拉开始重新投入，愤怒又回来了。我们需要解决这个问题，否则她将面临压力而再次退缩。

第四，愤怒往往会影响积极解决问题。例如，贝克的认知模型提出，愤怒往往产生于一个人对人际关系问题以"他们不应该那样做"的信念反应时。这种立场阻碍了问题的解决。相比之下，解决问题的信念是"他们是这样行事的。我不喜欢这样。我能做些什么呢？"

因此，我决定将安吉拉的治疗重心转移到愤怒上是基于一些因素，包括安吉拉的愤怒与其他症状和问题之间关系的概念化假设。通过我与她一起工作，充实特定情况下引起愤怒的原因的细节，产生对愤怒的概念化，它指导了解决其愤怒的干预计划。我使用了一个思维记录表（图

2.3），发现认知模型的概念化对我们早期处理的一些情况有很好的解释，她的"应该"（Ellis, 1962）思维表现非常明显。基于这个概念化假设，我请安吉拉阅读《伯恩斯情绪疗法》的第 7 章，我还推荐了 McKay 的书（McKay, Rogers, & McKay, 1989）。我详细地评估了她所经历的愤怒情况，结果表明安吉拉没有解决人际问题的良好技能，所以我开始做一些技能教学，包括莱恩汉（1993b）使用的"亲爱的人（DEAR MAN）"工具。

在第 6 次治疗会谈中，安吉拉和我聚焦于前一天晚上她和丈夫一起做晚饭时发生的争吵。我们做了一个思维记录，我教她一些技巧，当下次发生类似的情况时，她可以用这些技巧来防止争吵。当我们完成这场冲突的工作时，安吉拉自然而然地说："我需要，并且我准备好了，我要为我在工作中受到攻击的事件中所扮演的角色负责。"这是向前迈出的 ·大步。这一点的重要性反映在安吉拉的《贝克抑郁量表》分数上（图 12.2），从第 6 次会谈开始改善，到第 8 次会谈得以巩固。

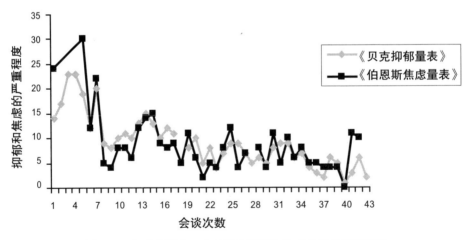

图 12.2　每次会谈中，安吉拉的抑郁和焦虑症状的严重程度

总的来说，在治疗的早期阶段，患者和治疗师努力充实和实施最初的概念化和干预计划细节。这项工作有时是预备性会谈工作的顺利延续。但是有时候它需要在概念化和干预计划上做出重大改变，就像艾尔的个案一样。并且有时，在对最初的干预措施反应获得一些早期收获后，出

现新问题时，治疗的重点会发生转移，就像安吉拉的情况一样。

治疗中期阶段

当治疗中期进展顺利时，早期治疗中解决的问题已经得到解决，或者正在解决中。患者和治疗师有一个好的联盟，并正一起很好地工作。患者正通过做作业来练习学到的技能，相比治疗早期来说，这时需要更少的监督和指导。现在，治疗师经常开始在干预中分层，以解决其他障碍和症状、功能困难或者那些让患者感到痛苦，从而让他来接受治疗的心理压力源。

通常，在治疗中期，变化的速度往往变慢。这常常是因为患者已经实现了一些实质性的症状缓解，并且症状的改变空间比治疗开始时要少。此外，患者往往开始解决更难改变的问题。例如，他们可能会开始改变工作、职业选择、与伴侣的关系或社会孤立。在这些问题上取得进展需要缓慢地进行，并延续数周、数月甚至数年。

修订概念化及干预方案

有时在治疗中期（正如在早期治疗）会出现新的信息，导致概念化和干预方案发生变化。一个例子就是，我在预备性会谈期认为患者有重度抑郁症和惊恐障碍，在治疗了四个月后，她才感觉能够告诉我她的创伤后应激障碍症状（她被强奸了）。

在安吉拉的案例中，我也在治疗中期获得了新信息，这导致了她的概念化和干预计划的改变。在第 6 次治疗会谈的突破后，当安吉拉要为她在攻击中的角色负责任时，我们对导致攻击的事件进行了链分析。链分析和之后的讨论揭示了一些新的信息。我了解到，这次攻击发生的背景是，她对这位客户如何对待她，以及她的老板给予的支持那么少，一直怀有怨恨。更一般的是，我了解到安吉拉在很长一段时间忍受着高水平的怨恨和不快，而她没有完全意识到这些感觉。因为她没有意识到这一点，所以也就没有采取任何措施来解决她的不快。例如，尽管她感到她与那个客户的工作没有得到老板的支持，但她没有采取任何有效行动从老板或同事那里得到帮助。

安吉拉也有人际冲突和冲动的历史。去年，她与一位同事发生了严重的冲突，并导致这被记在了她的个人档案里。我们讨论了这些，并将所有这些现象与她在受虐待的环境中长大的经历联系在了一起。她父亲经常发脾气，身体虐待他的孩子们。同时，家庭维持着一个假象，好像家庭生活是美好的以及孩子们拥有幸福的童年。

这次讨论阐明了安吉拉案例中的一些方面，是我原来的概念化中没有提及的：她未能注意和承认自己的情绪困扰、解决人际关系问题的能力糟糕、冲动，以及人际冲突。这些新信息让我重新概念化了安吉拉的情况，那就是假设情绪管理缺陷是她困难的核心。虽然我没有坐下来写新的概念化，但如果我写了，它会是这样的。

安吉拉在一个被虐待的环境中长大，在这种环境中，她学会了忽视、否定和最小化自己的情感体验，特别是她感到痛苦的时候。由于这种模式以及家庭和工作中的许多压力，让她在遭受攻击之前的几个月甚至几年里，一直很沮丧、不开心、充满怨恨，且完全没有意识到这一个实事。她还有人际交往技能缺陷，尤其是不善于向他人寻求帮助。（安吉拉的父母没有示范这些技能，事实上他们示范了她所使用的行为，否认自己、压制情绪，然后失去控制。）结果，安吉拉周期性地与他人冲动地发生冲突，无论是在家里还是在工作上。当她发现自己卷入了与一个她长期以来感到愤怒的客户之间的冲突时，她口头上攻击了他，而他用躯体攻击回应了她。安吉拉对这个事件激起的负性情绪是最小化和回避它们，这促进了创伤后应激障碍症状的发展，并妨碍她返回工作。她所经历的在工作和家庭中缺少强化物，是她用回避应对创伤后应激障碍症状和相关压力源的结果，这增加了她的抑郁症状。失业又导致了经济和婚姻问题。

比起原来基于操作条件化理论的概念化，这个新的概念化强调回避情绪、愤怒、冲动和人际冲突，将这些置于更核心的位置（图 5.7）。新的概念化导致了治疗计划的几个改变。我们设定了一个新的减少人际冲突目标和新的机制改变目标，即学习识别、验证和承认（而不是回避和压制）负面情绪，学习人际交往技巧，特别是坚决主张，有效地要求满足自己的需求。这个计划导致了一些新的干预措施，这些措施并没有从早期的条件概念化中导出。它们包括自我监控和其他干预措施，以帮助安吉拉注意、验证、识别和有效利用有关情绪的信息，以及教会坚决主张的技能培训。

短暂的症状恶化

在中期治疗阶段就像在早期治疗阶段一样，当抑郁症患者（或者任何患者）开始接触他之前回避的问题时，个案概念化可以帮助治疗师预测一些症状的恶化。我警告安吉拉，当她接近她预定准备返回工作的日期（就在第 12 次会议之前）时，她可能会变得更加痛苦，而且确实是这样的（见图 12.2）。我向她解释了这种情况，这样她就会明白为什么她感觉更糟糕，为什么感觉更糟是进步，而她的选择是退回到抑郁状态，或者忍受不断增加的痛苦，或者学会处理它，强忍着坚持过去。安吉拉表示，她已经做好了继续前进的准备。

当她准备回去工作的时候，我添加了认知和行为的策略来帮助安吉拉应对她的焦虑和其他创伤后应激障碍症状的加剧。她大多数担心的是关于如何处理人际关系（例如，如何对待那些"背后捅了我一刀"的人），我用技巧教学来干预，包括角色扮演。回到工作后不久，安吉拉做了两个噩梦，梦见有人追着要杀她。在其中的一个，她杀死了对手。这是创伤后应激障碍症状的发作。我用创伤后应激障碍的心理教育、积极的活动安排以及持续的负面情绪监测和学习坚决主张来解决这个问题。我告诉安吉拉，我期望，在她真实地暴露在工作环境中时，这些策略能在那个背景下减少她的症状，但如果她的再体验症状持续，我们可以做一些想象暴露。事实证明，这是不必要的。随着安吉拉继续工作、监测情绪、积极练习坚决主张和其他人际关系技巧，以改善与老板和同事之间的关系，这种再体验的症状逐渐消失了。

实施进度回顾

如果治疗中期比较长，那么定期实施进展回顾会是个好主意。理想情况下，应该每个季度都有一次回顾（12次会谈左右）；但每六个月必须有一次回顾（26次会谈），使用第9章中描述的方法。在第17次会谈中，我与安吉拉一起做了一次回顾，为她的工伤补偿保险公司准备一份进度报告。她还没有返回全职工作，因此仍然拿到一些福利。安吉拉和我回顾了她的目标。她已经实现了她的目标，将抑郁症状降低到《贝克抑郁量表》的10分以下，并改善了与丈夫和孩子的互动。她回到了工作3/4时间的状况，但还没有全职工作，在工作中遇到"问题人物"时很少或没有痛苦。她取得了很大的进展。

然而，安吉拉和我一致认为，在她减少人际冲突的目标上还需要做更多的工作。她发现自己和丈夫的争吵仍然比她希望的更多，并且自己会向同事和客户发送冲动和不恰当的电子邮件。她也需要更多的帮助，让自己对重返全职工作感到适应。在我们讨论她的进展时，安吉拉说，她觉得自己并没有有效地为她的糖尿病孩子提供所需要的专门服务。她设定了一个新的目标，即提高她在这个领域的技能和活动。

同时在多个领域工作

在治疗中期，患者和治疗师经常反复工作于同一个问题和在多个领域工作。安吉拉的情况就是这样。我们致力于提高她识别和承认不愉快情绪的能力，并用它指导适当的行动。这包括坚持自己的主张和向别人提出要求，并在别人对她很好的时候给予正强化。我们在她与同事和上司、丈夫和孩子以及她孩子的老师和医疗保健提供者的互动中，工作于这些议题。

在这个阶段，有时治疗会开始减少，治疗师建议降低会谈的频率。这种策略有助于患者和治疗师评估患者是否能够在没有常规治疗的情况下保持学到的新技能和在治疗中取得的成果。

终止

　　当事情进展顺利时，当结果监测、进展回顾或患者表明治疗目标已经完成时，或者当患者确信可以离开治疗并继续独立前进以实现他们的目标时，治疗就结束了。在一次富有成效的最后的会谈里，患者和治疗师要执行一系列任务，包括以下。

- 回顾患者的治疗目标。
- 回顾实现目标的过程。在关于长期监测的章节中（第 9 章）描述了实现这一目标的方法。回顾患者朝向每个治疗目标的进展是有用的。
- 回顾在治疗中学到的工具或想法。在结束会谈期列出这些内容是有帮助的。这个列表为治疗师提供了有用的反馈，并且是患者在问题重现和需要应对工具时可以拿出来的。
- 教患者复发的风险或其障碍的慢性特点。
- 讨论或制订一个计划，以确定患者何时需要恢复应对或返回治疗。

　　对于慢性障碍案例，治疗师希望教导患者，要持续使用在治疗中学到的技能，以保持功能最大化和症状最小化。有时候我会给患者一个用来追踪症状的监测工具的副本（例如心境图或《伯恩斯焦虑量表》），这样他们就可以利用这些来评估自己的状态。

　　如果患者有复发的风险，那么回顾触发症状的事件和促使患者进入治疗的事件，可以帮助预测未来的易感时期（如搬家、关系破裂）。例如，苏珊娜在治疗中了解到，在过渡（如日程安排的改变）或者压力时期，她很容易躁狂发作。她也学到，躁狂发作的早期症状包括：睡眠困难、渴望打很多长途电话，以及关于丈夫想伤害她的偏执想法。在治疗结束时，我们回顾了在治疗中列出的她的易感时期和躁狂症早期症状的列表。我们还回顾并列出了她学会的一些策略（例如，提醒她的丈夫注意这种情况并寻求他的帮助，减轻压力，降低活动量，暂时增加一些药物），可以帮助她在症状出现时应对。苏珊娜带着这些清单和计划结束了她与我的治疗，当她丈夫的工作换了地方后，他们搬去了另一个城市。

在安吉拉的最后一次会谈里，也就是她的第 45 次会谈中，我们完成了所有这些任务。当我们回顾她的目标时，她报告说她已经完成了所有的目标，除了她需要继续练习，留意她的负面情绪，并利用她的人际关系技巧来减少痛苦和人际冲突。我还提醒她，心境恶劣是一个慢性障碍，重度抑郁是一个容易复发的问题，她需要继续使用应对工具来管理自己的情绪，并保持警惕，以防复发。我们都一致认为，她需要继续努力改善与丈夫的关系。

当我问安吉拉在治疗中学到了什么时，她报告了下列清单。

- 弄清楚我的感受，注意我的感受。
- 感谢我的丈夫所做的好事。
- 与我的丈夫和孩子们一起重新关注积极的一面。
- 要有坚决主张。
- 运动。

安吉拉和我都一致认为她已经准备好了结束治疗，但她将继续接受药物治疗，并且如果她的《贝克抑郁量表》分数连续 3 周超过 15 分，她将返回进行检查。

安吉拉的治疗是成功的。当然，成功总是令人向往的。然而，为了结束这一章节以及这本书，我认为，高品质治疗在过程上比结果上要做得更多。也就是说，高品质治疗最重要的特点是，在合作和关怀的治疗关系背景下，遵循一个系统和实证的过程。治疗师与患者一起按照图 1.1 所示的步骤，评估、诊断、概念化、获得知情同意、干预和再次评估。第一手的概念化和干预措施是基于经验支持的治疗和理论的基础上的。治疗师对每个个案都采用了实证假设检验方法。即使成功是难以捉摸的，但使用这些方法的治疗师能对他们提供的高质量治疗有自信。

参考文献

Abramson, L. Y., Seligman, M. E. P., & Teasdale, J. (1978). Learned helplessness in humans: Critique and reformulation. *Journal of Abnormal Psychology, 87,* 49–74.

Abramson, L. Y., Metalsky, G. I., & Alloy, L. B. (1989). Hopelessness depression: A theory-based subtype of depression. *Psychological Review, 96,* 358–372.

Acocella, J. (2003, January 6). Second act. *The New Yorker,* pp. 48–61.

Addis, M. E., & Carpenter, K. M. (2000). The treatment rationale in cognitive behavioral therapy: Psychological mechanisms and clinical guidelines. *Cognitive and Behavioral Practice, 7,* 147–156.

Agras, W. S., Crow, S. J., Halmi, K. A., Mitchell, J. E., Wilson, G. T., & Kraemer, H. C. (2000). Outcome predictors for the cognitive behavior treatment of bulimia nervosa: Data from a multisite study. *American Journal of Psychiatry, 157*(8), 1302–1308.

Albano, A. M. (2003). *Modularized cognitive behavioral treatment of depression and its comorbidities in adolescents.* Paper presented at the annual meeting of the Association for Advancement of Behavior Therapy, Boston.

Alexander, F., & French, T. M. (1946). *Psychoanalytic therapy: Principles and applications.* New York: Ronald Press.

American Psychiatric Association. (2000). *Diagnostic and statistical manual of mental disorders* (4th ed., text rev.). Washington, DC: Author.

American Psychological Association. (1992). Ethical principles of psychologists and code of conduct. *American Psychologist, 47,* 1597–1611.

Arkowitz, H., & Westra, H. A. (2004). Integrating motivational interviewing and cognitive behavioral therapy in the treatment of depression and anxiety. *Journal of Cognitive Psychotherapy: An International Quarterly, 18*(4), 337–350.

Arntz, A., & Wertman, A. (1999). Treatment of childhood memories: Theory and practice. *Behaviour Reseach and Therapy, 37,* 715–740.

Bandura, A. (1977). *Social learning theory.* Englewood Cliffs, NJ: Prentice-Hall.

Barber, J. P., & DeRubeis, R. J. (1989). On second thought: Where the action is in cognitive therapy for depression. *Cognitive Therapy and Research, 13,* 441–457.

Barkham, M., Margison, F., Leach, C., Lucock, M., Mellor-Clark, J., Evans, C., et al. (2001). Service profiling and outcomes benchmarking using the CORE-OM: Toward practice-based evidence in the psychological therapies. *Journal of Consulting and Clinical Psychology, 69,* 184–196.

Barkley, R. A., & Benton, C. M. (1998). *Your defiant child: Eight steps to better behavior.* New York: Guilford Press.

Barkley, R. A., Edwards, G. H., & Robin, A. L. (1999). *Defiant teens: A clinician's manual for assessment and family intervention.* New York: Guilford Press.

Barlow, D. H. (2002). *Anxiety and its disorders: The nature and treatment of anxiety and panic* (2nd ed.). New York: Guilford Press.

Barlow, D. H., Allen, L. B., & Choate, M. L. (2002, November 14–17). *All for one and one for all: Treating anxiety and related disorders with a single, unified protocol.* Paper presented at the annual meeting of the Association for Advancement of Behavior Therapy, Reno, NV.

Barlow, D. H., & Chorpita, B. F. (1998). The development of anxiety: The role of control in the early environment. *Psychological Bulletin, 124,* 3–24.

Barlow, D. H., & Craske, M. G. (2000). *Mastery of your anxiety and panic: Client workbook for anxiety and panic.* San Antonio, TX: Graywind Publications.

Barlow, D. H., Gorman, J. M., Shear, M. K., & Woods, S. W. (2000). Cognitive-behavioral therapy, imipramine, or their combination for panic disorder. *Journal of the American Medical Association, 283*(19), 2529–2536.

Barlow, D. H., Hayes, S. C., & Nelson, R. O. (1984). *The scientist-practitioner: Research and accountability in clinical and educational settings.* New York: Pergamon Press.

Barnard, P. J., & Teasdale, J. D. (1991). Interacting cognitive subsystems: A systematic approach to cognitive-affective interaction and change. *Cognition and Emotion, 5,* 1–39.

Barrett, L. F., Gross, J., Christensen, T. C., & Benvenuto, M. (2001). Knowing what you're feeling and knowing what to do about it: Mapping the relation between emotion differentiation and emotion regulation. *Cognition and Emotion, 15,* 713–724.

Basco, M. R., & Rush, A. J. (1996). *Cognitive-behavioral therapy for bipolar disorder.* New York: Guilford Press.

Bates, A., & Clark, D. M. (1998). A new cognitive treatment for social phobia: A single-case study. *Journal of Cognitive Psychotherapy: An International Quarterly, 12*(4), 289–302.

Baxter, L. R., Schwartz, J. M., Bergman, K. S., Szuba, M. P., Guze, B. H., Mazziotta, J. C., et al. (1992). Caudate glucose metabolic rate changes with both drug and behavior therapy for obsessive–compulsive disorder. *Archives of General Psychiatry, 49,* 681–689.

Beck, A. T. (1976). *Cognitive therapy and the emotional disorders.* New York: International Universities Press.

Beck, A. T. (1983). *Cognitive theory of depression: New perspectives.* In P. J. Clayton & J. E. Barrett (Eds.), *Treatment of depression: Old controversies and new approaches* (pp. 265–288). New York: Raven Press.

Beck, A. T. (2005). The current state of cognitive therapy. *Archives of General Psychiatry, 62,* 953–959.

Beck, A. T., Brown, G., Berchick, R., Stewart, B. L., & Steer, R. A. (1990). Relationship between hopelessness and ultimate suicide: A replication with psychiatric outpatients. *American Journal of Psychiatry, 147,* 190–195.

Beck, A. T., Butler, A. C., Brown, G. K., Dahlsgaard, K. K., Newman, C. F., & Beck, J. S. (2001). Dysfunctional beliefs discriminate personality disorders. *Behaviour Research and Therapy, 39*(10), 1213–1225.

Beck, A. T., Emery, G., & Greenberg, R. L. (1985). *Anxiety disorders and phobias: A cognitive perspective.* New York: Basic Books.

Beck, A. T., Epstein, N., Brown, G., & Steer, R. (1988). An inventory for measuring clinical anxiety: Psychometric properties. *Journal of Consulting and Clinical Psychology, 56,* 893–897.

Beck, A. T., Freeman, A., Davis, D. D., & Associates. (2004). *Cognitive therapy of personality disorders* (2nd ed.). New York: Guilford Press.

Beck, A. T., Rush, J. A., Shaw, B. F., & Emery, G. (1979). *Cognitive therapy of depression.* New York: Guilford Press.

Beck, A. T., Steer, R. A., & Brown, G. K. (1996). *Manual for Beck Depression Inventory-II.* San Antonio, TX: Psychological Corporation.

Beck, A. T., Wright, F. D., Newman, C. F., & Liese, B. S. (1993). *Cognitive therapy of substance abuse.* New York: Guilford Press.

Beck, J. S. (1995). *Cognitive therapy: Basics and beyond.* New York: Guilford Press.

Beck, R., & Fernandez, E. (1998). Cognitive-behavioral therapy in the treatment of anger: A meta-analysis. *Cognitive Therapy and Research, 22,* 63–74.

Becker, C. B., & Zayfert, C. (2001). Integrating DBT-based techniques and concepts to facilitate exposure treatment for PTSD. *Cognitive and Behavioral Practice, 8,* 107–122.

Becker, C. B., Zayfert, C., & Anderson, E. (2004). A survey of psychologists' attitudes towards and utilization of exposure therapy for PTSD. *Behaviour Research and Therapy, 42,* 277–292.

Beevers, C. G., Wenzlaff, R. M., Hayes, A. M., & Scott, W. D. (1999). Depression and the ironic effects of thought suppression: Therapeutic strategies for improving mental control. *Clinical Psychology: Science and Practice, 6*(2), 133–148.

Bell, J. (2007). *Rewind, replay, repeat.* Center City, MN: Hazelden.

Bennett-Levy, J., Butler, G., Fennell, M., Hackmann, A., Mueller, M., & Westbrook, D. (Eds.). (2004). *Oxford guide to behavioural experiments in cognitive therapy.* Oxford: Oxford University Press.

Bernstein, D., & Borkovec, T. (1973). *Progressive muscle relaxation: A manual for the helping professions.* Champaign, IL: Research Press.

Bloom, M., Fischer, J., & Orme, J. G. (1995). *Evaluating practice: Guidelines for the accountable professional.* Boston: Allyn & Bacon.

Boice, R. (1983). Contingency management in writing and the appearance of creative ideas: Implications for the treatment of writing blocks. *Behaviour Research and Therapy, 21,* 537–544.

Bordin, E. (1979). The generalizability of the psychoanalytic concept of the working alliance. *Psychotherapy, 16,* 252–260.

Borkovec, T. D. (1994). The nature, functions, and origins of worry. In G. C. L. Davey & F. Tallis (Eds.), *Worrying: Perspectives on theory, assessment and treatment* (pp. 5–33). New York: Wiley.

Borkovec, T. D. (2002). Life in the future versus life in the present. *Clinical Psychology Science and Practice, 9,* 76–80.

Borkovec, T. D., Alcaine, O., & Behar, E. (2004). Avoidance theory of worry and generalized anxiety disorder. In R. G. Heimberg, C. L. Turk, & D. S. Mennin (Eds.), *Generalized anxiety disorder: Advances in research and practice.* New York: Guilford Press.

Bouton, M. E. (1988). Context and ambiguity in the extinction of emotional learning: Implications for exposure therapy. *Behaviour Research and Therapy, 26,* 137–149.

Bouton, M. E. (2002). Context, ambiguity, and unlearning: Sources of relapse after behavioral extinction. *Biological Psychiatry, 52,* 976–986.

Bouton, M. E., Mineka, S., & Barlow, D. H. (2001). A modern learning-theory perspective on the etiology of panic disorder. *Psychological Review, 108*(1), 4–32.

Bower, G. H. (1981). Mood and memory. *American Psychologist, 36,* 129–148.

Breslin, F. C., Sobell, M. B., Sobell, L. C., Buchan, G., & Cunningham, J. A. (1997). Toward a stepped care approach to treating problem drinkers: The predictive utility of within-treatment variables and therapist prognostic ratings. *Addiction, 92,* 1479–1489.

Brewin, C. R. (1989). Cognitive change processes in psychotherapy. *Psychological Review, 96*(3), 379–394.

Brewin, C. R. (2006). Understanding cognitive behaviour therapy: A retrieval competition account. *Behavioral Research and Therapy, 44,* 765–784.

Brody, J. (2000, June 20). How germ phobia can lead to illness. *New York Times,* p. D8.

Brown, T. A., Chorpita, B., & Barlow, D. H. (1998). Structural relationships among dimensions of the DSM-IV anxiety and mood disorders and dimensions of negative affect, positive affect, and autonomic arousal. *Journal of Abnormal Psychology, 107,* 179–192.

Brown, G. K., Haye, T. T., Henriques, G. R., Xie, S. X., Hollander, J. E., & Beck, A. T. (2005). Cognitive therapy for the prevention of suicide attempts: A randomized controlled trial. *Journal of the American Medical Association, 294*(5), 563–570.

Brown, M. Z., Comtois, K. A., & Linehan, M. M. (2002). Reasons for suicide attempts and nonsui-cidal self-injury in women with borderline personality disorder. *Journal of Abnormal Psychology, 111,* 198–202.

Brown, T. A., DiNardo, P. A., & Barlow, D. H. (1994). *Anxiety disorders interview schedule for DSM-IV: Lifetime version (ADIS-IV-L)*. Albany, NY: Graywind Publications.

Burns, D. D. (1980). *Feeling good: The new mood therapy*. New York: Morrow.

Burns, D. D. (1989a). Agenda setting: How to make therapy productive when you and your patient feel stuck. In *The Feeling Good Handbook: Using the New Mood Therapy in Everyday Life* (pp. 523–543). New York: Morrow.

Burns, D. D. (1989b). *The feeling good handbook: Using the new mood therapy in everyday life*. New York: Morrow.

Burns, D. D. (1997). *Therapist's toolkit*. Available at *www.feelinggood.com*.

Burns, D. D. (1999). *Feeling good: The new mood therapy*. New York: Morrow.

Burns, D. D., & Eidelson, R. (1998). Why are measures of depression and anxiety correlated?: I. A test of tripartite theory. *Journal of Consulting and Clinical Psychology, 60,* 441–449.

Burns, D. D., & Nolen-Hoeksema, S. (1992). Therapeutic empathy and recovery from depression in cognitive-behavioral therapy: A structural equation model. *Journal of Consulting and Clinical Psychology, 60,* 441–449.

Burns, D. D., & Persons, J. B. (1982). Hope and hopelessness: A cognitive approach. In L. E. Abt & I. R. Stuart (Eds.), *The newer therapies: A workbook* (pp. 35–57). New York: Van Nostrand Reinhold.

Busch, A. M., Kanter, J. W., Landes, S. J., & Kohlenberg, R. J. (2006). Sudden gains and outcome: A broader temporal analysis of cognitive therapy for depression. *Behavior Therapy, 37,* 61–68.

Butler, A. C., Chapman, J. E., Forman, E. M., & Beck, A. T. (2006). The empirical status of cognitive-behavioral therapy: A review of meta-analyses. *Clinical Psychology Review, 26,* 17–31.

Butler, G., Fennell, M., & Hackmann, A. (2008). *Cognitive-behavioral therapy for anxiety disorders: Mastering clinical challenges*. New York: Guilford Press.

Caire, J. B. (1991). The forbidden zone: Managing resistance in patients with obsessive–compulsive disorders. *Behavior Therapist, 14,* 75–76.

Castonguay, L. G., & Beutler, L. E. (Eds.). (2006). *Principles of therapeutic change that work*. New York: Oxford University Press.

Castonguay, L. G., Goldfried, M. R., Wiser, S., Raue, P. J., & Hayes, A. M. (1996). Predicting the effect of cognitive therapy for depressoin: A study of unique and common factors. *Journal of Consulting and Clinical Psychology, 64,* 497–504.

Cautela, J. R. (1967). Covert sensitization. *Psychological Reports, 20,* 459–468.

Chambless, D. L., Caputo, G., Bright, P., & Gallagher, R. (1984). Assessment of fear in agoraphobics: The Body Sensations Questionnaire and the Agoraphobic Cognitions Questionnaire. *Journal of Consulting and Clinical Psychology, 52,* 1090–1097.

Chambless, D. L., Caputo, G. C., Jasin, S. E., Gracely, E. J., & Williams, C. (1985). The Mobility Inventory for Agoraphobia. *Behaviour Research and Therapy, 23,* 35–44.

Chiles, J. A., & Strosahl, K. D. (1995). *The suicidal patient: Principles of assessment, treatment, and case management*. Washington, D.C.: American Psychiatric Press.

Chorpita, B. F. (2006). *Modular cognitive behavior therapy for childhood anxiety disorders*. New York: Guilford Press.

Clark, D. M. (1986). A cognitive approach to panic. *Behaviour Research and Therapy, 24,* 461–470.

Clark, D. M. (2001). A cognitive perspective on social phobia. In W. R. Crozier & L. E. Alden (Eds.), *International handbook of social anxiety: Concepts, research and interventions relating to the self* (pp. 405–430). Chichester, UK: Wiley.

Clark, D. M., & Wells, A. (1995). A cognitive model of social phobia. In R. G. Heimberg, M. R. Liebowitz, D. A. Hope, & F. R. Schneier (Eds.), *Social phobia: Diagnosis, assessment, and treatment* (pp. 69–93). New York: Guilford Press.

Clore, G. L., & Ortony, A. (2000). Cognition in emotion: Always, sometimes, or never? In R. D. Lane & L. Nadel (Eds.), *Cognitive neuroscience of emotion* (pp. 24–61). New York: Oxford University Press.

Cohen, L. H., Gunthert, K. C., Butler, A. C., O'Neill, S. C., & Tolpin, L. H. (2005). Daily affective reactivity as a prospective predictor of depressive symptoms. *Journal of Personality, 73*(6), 1–27.

Cone, J. D. (2001). *Evaluating outcomes: Empirical tools for effective practice.* Washington, DC: American Psychological Association.

Curry, J., & Reinecke, M. (2003). Modular therapy for adolescents with major depression. In M. Reinecke, F. Dattilio, & A. Freeman (Eds.), *Cognitive therapy with children and adolescents* (pp. 95–128). New York: Guilford Press.

Davidson, J., Martinez, K. A., & Thomas, C. (2006). *Validation of a new measure of functioning and satisfaction for use in outpatient clinical practice.* Chicago, IL: Association for Behavioral and Cognitive Therapies.

Davidson, J., Persons, J. B., & Tompkins, M. A. (2000). *Cognitive-behavior therapy for depression: Structure of the therapy session* [videotape]. Washington, D.C.: American Psychological Association.

Deblinger, E., Thakkar-Kolar, R., & Ryan, E. (2006). Trauma in childhood. In V. M. Follette & J. I. Ruzek (Eds.), *Cognitive-behavioral therapies for trauma* (2nd ed.). New York: Guilford Press.

Deffenbacher, J. L., & McKay, M. (1998). *Overcoming situational and general anger: Therapist protocol.* Oakland, CA: New Harbinger.

Depue, R. A., & Iacono, W. G. (1989). Neurobehavioral aspects of affective disorders. *Annual Review of Psychology, 40,* 457–492.

Derogatis, L. R. (2000). *Symptom Checklist-90—Revised.* Washington, DC: American Psychological Association.

DeRubeis, R. J., & Feeley, M. (1990). Determinants of change in cognitive therapy for depression. *Cognitive Therapy and Research, 14*(5), 469–482.

DeRubeis, R. J., Hollon, S. D., Amsterdam, J. D., Shelton, R. C., Young, P. R., Salomon, R. M., et al. (2005). Cognitive therapy vs. medication in the treatment of moderate to severe depression. *Archives of General Psychiatry, 62*(4), 409–416.

Dimburg, U., & Ohman, A. (1996). Behold the wrath: Psychophysiological responses to facial stimuli. *Motivation and Emotions, 20,* 149–182.

Dimeff, L. A., & Koerner, K. (Eds.). (2007). *Dialectical behavior therapy in clinical practice: Applications across disorders and settings.* New York: Guilford Press.

Dimidjian, S., Hollon, S. D., Dobson, K., Schmaling, K. B., Kohlenberg, R. J., Addis, M. E., et al. (2006). Randomized trial of behavioral activation, cognitive therapy, and antidepressant medication in the acute treatment of adults with major depression. *Journal of Consulting and Clinical Psychology, 74*(4), 658–670.

Dobson, K. S., & Cheung, E. (1990). Relationship between anxiety and depression: Conceptual and methodological issues. In J. D. Maser & C. R. Cloninger (Eds.), *Comorbidity of mood and anxiety disorders* (pp. 611–632). Washington, DC: American Psychiatric Press.

Dougher, M. J. (Ed.). (2000). *Clinical behavior analysis.* Reno, NV: Context Press.

Duffy, M., Gillespie, K., & Clark, D. M. (2007). Post traumatic stress disorder in the context of terrorism and other civil conflict in Northern Ireland: Randomised controlled trial. *British Medical Journal.* Available online at: *doi:10.1136/bmj.39021.846852.BE.*

Dunn, R. L., & Schwebel, A. I. (1995). Meta-analytic review of marital therapy outcome research. *Journal of Family Psychology, 9,* 58–68.

Ehlers, A., & Clark, D. M. (2000). A cognitive model of posttraumatic stress disorder. *Behaviour Research and Therapy, 38,* 319–345.

Eifert, G. H., Evans, I. M., & McKendrick, V. G. (1990). Matching treatments to client problems not diagnostic labels: A case for paradigmatic behavior therapy. *Journal of Behavior Therapy and Experimental Psychiatry, 21,* 163–172.

Ekman, P. (1992). An argument for basic emotions. *Cognition and Emotion, 6,* 169–200.

Ekman, P. (2003). *Micro Expression Training Tool DVD.* San Francisco: Mozgo Media.

Ekman, P. (2004). *Subtle Expression Training Tool DVD.* San Francisco: Mozgo Media.

Elkin, I., Shea, M. T., Watkins, J. T., Imber, S. D., Sotsky, S. M., Collins, J. F., et al. (1989). NIMH Treatment of Depression Collaborative Research Program: General effectiveness of treatments. *Archives of General Psychiatry, 46,* 971–982.

Elliott, R. (2002). Research on the effectiveness of humanistic therapies: A meta-analysis. In D. Cain & J. Seeman (Eds.), *Humanistic psychotherapies: Handbook of research and practice.* Washington, D.C.: American Psychological Association.

Ellis, A. (1962). *Reason and emotion in psychotherapy.* Secaucus, NY: Lyle Stuart.

Elstein, A. S., Shulman, L. S., & Sprafka, S. A. (1978). *Medical problem solving: An analysis of clinical reasoning.* Cambridge, MA: Harvard University Press.

Endicott, J., Nee, J., Harrison, W., & Blumenthal, R. (1993). Quality of life enjoyment and satisfaction questionnaire: A new measure. *Psychopharmacology Bulletin, 29*(2), 321–326.

Ericsson, K. A. (2006). The influence of experience and deliberate practice on the development of superior expert performance. In K. A. Ericsson, N. Charness, P. J. Feltovich, & R. R. Hoffman (Eds.), *The Cambridge handbook of expertise and expert performance* (pp. 683–703). New York: Cambridge University Press.

Fairburn, C. G., Cooper, Z., & Shafran, R. (2003). Cognitive behaviour therapy for eating disorders: A "transdiagnostic" theory and treatment. *Behaviour Research and Therapy, 41,* 509–528.

Fairburn, C. G., Kirk, J., O'Connor, M., & Cooper, P. J. (1986). A comparison of two psychological treatments for bulimia nervosa. *Behaviour Research and Therapy, 24,* 629–643.

Fennell, M. (2006). *Overcoming low self-esteem: Self-help course.* London: Robinson.

Fennell, M. J. V., & Teasdale, J. D. (1987). Cognitive therapy for depression: Individual differences and the process of change. *Cognitive Therapy and Research, 11,* 253–271.

Ferster, C. B. (1973). A functional analysis of depression. *American Psychologist, 28,* 857–870.

Finzi, E., & Wasserman, E. (2006). Treatment of depression with botulinum toxin A: A case series. *Dermatologic Surgery, 32*(5), 645–649.

First, M. B., Spitzer, R. L., Gibbon, M., & Williams, J. B. W. (2002). *Structured Clinical Interview for DSM-IV-TR Axis I Disorders, Research Version, Patent Edition* (SCID-I/P). New York: New York State Psychiatric Institute.

Foa, E. B. (2001). *Imaginal exposure* [videotape]. Clinical Grand Rounds Series. New York: Association for Advancement of Behavior Therapy.

Foa, E. B., Hembree, E., & Rothbaum, B. (2007). *Prolonged exposure therapy for PTSD: Emotional processing of traumatic experiences* [therapist guide]. New York: Oxford University Press.

Foa, E. B., Huppert, J. D., & Cahill, S. P. (2006). Emotional processing theory: An update. In B. O. Rothbaum (Ed.), *Pathological anxiety : Emotional processing in etiology and treatment* (pp. 3–24). New York: Guilford Press.

Foa, E. B., & Kozak, M. J. (1986). Emotional processing of fear: Exposure to corrective information. *Psychological Bulletin, 99,* 20–35.

Foa, E. B., & McNally, R. J. (1996). Mechanics of change in exposure therapy. In R. M. Rapee (Ed.), *Current controversies in the anxiety disorders* (pp. 329–343). New York: Guilford Press.

Foa, E. B., & Rothbaum, B. O. (1998). *Treating the trauma of rape.* New York: Guilford Press.

Foa, E. B., Steketee, G., & Rothbaum, B. O. (1989). Behavioral/cognitive conceptualizations of post-traumatic stress disorder. *Behavior Therapy, 20,* 155–176.

Foa, E. B., Steketee, G., Turner, R. M., & Fischer, S. C. (1980). Effects of imaginal exposure to feared disasters in obsessive–compulsive checkers. *Behaviour Research and Therapy, 18,* 449–455.

Foa, E. B., & Wilson, R. (1991). *Stop obsessing! How to overcome your obsessions and compulsions.* New York: Bantam.

Foa, E. B., Zoellner, L. A., Feeny, N. C., Hembree, E. A., & Alvarez-Conrad, J. (2002). Does imaginal exposure exacerbate PTSD symptoms? *Journal of Consulting and Clinical Psychology, 70,* 1022–1028.

Follette, W. C. (1996). Introduction to the special section on the development of theoretically coherent alternatives to the DSM system. *Journal of Consulting and Clinical Psychology, 64,* 1117–1119.

Foulks, E. F., Persons, J. B., & Merkel, R. L. (1986). The effect of illness beliefs on compliance in psychotherapy. *American Journal of Psychiatry, 143,* 340–344.

Frank, E. (2005). *Treating bipolar disorder: A clinician's guide to interpersonal and social rhythm therapy.* New York: Guilford Press.

Franklin, M. E., Abramowitz, J. S., Kozak, M. J., & Foa, E. B. (2000). Effectiveness of exposure and ritual prevention for obsessive–compulsive disorder: Randomized compared with nonrandomized samples. *Journal of Consulting and Clinical Psychology, 68,* 594–602.

Frederickson, B. L. (2001). The role of positive emotions in positive psychology: The broaden-and-build theory of positive emotions. *American Psychologist, 56,* 218–226.

Freeman, A. (1992). Developing treatment conceptualizations in cognitive therapy. In A. Freeman & F. Dattilio (Eds.), *Casebook of cognitive-behavior therapy* (pp. 13–23). New York: Plenum Press.

Friedman, M. A., Detweiler-Bedell, J. B., Leventhal, H. E., Horne, R., Keitner, G. I., & Miller, I. W. (2004). Combined psychotherapy and pharmacotherapy for the treatment of major depressive disorder. *Clinical Psychology: Science and Practice, 11,* 47–68.

Frost, R. O., Martin, P., Lahart, C., & Rosenblate, R. (1990). The dimensions of perfectionism. *Cognitive Therapy and Research, 14,* 449–468.

Garb, H. N. (1998). *Studying the clinician: Judgment research and psychological assessment.* Washington, D.C.: American Psychological Association.

Garcia, J., & Koelling, R. A. (1966). Relation of cue to consequence in avoidance learning. *Psychonomic Science, 4,* 123–124.

Garner, D. M., Rockert, W., Davis, R., Garner, M. V., Olmsted, M. P., & Eagle, M. (1993). Comparison of cognitive-behavioral and supportive expressive therapy for bulimia nervosa. *American Journal of Psychiatry, 150,* 37–46.

Garratt, G., Ingram, R. E., Rand, K., & Sawalani, G. (2007). Cognitive processes in cognitive therapy: Evaluation of the mechanisms of change in the treatment of depression. *Clinical Psychology: Science and Practice, 14*(3), 224–239.

Gaus, V. L. (2007). *Cognitive-behavioral therapy for adult Asperger syndrome.* New York: Guilford Press.

Gawande, A. (2007). The bell curve. In *Better: A surgeon's notes on performance* (pp. 201–230). New York: Metropolitan Books.

Gaynor, S. T., Weersing, V. R., Kolko, D. J., Birmaher, B., Heo, J., & Brent, D. A. (2003). The prevalence and impact of large sudden improvements during adolescent therapy for depression: A comparison across cognitive-behavioral, family, and supportive therapy. *Journal of Consulting and Clinical Psychology, 71,* 386–393.

Ghaderi, A. (2006). Does individualization matter? A randomized trial of standardized (focused) versus individualized (broad) cognitive behavior therapy for bulimia nervosa. *Behaviour Research and Therapy, 44,* 273–288.

Gibbs, L., & Gambrill, E. (1999). *Critical thinking for social workers: Exercises for the helping professions.* Thousand Oaks, CA: Pine Forge Press.

Giesler, R. B., Josephs, R. A., & Swann, W. B. (1996). Self-verification in clinical depression: The desire for negative evaluation. *Journal of Abnormal Psychology, 105*(3), 358–368.

Gilbert, P., & Procter, S. (2006). Compassionate mind training for people with high shame and self-criticism: Overview and pilot study of a group therapy approach. *Clinical Psychology and Psychotherapy, 13,* 353–379.

Gladwell, M. (2006, May 22). What the dog saw. *The New Yorker,* pp. 48–57.

Goldfried, M., & Davila, J. (2005). The role of relationship and technique in therapeutic change. *Psychotherapy: Theory, Research, Practice, Training, 42*(4), 421–430.

Goldfried, M. R., & Davison, G. C. (1994). *Clinical behavior therapy.* New York: Wiley.

Goldsmith, S. K., Pellmar, T. C., Kleinman, A. M., & Bunney, W. E. (Eds.). (2002). *Reducing suicide: A national imperative.* Washington, DC: National Academies Press.

Goodman, W. K., Price, L. H., Rasmussen, S. A., Mazure, C., Fleischman, R. L., Hill, C. L., et al. (1989). The Yale–Brown Obsessive–Compulsive Scale I: Development, use, and reliability. *Archives of General Psychiatry, 46,* 1006–1011.

Gotlib, I. H., & Krasnoperova, E. (1998). Biased information processing as a vulnerability factor for depression. *Behavior Therapy, 29,* 603–617.

Gray, J. A. (1973). Causal theories of personality and how to test them. In J. R. Royce (Ed.), *Contributions of multivariate analysis to psychological theory* (pp. 409–463). New York: Academic Press.

Gray, J. A. (1990). Brain systems that mediate both emotion and cognition. *Cognition and Emotion, 4,* 269–288.

Greene, B., & Blanchard, E. B. (1994). Cognitive therapy for irritable bowel syndrome. *Journal of Consulting and Clinical Psychology, 62,* 576–582.

Gross, J. J. (1998). The emerging field of emotion regulation: An integrative review. *Review of General Psychology, 2,* 271–299.

Gross, J. J., & Muñoz, R. F. (1995). Emotion regulation and mental health. *Clinical Psychology: Science and Practice, 2,* 151–164.

Grosso, F. C. (2002). *The legal and ethical corner: When a client refuses a therapeutic recommendation.* Retrieved 2005 from *www.fgrosso.com.*

Gruber, J. L., & Persons, J. B. (2008). *Handling treatment refusal in bipolar disorder.* Unpublished manuscript.

Gunthert, K. C., Cohen, L. H., Butler, A. C., & Beck, J. S. (2005). Predictive role of daily coping and affective reactivity in cognitive therapy outcome: Application of a daily process design to psychotherapy research. *Behavior Therapy, 36*(1), 77–88.

Haaga, D. A., DeRubeis, R. J., Stewart, B. L., & Beck, A. T. (1991). Relationship of intelligence with cognitive therapy outcome. *Behaviour Research and Therapy, 29,* 277–281.

Haaga, D. A., Dyck, M. J., & Ernst, D. (1991). Empirical status of cognitive therapy of depression. *Psychological Bulletin, 110,* 215–236.

Hackmann, A. (1998). Working with images in clinical psychology. In A. S. Bellack & M. Hersen (Eds.), *Comprehensive clinical psychology* (Vol. 6). New York: Pergamon Press.

Harvey, A. G., Watkins, E., Mansell, W., & Shafran, R. (2004). *Cognitive behavioural processes across psychological disorders: A transdiagnostic approach to research and treatment.* Oxford: Oxford University Press.

Hawkins, R. P. (1986). Selection of target behaviors. In R. O. Nelson & S. C. Hayes (Eds.), *Conceptual foundations of behavioral assessment* (pp. 331–385). New York: Guilford Press.

Hayes, A. M., Laurenceau, J.-P., Feldman, G., Strauss, J. L., & Cardaciotto, L. (2007). Change is not always linear: The study of nonlinear and discontinuous patterns of change in psychotherapy. *Clinical Psychology Review, 27,* 715–723.

Hayes, S. C., Luoma, J. B., Bond, F. W., Masuda, A., & Lillis, J. (2006). Acceptance and commitment therapy: Model, processes and outcomes. *Behaviour Research and Therapy, 44,* 1–25.

Hayes, S. C., Masuda, A., Bissett, R., Luoma, J., & Guerrero, L. F. (2004). DBT, FAP, and ACT: How empirically oriented are the new behavior therapy technologies? *Behavior Therapy, 35,* 35–54.

Hayes, S. C., Nelson, R. O., & Jarrett, R. B. (1987). The treatment utility of assessment: A functional approach to evaluating assessment quality. *American Psychologist, 42,* 963–974.

Hayes, S. C., Strosahl, K. D., & Wilson, K. G. (1999). *Acceptance and commitment therapy: An experiential approach to behavior change.* New York: Guilford Press.